TRAITÉ DES PHLEGMASIES

ET DES

MALADIES NERVEUSES

PAR

LE DOCTEUR P. JUPPET DE MORESTEL

MÉDECIN ET PHARMACIEN DES FACULTÉS DE PARIS

PARIS

CHEZ L'AUTEUR

1, RUE DU HAVRE, 1

1877

TRAITÉ DES PHLEGMASIES

ET DES

MALADIES NERVEUSES

IMPRIMERIE D. BARDIN, A SAINT-GERMAIN.

TRAITÉ DES PHLEGMASIES

ET DES

MALADIES NERVEUSES

PAR

LE DOCTEUR P. JUPPET DE MORESTEL

MÉDECIN ET PHARMACIEN DES FACULTÉS DE PARIS

PARIS

CHEZ L'AUTEUR

1, RUE DU HAVRE, 1

1877

AVIS

TRÈS-IMPORTANT A LIRE

Nous comptons que nous serons en mesure de publier au mois de juillet prochain un supplément de 2 à 300 pages très-important à ce livre, de plusieurs figures anatomiques qui donneront l'explication comment le malade devient boiteux, soit par la tumeur blanche, soit par les nodus, les luxations spontanées, les paralysies des membres; la surdité, la perte de la vue par la cataracte et l'amaurose, etc. Nous ferons parvenir le supplément à tous ceux qui auront acheté la première livraison sans frais par la poste.

Nous prévenons le public que, depuis le mois de mai 1877, le seul dépôt de mes livres et de mes pilules pour la France et les puissances étrangères est établi chez le Dr Juppet, médecin et pharmacien, rue du Havre, no 1, à Paris.

Nota. — Nous ne traitons personne, même par correspondance, sans le livre du Dr Juppet qui est vendu dix francs. Les pilules antinerveuses du Dr Juppet se vendent la boîte de 30 pilules 5, 10, 30, 60, 100, 500 et même 1,000 francs, selon la position de fortune.

Il suffit d'envoyer le montant de la demande en un mandat de poste au Dr Juppet, qui les expédiera avec le livre sans aucun frais à domicile, dans toute la France et les puissances étrangères.

Les personnes qui désirent consulter l'auteur et suivre le traitement par correspondance, sont priées d'indiquer :

1° Leur âge, leur constitution, leur genre de vie habituel, leur position de fortune ;

2° Leurs maladies ;

3° Le début de la maladie pour laquelle ils ou elles consultent ;

4° L'état actuel de la maladie dans ses plus grands détails.

TRAITÉ

DES

MALADIES NERVEUSES

PROLÉGOMÈNES.

Dès la plus haute antiquité, on a signalé le grand nombre et la fréquence des maladies phlegmasiques nerveuses, a dit Démocrite, et depuis lui, les observateurs ont confirmé cette sentence désolante. Mais de toutes ces maladies, une des plus importantes est la phlegmasie du voile du palais, de l'estomac, des intestins, et par son inflammation de voisinage cause les perturbations dans tous les organes de la nutrition et cause les mille maladies nerveuses.

Ces affections nerveuses, déjà étudiées par Hippocrate et Galien, et que Sydenham voyait se glisser, comme complication, dans presque toutes les maladies sous la forme des symptômes nerveux les plus variés, mérite une attention toute spéciale. Pourquoi faut-il qu'une personne ait en partage tant de misère et tant de maux? Le résultat de la maladie nerveuse serait-il donc d'échanger les douleurs qu'elle verse sur notre courte existence contre des douleurs perpétuelles? Son organisation n'en ferait-elle donc qu'un être de douleur ? Pour répondre à ces questions, il y aurait une étude approfondie à faire de l'organisation. Cette étude est indispensable pour se faire une idée juste de son aptitude aux maladies qui lui sont propres : il convient de bien connaître le sujet dont on veut étudier les maladies avant de passer à cette étude, parce qu'alors on est bien mieux à la portée d'en saisir toutes les causes et les prédispositions et tout l'enchaînement, souvent si obscur, qui lie les phénomènes et leurs agents, qui établit les rapports de cause à effet.

C'est pour avoir négligé cette recherche première que beaucoup de travaux laborieusement exécutés ont échoué, parce qu'on ne trouvait pas le lien qui devait en coordonner les diverses parties, pour les harmoniser et en faire un ensemble. Il est donc nécessaire de jeter un coup d'œil sur l'organisation physique et morale du malade, afin de faire mieux ressortir a la maladie que nous avons à étudier, et les phénomènes variés qui l'accompagnent, et la liaison qui assemble toutes ses parties, en apparence si disparates.

En créant l'anatomie pathologique, Bonnet, Petrequin, Bauchacoul, Delyon, Velpeau, Jardyl, Trousseau et Bichat ont donné aux sciences médicales une impulsion et une existence nouvelles; ils ont changé la description des études. Au lieu de se livrer à des spéculations mensongères sur le siége, la cause et la nature des maladies surtout nerveuses, l'esprit ne s'est plus reporté que sur des recherches positives ; il n'a plus fallu imaginer ce qu'on ne voyait pas, il a fallu voir les lésions des organes et leurs modes de lésions afin d'en tirer des corollaires qui ne fussent point démentis. Une révolution a été opérée en médecine et l'époque actuelle est empreinte d'un cachet qui la sépare des époques antérieures. Ce n'est plus le philosophisme des causes actuelles qui domine, c'est le philosophisme de l'anatomie pathologique et de la physiologie. Cette manière de faire a beaucoup ajouté à la science, elle l'a régénérée en faisant connaître bien mieux les maladies, et en en faisant bien mieux apprécier tous les phénomènes. Si elle n'a pas encore fait pénétrer le flambeau de la vérité dans tous les points de la pathologie, elle a du moins appris à se garantir de ces écarts trompeurs d'une imagination plus brillante que solide.

Lorsque la vérité s'est montrée à quelqu'un ou du moins lorsqu'il pense l'avoir trouvée, rien ne doit l'arrêter, il doit la publier et la mettre au grand jour. C'est un devoir. Se retenir dans la crainte de susciter des susceptibilités ou de blesser un auteur qu'on estime serait une coupable timidité; le médecin ne doit jamais perdre de vue cette antique maxime : *Amicus Plato, magis amica veritas.* Mais en émettant son opinion avec toute l'énergie nécessaire, il ne s'écartera jamais des formes d'urbanité que les hommes se doivent entre eux et que les savants ont droit d'exiger plus que personne à cause des peines sans nombre et souvent ardues que leur ont coûtées leurs travaux. C'est principalement en réfutant les opinions, quelque erronées qu'elles paraissent, qu'il faut mettre en pratique cette sage réserve.

Les injures ne sont pas des raisons, a-t-on dit depuis longtemps, si elles mettent un moment les rieurs du côté des insulteurs, le sang-froid vient bientôt faire retomber sur eux les sarcasmes que les Aristarques intolérants se sont permis envers des confrères estimables.

Nous plaçons ces recherches dans des prolégomènes comme chose presque étrangère à la marche de la maladie, quoiqu'elle doive concourir à y faire jeter un grand jour.

Enfin nous étudierons le traitement. Nous entrerons dans les détails les plus minutieux, parce qu'il est toujours la partie la plus importante de chaque description de maladie, parce qu'il est le but constant auquel doivent tendre tous les efforts de la médecine. Nous l'envisagerons sous ses rapports philosophiques, pharmaceutiques et physiologiques, parce que ce n'est que par l'étude soutenue de la physiologie de la phlegmasie nerveuse, et par l'application qu'on peut en faire à la thérapeutique qu'on arrivera à la traiter convenablement. Cette étude fera ressortir toute l'importance et la profondeur de la question dont l'Académie attend la solution, puisque le traitement et la guérison de la phlegmasie nerveuse sont moins le résultat d'un empirisme aveugle que de la direction habilement combinée des actes physiologiques du mal et des modifications thérapeutiques de ces actes.

Cette question immense m'a demandé des années pour la traiter convenablement. La preuve : en 1864, par une brochure; 1866, par un beau livre de 700 pages. M'a-t-il fallu travailler sans relâche et consulter sans cesse les faits et les auteurs, afin d'obtenir des uns et des autres tout ce qu'ils peuvent nous donner! Rien ne se fait sans peine, et les sciences surtout en exigent beaucoup. Elles sont filles du travail. Puissent mes efforts seconder mes désirs et ne point rester au-dessous de mon sujet; puissent-ils mériter l'attention et l'indulgence de l'Académie!

PHLEGMASIES.

Les nosologistes appellent phlegmasies ou inflammations une classe de maladies internes très-fréquentes, consistant en une surexcitation qui appelle le sang dans les vaisseaux capillaires d'un organe; d'où résulte de la stase du sang, de la douleur, de la rougeur, de la chaleur, du gonflement et diverses sécrétions morbides avec fièvre nerveuse.

Les causes très-diverses des phlegmasies des membranes muqueuses sont liées surtout à l'action des excitants spéciaux avec lesquels elles sont en rapport; à certaines conditions fonctionnelles relatives à la respiration et à la digestion, et enfin à certaines relations synergiques comme celles qui unissent la membrane muqueuse à la peau.

L'inflammation dans les membranes muqueuses détermine, outre les phénomènes communs qui appartiennent à toute inflammation, des modifications dans les actes sécrétoires dont les membranes muqueuses sont le siége. Ainsi il y a d'abord suspension plus ou moins complète, puis augmentation de la sécrétion. Le mucus, d'abord ténu, incolore, s'épaissit peu à peu jusqu'à une consistance puriforme. Ces phénomènes caractéristiques ne s'observent d'une manière constante que dans la partie de la membrane muqueuse la plus voisine des orifices, et constituent à proprement parler la phlegmasie désignée sous le nom de catarrhe, dénomination qui ne peut pas être appliquée sans confusion à toutes les phlegmasies des membranes muqueuses. Le véritable catarrhe, en effet, occupant soit la partie supérieure des voies aériennes, le voile du palais, soit la membrane muqueuse génito-urinaire, offre dans ses causes, dans sa marche, dans ses terminaisons, des caractères propres à le distinguer, au moins par certains points, des autres phlegmasies des membranes muqueuses dans lesquelles des éruptions diverses (exanthème des Allemands), des ulcérations, le ramollissement des produits de sécrétion spéciaux plus ou moins plastiques et concrétés en fausses membranes donnent une forme particulière à l'inflammation. Les phlegmasies des membranes muqueuses sont aiguës ou chroniques. Les phlegmasies se divisent, d'après la nature du tissu qu'elles occupent (Tardieu), en phlegmasies du tégument externe, des membranes muqueuses, des membranes séreuses, des glandes, des viscères, des nerfs.

Un des symptômes les plus fréquents et les plus importants de la phlegmasie c'est la phlegmasie du voile du palais; il est inconstant et mobile, sujet à changer de caractère, à apparaître ou à disparaître, à augmenter ou à diminuer, à subir enfin toute sorte de variations suivant la fièvre et l'influence des causes qui modifient l'état de la phlegmasie. Pour bien voir la phlegmasie du voile du palais il faut ouvrir la bouche largement, la maintenir ouverte avec la main gauche, le pouce sur les dents, appuyer fortement sur le maxillaire inférieur pour en être maître, deprimer le dos de la langue avec une spatule. On voit la tuméfaction plus moins rouge du voile du palais, des amygdales, de la luette, de l'isthme du gosier, vue au microscope grossissant vingt-quatre fois, on voit exactement les mêmes taches que les savants Chossat et Nélaton ont vues, soit dans les intestins de l'âne, soit au col de la matrice, c'est-à-dire des taches disséminées, rouges, jaunâtres et bleuâtres qui caractérisent la phlegmasie que nous avons étudiées et rereprésentées dans les gravures.

DIGESTION.

La digestion est cette fonction à l'aide de laquelle l'économie répare ses pertes incessantes. La digestion prépare, au moyen des aliments, les matériaux de réparation dont l'absorption s'empare pour les porter dans le torrent de la circulation. La nutrition, consistant dans la série des transformations successives qu'éprouvent les substances nutritives depuis le moment de leur entrée dans l'organisme jusqu'à celui de leur sortie par la voie des sécrétions et des exhalations, la digestion peut être considérée comme le premier temps de la nutrition.

Tandis que les végétaux vont chercher, à l'aide d'organes extérieurs (racines, feuilles), dans la terre ou dans l'air les éléments de leurs tissus, l'homme et les animaux portent en eux une cavité où sont reçues et élaborées les substances alimentaires. Dans l'homme, la cavité digestive est représentée par un long canal ou tube digestif. L'aliment, introduit dans la bouche, parcourt successivement les diverses portions de ce conduit, se trouve soumis, chemin faisant, à l'influence de liquides variés qui le fluidifient, le transforment et le rendent propre à être absorbé. Les parties non modifiées de l'aliment teintes par la bile, et auxquelles viennent se joindre quelques produits excrémentiels de la muqueuse intestinale, sont rejetées au dehors, sous le nom de matières fécales.

Les phénomènes de la digestion sont de deux ordres. Les uns ont pour but de faire cheminer l'aliment dans toute l'étendue du tube digestif, de présenter ses diverses parties aux sucs digestifs et aux divers points de la surface absorbante de l'intestin, et enfin d'expulser le résidu non digéré. Ce sont des phénomènes de mouvement; ils constituent la partie mécanique de la digestion. Les autres ont pour but de modifier et de métamorphoser l'aliment pour le rendre absorbable, en un mot, de le digérer; ils constituent la partie essentielle de la digestion, ou la partie chimique.

Les divers actes de la digestion peuvent donc être groupés sous ces deux chefs : phénomènes mécaniques et phénomènes chimiques de la digestion. Mais, avant d'entrer dans leur étude, nous devons d'abord examiner les aliments en eux-mêmes, afin de mieux saisir la nature des altérations qu'ils éprouvent dans le sein des organes digestifs. Nous devons aussi consacrer quelques mots à deux sensations particulières qui précèdent l'ingestion des aliments et qui en assurent le retour régulier ; nous voulons parler de la faim et de la soif.

FAIM ET SOIF.

La faim se fait sentir, en général, à des intervalles réguliers qui coïncident avec la vacuité de l'estomac et l'absorption des produits digérés. Le besoin des aliments concorde avec la fin du travail digestif précédent. Cette sensation, d'abord assez agréable, ne tarde pas à devenir douloureuse quand elle n'est point satisfaite. Une foule de conditions, la phlegmasie surtout, peuvent influer sur le moment où elle se produit et aussi sur son intensité; l'habitude a, sur le retour périodique de cette sensation, une influence que chacun connaît. On peut dire cependant, d'une manière générale, que le renouvellement du besoin des aliments est en rapport avec l'activité ou la rapidité du mouvement nutritif. Les enfants le ressentent plus fréquemment que les adultes, les convalescents plus que les gens bien portants. Les enfants et les convalescents n'ont pas seulement à réparer exactement leurs pertes, il faut encore qu'ils gagnent en poids, l'un parce qu'il croît, l'autre parce qu'il regagne ce qu'il a perdu. L'exercice développe le sentiment de la faim, et la vie sédentaire le diminue, parce que l'un accélère le travail de la nutrition et que l'autre l'entrave. La sensation de la faim, qui se renouvelle en moyenne, chez l'homme, deux à trois fois dans les vingt-quatre heures, est plus impérieux dans les animaux, qui ont une circulation plus active, une température plus élevée que la sienne, dont la nutrition, en un mot, fonctionne plus rapidement; les oiseaux, qui ne peuvent supporter un jeûne de vingt-quatre heures, sont dans ce cas. Ceux, au contraire, dont la circulation est lente, dont la chaleur n'est que peu ou point supérieure à celle du milieu ambiant et dont les sécrétions sont rares, ne ressentent que de loin en loin la sensation de la faim.

La sensation de la faim est de l'ordre des sensations internes ou des besoins. Le sentiment de la faim, ou le besoin des aliments, est intimement lié avec l'ensemble des phénomènes de la nutrition. Aussi le besoin des aliments est-il une impulsion instinctive bien plutôt qu'une véritable sensation. Il ne faut point nous étonner, dès lors, si tous les efforts qui ont été faits pour localiser le siége de la sensation de la faim sont restés jusqu'ici infructueux. Il est vrai que lorsque la faim n'a pas été satisfaite à son heure, nous éprouvons une sensation vague et indéfinissable dans la région épigastrique, laquelle se change souvent en une véritable douleur. Mais où est le siége précis de cette sensation ? est-il dans l'estomac ? et s'il est dans l'estomac, est-il dû aux frottements de la membrane muqueuse ou à une constriction douloureuse des fibres musculaires de la tunique charnue ? Le fait est tout à fait incertain ; car, s'il en était ainsi, la distension de l'estomac devrait calmer instantanément la sensation de la faim, et il est constant que le sentiment douloureux persiste encore quelque temps après l'ingestion des aliments. Le sentiment de douleur locale dont nous parlons n'est d'ailleurs qu'un phénomène accessoire dans la sensation de la faim. Lorsque la privation des aliments se prolonge, le sentiment de douleur dans la région épigastrique disparait. Peut-on dire que la sensation de la faim n'existe plus ? Mais cette sensation, au contraire, devient tellement dominante alors, que toutes les autres s'anéantissent devant elle et qu'elle se transforme, à la longue, en un véritable délire furieux.

La sensation de la faim est une sensation de besoin attachée au sentiment instinctif de la conservation, dont le siége réel doit être placé dans le système nerveux central, au même titre que la sensation du besoin de respirer. C'est, en effet, en agissant sur les centres nerveux que certains agents ont le pouvoir d'amortir ou d'anéantir cette sensation; tel est, par exemple, l'opium. Les maladies du système nerveux central causent souvent des sensations trompeuses de faim, alors que l'estomac ne se trouve pas dans l'état de vacuité ; d'un autre côté, il est des aliénés dont la lésion profonde du système nerveux anéantit la sensation de la faim, au point qu'ils jeûnent avec opiniâtreté. Le début de presque toutes les maladies, surtout des maladies nerveuses, est caractérisé par une diminution notable et quelquefois par l'absence totale de la sensation de la faim, anorexie.

SOIF ET DIGESTION.

Soif. — Toutes les causes qui diminuent la proportion des parties liquides de l'économie éveillent la sensation de la soif. La chaleur ambiante, qui favorise l'évaporation cutanée et pulmonaire, augmente la soif; les exercices violents, qui activent la sécrétion de la sueur, ont le même résultat. La soif est vive dans le flux des hydropisies, du diabète sucré, et dans les maladies nerveuses.

L'anxiété de la soif non satisfaite devient extrêmement douloureuse. Les malheureux naufragés ont toujours plus souffert de la soif que de la faim. Lorsque la privation des aliments est compliquée de celle des boissons, la mort est bien plus rapide.

De la sensation de la soif et de son siége. — La soif est une sensation interne, analogue à celle de la faim, et tout aussi obscure dans sa cause prochaine. Lorsque la proportion de l'eau du sang est diminuée et la soif vive, les sécrétions s'amoindrissent, et les membranes muqueuses, ordinairement lubrifiées par le mucus, tendent à se dessécher, Or, la sensibilité des membranes muqueuses est très-obscure, pour ne pas dire nulle, sur tous les points du système muqueux autres que ceux placés à l'entrée des voies digestives. C'est donc en ce point (bouche, gorge, pharynx) que nous rapportons le sentiment de la soif, parce que là nous avons la conscience de leur état de dessèchement. Ajoutons que le courant d'air de l'inspiration et de l'expiration contribue encore, en favorisant l'évaporation, à rendre en ce point les membranes plus sèches. Le dessèchement des membranes muqueuses n'est toutefois qu'un phénomène secondaire qui tient à l'état du sang. La sensation de la soif, liée à ce dessèchement et à cette irritation locale, a vraisemblablement sa source dans la notion irréfléchie et instinctive de l'état du sang, c'est-à-dire dans le centre nerveux.

DYSPEPSIE PHLEGMASIQUE.

Il n'est pas douteux que toutes les formes de dyspepsie décrites par les auteurs ne puissent se montrer chez les phlegmasiques; les dyspepsies gastralgique et flatulente sont notamment assez communes dans l'aglobulie. Mais il est une autre variété tout aussi fréquente chez les sujets dont le sang est appauvri, une variété peu connue, peu étudiée, non signalée dans les livres classiques, c'est la dyspepsie par irritation.

Dans la phlegmasie les forces organiques sont très-sensiblement abaissées, et la force digestive participe à cette dépression générale. Chez les phlegmasiques qui mangent peu, qui mangent d'une manière insuffisante, il se produit dans la muqueuse gastro-intestinale un phénomène analogue à celui que Chossat, dans ses belles expériences sur la mort par inanition, a noté chez les animaux soumis à une longue abstinence. Il se fait une congestion plus ou moins intense dans la muqueuse du canal digestif, et particulièrement dans la tunique interne de l'estomac.

Chez les phlegmasiques qui se nourrissent copieusement, qui font usage de mets excitants, d'aliments substantiels, de vins généreux, de médicaments toniques ou stimulants, l'estomac est, pour ainsi dire, surmené; on lui impose une tâche au-dessus de ses forces; les aliments, les boissons, les remèdes sont difficilement digérés, le sont incomplétement, ou ne le sont pas du tout. Il en résulte qu'ils agissent à la manière de corps étrangers, et qu'ils aboutissent, par une série d'indigestions répétées, à provoquer un état hyperémique de la muqueuse de l'estomac.

Beaucoup d'autres troubles qu'on observe dans les fonctions digestives chez les phlegmasiques se rattachent à des lésions de sécrétion des différents fluides qui concourent à l'élaboration des aliments. On comprend aisément qu'un sang appauvri ne fournisse que des éléments incomplets et insuffisants.

Les aliments divisés par les dents et humectés par la salive avalée avec eux, et les boissons diverses dont nous faisons usage, et la plupart des aliments contiennent aussi de petites proportions d'air ou d'autre gaz, mais surtout la salive est viciée par la perturbation des glandes salivaires de la bouche, suite de l'inflammation de voisinage de la phlegmasie du voile du palais. Car tous les malades de maladies nerveuses se plaignent d'avoir la salive mauvaise, fétide, ammoniacale, gluante. Cette salive avalée va faire naître dans l'estomac ces phénomènes morbides et troubler les organes de la nutrition et causer les mille maladies nerveuses gastriques, diathésiques, chroniques, variées à l'infini.

ACTION DU SUC GASTRIQUE. DIGESTION STOMACALE.

Suc gastrique. — Le liquide qui doit agir sur les aliments pendant leur séjour dans l'estomac porte le nom de suc gastrique. Ce liquide n'afflue dans l'estomac que lorsque celui-ci est rempli par les matériaux de la digestion. Dans l'intervalle des repas, les parois stomacales sont simplement humectées par le mucus qui lubrifie toutes les membranes muqueuses. Les aliments, parvenus dans l'estomac, excitent la sécrétion du suc gastrique par leur seule présence et à la manière des excitants. Il y a dans l'estomac, comme dans l'épaisseur de toutes les membranes muqueuses, une multitude de glandes simples en tubes ; ces glandes sont répandues partout.

La quantité de suc gastrique sécrétée a été évaluée à plus de 500 grammes à l'heure par MM. Bidder et Schmidt sur une femme atteinte de fistule gastrique. Il est probable que cette quantité diminue à mesure que le travail de dissolution des aliments est plus avancé et à mesure que les portions dissoutes s'engagent du côté de l'intestin grêle ; mais il n'en résulte pas moins que la quantité de suc gastrique sécrétée est plus considérable qu'on ne serait tenté de le supposer au premier abord, surtout si on veut bien se rappeler que, dans l'état ordinaire, l'estomac ne reste jamais longtemps absolument vide, le besoin des aliments coïncidant vraisemblablement avec la fin du travail digestif précédent ; il est vrai que le suc gastrique, de même que la salive (il ne faut point l'oublier), n'est pas un liquide excrémentitiel destiné, comme l'urine, à l'élimination, mais qu'il rentre au fur et à mesure par absorption dans la masse du sang d'où il est sorti.

Essayé au papier de tournesol, le suc gastrique est constamment acide. Indépendamment de l'eau, des sels et de l'acide lactique, le suc gastrique renferme encore une substance organique. Cette substance joue un rôle capital dans les phénomènes de la digestion stomacale ; elle a été bien décrite par M. Wasmann. On donne à cette matière le nom de pepsine.

Rôle du suc gastrique. — L'essence de la digestion est de transformer les aliments en substances solubles qui puissent être introduites par absorption dans les voies fermées de la circulation. Aussi reconnaîtrons-nous qu'une matière est digérée par le suc gastrique quand, de solide qu'elle était, elle s'est dissoute dans les liquides de l'estomac. Il est vrai que ce n'est pas une dissolution pure et simple. Les matières alimentaires sur lesquelles agit le suc gastrique éprouvent des modifications moléculaires particulières pour passer de l'état solide à l'état liquide, tout en conservant sensiblement leur constitution chimique. La partie active du suc gastrique qui détermine ce mouvement moléculaire agit ici à la manière d'un ferment, par action de contact.

Ceci posé, on peut dire d'une manière générale que la propriété du suc gastrique est de dissoudre les matières albuminoïdes et de les transformer en une substance isomérique propre à être absorbée. Tel est le rôle principal du suc gastrique ; mais l'estomac est encore le théâtre d'autres transformations accessoires. Ces transformations, qui ne paraissent point être aussi directement sous l'influence du suc gastrique, s'opèrent au sein de la masse alimentaire elle-même pendant les trois ou quatre heures que les aliments séjournent en moyenne dans l'estomac.

Digestibilité des aliments. — Le médecin est souvent consulté sur la question de savoir quels sont les aliments de facile digestion et quels sont ceux qui présentent, au contraire, une certaine résistance à l'action des sucs digestifs. Dirons-nous que la digestibilité d'un aliment doit être appréciée par le temps qu'un aliment reste dans l'estomac; mais il est des aliments qui séjournent peu dans l'estomac et qui pénètrent dans l'intestin avant d'avoir été digérés. Il en est d'autres, au contraire, qui séjournent longtemps dans l'estomac et qui y sont finalement digérés. En conclura-t-on que les premiers sont facilement digestibles, parce qu'ils restent peu dans l'estomac, et que les seconds sont difficilement digestibles, parce qu'ils y séjournent plus longtemps? Évidemment non. Ce n'est donc pas là qu'il faut chercher le degré de digestibilité des aliments. Un aliment est plus digestible qu'un autre quand il cède ses parties chymifiables plus promptement qu'un autre, quel que soit du reste le lieu où s'opère la dissolution, que ce soit dans l'estomac ou dans l'intestin. La question a été assez bien étudiée, par M. Beaumont sur l'homme, et par M. Blondlot dans plusieurs séries d'expériences sur les animaux, en ce qui concerne la digestion des substances dont la dissolution s'opère dans l'estomac. Elle laisse encore beaucoup à désirer pour ce qui concerne la digestion des substances alimentaires spécialement digérées dans les autres parties du tube digestif.

Les aliments qui franchissent facilement l'estomac et n'y sont point digérés seront plus ou moins complétement attaqués par la digestion intestinale; de ce nombre sont la plupart des matières végétales de l'alimentation. M. Lallemant a remarqué sur des individus atteints d'anus contre nature que les aliments végétaux (légumes) se présentaient toujours plus tôt à la plaie que la viande et les substances animales. Si on donne dans un même repas à un animal de la viande et des végétaux, l'estomac retient la première et laisse passer les seconds, dont il n'a que peu de substances nutritives à extraire. Voilà pourquoi M. Lallemant range les légumes parmi les aliments légers, et les substances animales parmi les aliments lourds. C'est là une image toute matérielle et indépendante des phénomènes concomitants de la digestion et de l'absorption. Cela n'apprend rien sur le degré de digestibilité de l'aliment, car il importe peu que cet aliment se trouve dans telle ou telle partie du tube digestif. Mais ce fait apprend que les substances sur lesquelles le suc gastrique doit agir séjournent ordinairement plus longtemps que les autres dans l'estomac. On sait aussi que les boissons, qui n'ont pas besoin de l'action préparatoire du suc gastrique et qui peuvent être absorbées sur toute l'étendue du tube digestif, traversent promptement l'estomac.

Les végétaux sont généralement d'une digestibilité moindre que les matières animales; ce sont eux, en effet, qui fournissent la plus grande partie des substances réfractaires, telles que la fibre végétale, ou cellulose, les enveloppes des raisins, des lentilles, des pois, des fèves, des haricots, des pommes et des poires. La plupart des légumes, lorsqu'ils n'ont point été hachés ou très-divisés par les mâchoires, se présentent avec leur forme à l'anus contre nature; leur trame fibreuse (cellulose) en maintient en quelque sorte le squelette. Les truffes et les champignons peuvent être notés au nombre des végétaux les plus indigestes.

Il est des matières qui, tout en n'étant point attaquées par l'estomac, ne paraissent pas cependant en être expulsées aussi vite que les précédentes. Ces matières, par leur séjour dans l'estomac, entravent les phénomènes de la digestion et peuvent à juste titre être considérées comme des aliments indigestes, lorsqu'elles sont prises en grande quantité. Telle est la graisse des animaux, le beurre, l'huile, la matière huileuse des noix, des amandes, des noisettes, des olives. Les matières grasses, d'ailleurs, alors même qu'elles ont passé dans l'intestin, sont d'une digestion difficile, et elles n'y sont absorbées que très-lentement; pour peu que leur quantité dépasse une certaine proportion, on les retrouve en nature dans les fèces. Quant à ce qui concerne la digestibilité des substances albuminoïdes, voici le résumé des recherches tentées à cet égard par M. Blondlot sur des chiens à fistule gastrique. La fibrine a été digérée dans l'estomac en une heure et demie, le gluten cuit en deux heures, la caséine en trois heures et demie, l'albumine coagulée en six heures, les tissus fibreux, tels que tendons et ligaments, en dix heures. Le mucus s'est toujours montré réfractaire à l'action digestive, quelles que fussent sa source et sa forme. M. Beaumont a observé sur son canadin que les substances albuminoïdes, lorsqu'elles font partie des aliments composés, sont digérées ainsi qu'il suit : les viandes bouillies et frites de veau, de bœuf, de mouton et de porc, en quatre heures ; ces mêmes viandes, rôties, en trois heures ; la viande des volailles noires, en trois heures et demie ; celle des volailles blanches, en trois heures. La chair du poisson était digérée moyennement en deux heures.

Les expériences faites par M. Beaumont sur la digestibilité des féculents, tels que pain, pâtisserie, fécule cuite, pomme de terre, ne peuvent fournir des renseignements positifs, attendu que ces aliments franchissent l'estomac avant d'être complétement digérés, leur digestion s'opérant en grande partie dans l'intestin.

ACTION DU SUC PANCRÉATIQUE, DE LA BILE ET DU SUC INTESTINAL. DIGESTION DANS L'INTESTIN GRÊLE.

Suc pancréatique. — Le pancréas est une glande analogue, par sa constitution anatomique, avec les glandes salivaires. Le pancréas présente toutefois ce caractère particulier, que ses conduits d'excrétion sont entourés de toutes parts par le tissu de la glande jusqu'à l'intestin, où ils vont s'ouvrir.

Le suc pancréatique est versé dans la deuxième portion du duodénum.

M. Bernard a étudié le suc pancréatique sur l'homme et sur plusieurs animaux en établissant une fistule pancréatique à l'animal, sur les chiens, les chevaux, les lapins ;

MM. Bidder et Schmidt, Krœger, Frérichs, sur l'âne, sur le bœuf, le porc, le mouton.

La sécrétion du suc pancréatique n'est pas absolument suspendue sur les animaux pendant l'intervalle des digestions, mais elle est tellement ralentie alors, qu'il s'en écoule à peine quelques gouttes quand on établit ces fistules sur des animaux à jeun. Quand on pratique une fistule sur un chien qui vient de prendre des aliments, on peut recueillir environ 20 ou 30 grammes de suc pancréatique dans les quatre ou cinq heures qui suivent l'opération. Le pancréas fournit, par conséquent, environ 5 ou 6 grammes de suc pancréatique à l'heure pendant la période digestive. A mesure qu'on s'éloigne de ce moment la sécrétion diminue et devient bientôt à peu près nulle. Ces oscillations de la sécrétion se reproduisent à chaque repas. Dans une expérience sur un bélier, M. Golin a recueilli 20 grammes de suc pancréatique à l'heure. Au bout de trois heures, la sécrétion s'est ralentie; au bout de la huitième heure, il ne s'en écoulait plus que 1 à 2 grammes. Le pancréas du mouton pèse, en moyenne, 50 à 60 grammes, et celui de l'homme 80 grammes; le pancréas du mouton donnant 20 grammes de liquide à l'heure pendant la période d'excitation, le pancréas de l'homme en devrait fournir 30 gr. à l'heure.

Le suc pancréatique offre une réaction alcaline.

ACTION DU SUC PANCRÉATIQUE SUR LES CORPS GRAS.

Les expériences de M. Bernard ont nettement établi que le suc pancréatique a la propriété d'émulsionner les corps gras. Les corps gras, qui ne sont miscibles ni à l'eau, ni à la salive, ni au suc gastrique, se trouvent transformés par le suc pancréatique en une émulsion, c'est-à-dire qu'ils sont divisés en particules d'une finesse extrême, lesquelles n'apparaissent au microscope que comme une fine poussière. Les corps gras, une fois émulsionnés, se trouvent par là même préparés à l'absorption, comme nous l'établirons plus loin.

M. Eisenmann a rassemblé et publié dernièrement dans les *Annales de médecine* de Prague sept observations de maladies du pancréas à la suite desquelles l'ouverture des corps a montré une destruction plus ou moins complète de la glande. Or, dans toutes ces observations, la maladie était surtout caractérisée par un amaigrissement considérable ; l'examen des selles montra dans les fèces une grande quantité des matières grasses de l'alimentation.

M. Bernard détruit le pancréas chez les chiens, l'amaigrissement fait des progrès rapides, et les matières grasses de l'alimentation se retrouvent en grande partie non altérées dans les matières fécales.

Action du suc pancréatique sur les aliments féculents. — Les aliments féculents, nous l'avons vu, sont transformés, par la salive, en dextrine d'abord, puis en glycose. Insolubles qu'ils étaient, ils sont devenus solubles. Mais cette action, commencée dans la bouche et continuée dans l'estomac, ne s'est exercée que sur une portion des féculents. La transformation reprend une activité nouvelle dans l'intestin grêle. Au moment où le chyme passe de l'estomac dans l'intestin, il y a une grande quantité de fécule surtout qui n'a pas encore été modifiée. Le suc pancréatique agit sur elle à la manière de la salive.

Bile. — La bile est versée dans la deuxième portion du duodénum par le canal cholédoque. Cette humeur joue dans l'économie un double rôle : elle est une humeur excrémentitielle, comme le sont l'urine et la sueur, et elle est évacuée par l'anus avec les résidus non absorbés de la digestion. Elle concourt, d'une autre part, aux phénomènes chimiques de la digestion.

Rôle de la bile dans la digestion. — La bile est versée avec le suc pancréatique goutte à goutte. Lorsque les aliments passent de l'estomac dans le duodénum, ils trouvent donc la bile déjà parvenue dans l'intestin, et avec la bile aussi du suc pancréatique. La paroi interne de l'intestin se trouve dès lors tapissée par avance, sur le passage de la bouillie alimentaire, par une couche liquide, épaisse, visqueuse et adhérente, formée par la bile et le suc pancréatique. Il est probable que cette imbibition préalable des parois intestinales par la bile et le suc pancréatique n'est pas inutile à l'absorption. L'écoulement de la bile dans l'intestin commence avec la réplétion de l'estomac par les aliments. Cette réplétion exerce une pression sur les organes contenus dans l'abdomen, par conséquent sur la vésicule, et la bile s'écoule dans l'intestin, concourt avec le suc pancréatique à mettre les corps gras en émulsion.

Suc intestinal. — Dans toute l'étendue de l'intestin, depuis le pylore jusqu'à l'anus, la membrane muqueuse sécrète une humeur ou mucus qui agit aussi sur les substances alimentaires. A l'arrivée des matières alimentaires dans le gros intestin, la plus grande partie des portions assimilables de l'alimentation ont été liquéfiées et absorbées; l'action du suc intestinal est donc à peu près bornée à l'intestin grêle. Les glandes qui se trouvent répandues par myriades dans l'épaisseur de la membrane muqueuse, les follicules ou glandes en bourses qu'on y rencontre aussi en quantité considérable, et surtout les glandes de Brunner qui forment au-dessous de la muqueuse du duodénum une sorte de tunique glandulaire non interrompue, telles sont les glandes qui sécrètent le suc intestinal.

Action simultanée de la bile, du suc pancréatique et du suc intestinal, — digestion dans l'intestin grêle.

Nous avons étudié successivement l'action isolée de chacun de ces liquides. Mais les conditions dans lesquelles nous nous sommes placés sont tout à fait artificielles et purement expérimentales. Dans le fait, ces trois liquides agissent simultanément sur des aliments ainsi infiltrés de salive et de suc gastrique. Le problème est donc très-complexe.

Malgré l'alcalinité de la bile, celle du suc pancréatique et celle du suc intestinal, l'acidité du suc gastrique entraîné dans les intestins avec les aliments prédomine dans la plus grande partie de l'intestin grêle. Ce n'est guère qu'à la fin de cet intestin qu'on rencontre la réaction alcaline. Ce fait repose sur un grand nombre d'expériences.

En résumé, les phénomènes chimiques de la digestion,

dans l'intestin grêle, consistent dans l'émulsion des matières grasses, dans la métamorphose des aliments féculents en dextrine et en glycose, dans la transformation du sucre en glycose, dans la formation de l'acide lactique et de l'acide acétique, de l'acide butyrique.

Nous reviendrons sur ce sujet à l'occasion du traitement.

ABSORPTION.

L'absorption introduit dans le torrent circulatoire le produit dissous de la digestion. Mais l'absorption ne s'exerce pas seulement à la surface muqueuse du tube digestif. L'absorption s'opère sur les diverses matières, liquides ou gazeuses, placées au contact des surfaces vivantes. L'enveloppe tegumentaire externe, la membrane muqueuse des voies aériennes; celle des voies urinaires, les réservoirs des glandes, leurs canaux excréteurs, qu'ils s'ouvrent sur le tégument interne ou sur l'externe, enfin les cavités closes (membranes céreuses, capsules synoviales des articulations, bourses synoviales des tendons, etc.), toutes ces parties sont le siége de l'absorption.

Il s'opère aussi, dans l'épaisseur même des tissus, une absorption interstitielle ou de nutrition.

L'opération s'opère encore, en dehors de l'état physiologique, sur des liquides ou des gaz anormalement épanchés, soit dans les cavités naturelles, soit dans des cavités accidentelles. L'absorption est le premier acte de la nutrition, est un phénomène physiologique plus général que la digestion elle-même et commun à tous les êtres organisés. La pénétration du dehors au dedans des substances liquides ou gazeuses est le premier terme de l'échange incessant établi entre les corps organisés et les milieux qui les environnent et l'une des conditions fondamentales du mouvement vital.

Chez l'homme et chez les animaux supérieurs, une substance est définitivement absorbée quand, placée au contact d'une partie vivante, elle a passé dans les vaisseaux sanguins ou dans les vaisseaux chylifères, ou dans les vaisseaux lymphatiques. Que le phénomène ait lieu aux surfaces tégumentaires externe ou interne, ou qu'il s'accomplisse dans l'intimité des tissus, ce passage d'une substance de l'extérieur à l'intérieur des vaisseaux constitue l'essence de l'absorption. Comme, d'une autre part, le système lymphatique (chylifères et lymphatiques proprement dits) verse son contenu dans le sang, le sang est le rendez-vous commun de toutes les substances absorbées.

La respiration fait pénétrer de l'air dans le torrent sanguin au travers des membranes de l'organe respiratoire, poumons ou trachées. L'acte principal de la respiration est, par conséquent, un phénomène d'absorption. Mais l'absorption ne s'opère que sur les substances dissoutes. Le système chylifère, le système lymphatique et le système sanguin sont des appareils dont les réseaux terminaux sont parfaitement clos de toutes parts. Les substances qui s'introduisent dans leur intérieur ne le peuvent qu'à la condition d'être dissoutes. A cet état seulement, elles peuvent traverser les tuniques des vaisseaux.

Nerf pneumogastrique : fournit des rameaux au pharynx, au larynx, au cœur, aux poumons, à l'estomac, et tient ainsi sous sa dépendance trois grandes fonctions de l'économie, la respiration, la circulation et la digestion.

Les expériences faites par plusieurs physiologistes, MM. Béclard, Benard, Longet, Valentin... démontrent la sensibilité et l'influence du nerf pneumogastrique sur la digestion, sur les mouvements du cœur, sur la respiration, aux désordres qui surviennent dans la voix, dans les poumons, les altérations inflammatoires, accompagnés d'engorgement sanguin. Les bronches sont remplies de mucosités, les vaisseaux sanguins sont gonflés de sang. Le mucus bronchique a empêché l'arrivée de l'air jusqu'aux extrémités radiculaires, et l'échange des gaz, qui constitue l'essence de la respiration, est devenue de plus en plus impossible; l'animal succombe à une asphyxie lente.

La section du nerf pneumogastrique au cou suspend l'influence mécanique de l'estomac sur la digestion, la masse alimentaire n'est plus successivement promenée dans l'estomac et ses diverses parties ne sont plus soumises à l'action des sucs digestifs, d'où il résulte que la quantité du suc gastrique est généralement diminuée et la réaction acide de ce suc est plus faible.

Nerf grand sympathique : consiste en une chaîne ganglionnaire, ou long cordon noueux, situés dans la tête, au cou, dans la poitrine et l'abdomen ; cette chaîne envoie dans les principaux organes de la vie de nutrition des nombreux filets et communique avec les nerfs spinaux. Les intestins sont manifestement animés par le nerf grand sympathique, considéré comme conducteur de sensibilité et de mouvement et des fonctions nutritives auxquelles ces nerfs président. C'est probablement à l'influence des nerfs ganglionnaires que sont dues les contractions involontaires du cœur et du système digestif, et tous les mouvements moléculaires qu'exigent les sécrétions, les exhalations et les diverses assimilations dans les maladies nerveuses et les différents phénomènes sympathiques qui se manifestent dans l'organisme.

GASTRO-ENTÉRALGIE.

Description. — La gastro-entéralgie est une maladie nerveuse, caractérisée par diverses perturbations de toutes les fonctions de l'estomac et des intestins. Dans sa forme la plus simple, elle consiste dans une sensation de tiraillement, de crampe, de gonflement pénible, que les malades éprouvent à l'estomac, ordinairement peu de temps après les repas, et qui se passe d'elle-même lorsque la digestion s'achève. Quelquefois cette douleur prend une intensité, sous forme d'accès plus ou moins prolongés; une sorte de déchirement ou de brulûre se fait sentir à l'épigastre ou dans le ventre et s'étend dans le dos, à la gorge, de l'étouffement, et par intervalle des vomissements très-pénibles.

On observe alors, non plus seulement au moment de la digestion, mais dans les intervalles des repas, et principaement le matin à jeun, des tiraillements presque continuels, une sensation de pesanteur ou de vide, des faiblesses d'estomac, interrompues de temps en temps par des élancements pénibles qui retentissent dans le dos. L'ingestion des aliments calme momentanément la douleur, mais le dégoût arrive très-vite et la digestion est presque toujours difficile et réveille la douleur. Elle s'accompagne de bâillements, d'éructations, de coliques suivies de diarrhée. La nuit tout entière se passe souvent sans que la digestion soit terminée, le goût des aliments revient encore à la bouche. Il arrive assez souvent que sous l'influence d'une faim non satisfaite, ou à la suite de l'ingestion d'une substance pour laquelle l'estomac a une répugnance particu-culière ou encore pendant le travail d'une mauvaise digestion, les malades soient pris tout à coup, même à table, même au milieu du sommeil, d'une douleur brûlante, atroce, au creux de l'estomac, avec mal de cœur qui cède au bout de quelques minutes; il n'est pas rare, lorsque la gastro-entéralgie se prolonge, qu'elle se complique d'une douleur à la tête habituelle et jette les malades dans un état d'agacement nerveux qui les rend irritables, capricieux, moroses, disposition qui cesse d'ailleurs dans les intervalles de calme que laissent entre elles les crises de douleur. L'amaigrissement n'est pas en général très-marqué, à moins que le régime mal dirigé ne finisse par altérer la nutrition.

La gastralgie revêt quelquefois dans sa marche le type franchement intermittent et affecte même des retours périodiques. Elle se montre dans ce cas sous des formes diverses. Tantôt dans des accès des vomissements nerveux de tête et d'une grande fatigue. Le troisième ou le quatrième jour, l'appétit revient et la santé se remet jusqu'à la prochaine attaque. Lorsque la maladie est plus invétérée, l'estomac est capricieux, l'appétit augmente d'une manière immodérée; cependant l'ingestion des aliments ne calme pas toujours la faim, les repas sont suivis de malaise, de pesanteur, de pandiculations, de somnolence, d'éructations, de borborygmes. Ces accidents disparaissent lorsque la digestion est achevée. Mais le bien-être n'est pas, en général, de longue durée ; car la faim ne tarde pas à reparaître, et elle est marquée par une douleur d'estomac quelquefois assez vive. Ce trouble des fonctions de l'estomac offre de rares rémittences. Dès ce moment on peut remarquer des différences très-sensibles dans l'action de l'estomac sur chaque espèce d'aliment. Les substances solides sont mieux digérées que les liquides ; certains aliments réputés indigestes sont cependant mieux supportés que d'autres. Il en est quelques-uns dont l'odeur et la saveur reviennent avec persistance au milieu des éructations qui accompagnent la digestion. Quelquefois, tantôt le matin ou pendant la digestion ou après, les malades rejettent, par vomituration ou regorgement, une matière glaireuse, claire ou épaisse comme du blanc d'œuf. L'un des symptômes les plus ordinaires et les plus incommodes de la gastro-entéralgie consiste dans une énorme sécrétion de gaz qui distendent l'estomac, et surtout les intestins, et causent par eux-mêmes une tension très-pénible. C'est là la source des coliques qui caractérisent l'entéralgie. Presque toujours la constipation est opiniâtre, des accidents nerveux très-nombreux et très-divers : la céphalalgie, l'affaiblissement de la vue, les bluettes, une cécité passagère qui ne dure que le temps de la digestion, une exaltation générale de la sensibilité, des bouffées de chaleur, de légers frissons, un froid aux pieds constant, des douleurs musculaises vagues.

La perversion des fonctions de l'estomac peut, dans quelques cas, aller jusqu'à l'exagération de l'appétit. La voracité (boulimie) de certains malades atteints de névrose gastro-intestinale est véritablement sans bornes ; on en a vu manger 12 kilogrammes de pain dans les vingt-quatre heures. Tant que leur appétit immodéré n'est pas satisfait, ils sont tourmentés par un malaise indéfinissable, par des douleurs très-vives dans l'estomac, des défaillances, l'obscurcissement de la vue, l'agitation, le délire même. La faim satisfaite, ils tombent dans une torpeur d'où ils ne sortent que pour se livrer de nouveau à leurs appétits voraces. Presque toujours à la boulimie se joint une perversion du goût, qui porte les malades à se nourrir exclusivement d'aliments inusités, sel, poivre, cornichons, vinaigre, etc..., ou à avaler les corps les plus divers, du charbon, du plâtre, des insectes, de l'urine, des matières fécales, etc. (pica).

Les malades peuvent supporter très-longtemps ces souffrances et ces troubles divers des fonctions gastro-intestinales sans que leur constitution en reçoive une atteinte bien profonde, et sans que leur vie soit abrégée (Tardieu). Cependant, le plus ordinairement la nutrition finit par être compromise, la respiration devient courte et gênée, la voix s'altère, suite de l'intensité de la phlegmasie du voile du palais. Les forces s'affaiblissent, l'amaigrissement se prononce, le visage pâlit, et ces signes sont l'indice d'un véritable état cachectique, avec diminution des globules du sang; bruit de soufflet dans les vaisseaux, surtout lorsque le traitement est mal dirigé.

Quelles que soient la forme, la nature et la marche de la gastro-entéralgie, nous devons dire que les caractères de cette affection sont essentiellement variables. Non-seulement les symptômes diffèrent presque chez chaque malade, mais de plus, le trouble des fonctions gastriques est tantôt continu, tantôt rémittent. La durée, quelquefois très-courte, s'étend le plus souvent jusqu'à plusieurs années. Le mal peut se dissiper de lui-même, mais si le traitement est mal dirigé, ou que la maladie résiste, elle peut, comme nous l'avons vu, aboutir au marasme. Cependant cette terminaison est rare, et à moins de complications, on ne doit pas regarder la gastro-entéralgie, aujourd'hui surtout que cette affection est bien connue et surtout que nous avons trouvé le remède spécifique pour la guérir, comme ncurable.

Nous avons dit déjà que les gastro-entéralgie se montre souvent comme affection symptomatique dans le cours de maladies très-diverses, notamment dans l'hystérie, l'asthme, la chlorose, le rhumatisme chronique, la goutte, les hémorragies, la leucorrhée, la métrique, les catarrhes de la vessie, les dartres et les névralgies, etc... Mais dans chacune de ces maladies, les troubles nerveux gastriques revêtent des caractères particuliers que nous devons étudier et qui peuvent être distingués en trois groupes.

1° Dans une première catégorie, qui peut prendre pour type la gastro-entéralgie que l'on observe souvent dans l'hystérie, le rhumatisme, la névrose gastro-intestinale prend surtout la forme sthénique. Nous pouvons ajouter que son caractère spécial et le plus habituel consiste dans une invasion brusque ; elle forme des attaques violentes, et loin que la pression soulage la douleur de l'estomac, comme elle le fait dans ce qu'on nomme vulgairement des crampes d'estomac, elle l'exaspère horriblement. Les parois abdominales sont assez souvent aussi le siége de douleurs très-vives, analogues à celles que l'on rapporte à la colique d'estomac, à l'iléus nerveux. Il est à noter aussi que ces cas, très-distincts et très-réels, n'existent pas toujours sans un certain degré d'irritation, causé par la phlegmasie de l'estomac et des intestins.

2° Le second groupe est encore plus tranché; il comprend, en effet, ces gastralgies caractéristiques de la chlorose, de l'hypocondrie et de l'anémie qui suit les pertes de sang; après s'être montrée à des intervalles variables, la gastralgie devient continue. L'ingestion des aliments ramène les accès, qui se montrent, tantôt immédiatement après les repas, tantôt une ou deux heures après. La douleur épigastrique, dont le caractère varie comme nous l'avons indiqué, se complique souvent de névralgie intercostale et semble même être une irradiation de cette névralgie. Les douleurs s'accompagnent le plus ordinairement d'un sentiment d'oppression qui se décèle par de profondes inspirations, par des bâillements et par le besoin de desserrer les vêtements qui pressent avec quelque force la région de l'estomac. Cependant, malgré cet état de souffrance, la digestion paraît intacte. Les aliments ne sont point rejetés, les garde-robes sont naturelles, l'appétit est vif, mais la satiété prompte, quelques malades cependant mangent beaucoup et avec avidité : mais à peine le repas est-il fini, que la faim se fait sentir de nouveau. La douleur de l'estomac alterne souvent avec des névralgies survenant en diverses parties du corps, et ce caractère de mobilité distingue tout particulièrement la gastralgie chlorotique. Elle peut déterminer un état cachectique spécial.

3° Dans le troisième groupe, la gastro-entéralgie offre le plus souvent une double physionomie, et en quelque sorte une nature mixte. Chez les goutteux, les scrofuleux, les dartreux, chez les femmes atteintes d'affections de la matrice, la gastro-entéralgie est tantôt asthénique, tantôt sthénique, et dans ce dernier cas, les symptômes de la névrose gastro-intestinale sont toujours prêts à revêtir une forme inflammatoire en rapport avec les manifestations si diverses de la maladie principale.

Causes. — Les causes de la gastro-entéralgie sont nombreuses et sa fréquence extrême. Une alimentation alcaline, l'usage habituel du café au lait, les chagrins profonds, la convalescence des maladies graves, fièvre typhoïde, les purgatifs drastiques, la frayeur, la grossesse, les suites de couches ou de fausses couches ou la perte de lochies n'a pas été suffisante, bouleversent le système nerveux et jettent le trouble dans les fonctions de l'estomac, mais surtout l'hérédité de parents ayant été atteints de l'une des mille maladies nerveuses, la phlegmasie du voile du palais, de l'estomac et des instincts, toute cause particulière de perversion des fonctions de l'estomac.

Nous reviendrons sur ce sujet à l'occasion du traitement et des observations, p...

ASTHME.

Description. — L'asthme véritable est une névrose de l'appareil respiratoire, le plus ordinairement périodique, revenant par accès, que séparent des intervalles plus ou moins longs, quelquefois subits, d'autres fois annoncés par des bâillements, une gêne dans la poitrine, une toux sèche, des douleurs vagues, un état de malaise, d'oppression, des éructations et d'une fièvre nerveuse qui est constante.

C'est toujours durant la nuit, de dix heures du soir à deux heures du matin, après un sommeil agité, interrompu, malfaisant, que le malade se réveille en proie à des souffrances qu'il faut avoir senties pour en connaître la nature; dans certains cas, la suffocation s'établit d'emblée et arrive en quelques minutes à son plus haut degré ; dans d'autres cas, le malade ne peut nullement se coucher dans son lit, sans être pris de suite d'oppression, et pour éviter ces terribles souffrances, il marche dans sa chambre ou près d'un bon feu de bois, et s'endort sur un fauteuil.

Causes. — L'hérédité joue un rôle capital dans l'étiologie de l'asthme et ses effets se manifestent tantôt dès l'enfance, tantôt à l'âge ou les parents ont été atteints de l'une des mille maladies nerveuses.

Nous reprendrons ce sujet à l'occasion du traitement et des observations, p...

HYSTÉRIE.

Description. — L'hystérie est une maladie caractérisée par des troubles du système nerveux de la vie de relation et de la vie organique, et notamment par des spasmes divers, de la sensation d'une boule qui monte vers la gorge, par des convulsions cloniques, revenant sous forme d'attaques périodiques. L'hystérie, soit qu'elle résulte d'une disposition physique constitutionnelle ou d'un état organique local, ou enfin d'une émotion ou d'une série d'impressions morales particulières, débute en général graduellement et s'annonce par certains prodromes caractéristiques. On remarque un changement notable dans le caractère, une grande irritabilité, avec une mobilité d'esprit et d'humeur continuelle, des impatiences, des crampes, des inquiétudes, des fourmillements, surtout aux extrémités inférieures; un besoin de s'étendre, de s'étirer, de marcher, de changer de position ; des idées tristes, des pleurs ou des rires sans sujet, des rêvasseries, des songes bizarres ou effrayants, des insomnies; tantôt des frissons vagues, tantôt une chaleur brûlante aux mains, aux pieds, sur le ventre, souvent un froid glacial; des variations extrêmes dans l'appétit et les digestions; plus tard des battements de cœur et des spasmes que provoque la moindre cause; enfin, une gêne d'abord faible, puis très-pénible à la gorge, une constriction douloureuse à l'épigastre et à la poitrine, et la sensation d'une boule qui monte.

Ces phénomènes précurseurs se développent lentement et constituent pendant un temps assez long toute la maladie. C'est même assez souvent par leur exagération que celle-ci se confirme, et l'on voit survenir alors des attaques légères, d'une intensité et d'une durée variables, constituées uniquement par la sensation plus ou moins pénible de la boule hystérique, avec bouffées de chaleur, palpitations, pleurs, anéantissement, et des douleurs locales plus ou moins vives, ou plus ordinairement une anesthésie plus ou moins circonscrite.

Mais les attaques elles-mêmes sont souvent précédées d'un ensemble de phénomènes qui en annoncent l'approche et en marquent le début. Ces troubles précurseurs sont brusques, subits; tantôt ils se bornent à un frisson suivi de bâillements, de palpitations, avec pâleur du visage, tristesse, pandiculations. Après quelques minutes les malades accusent un frémissement, un fourmillement particulier, une chaleur vive ou un froid glacial qui s'irradie du bas-ventre au cou; ou la sensation d'une boule qui s'étendant des mêmes parties et suivant le même trajet, détermine, lorsqu'elle est parvenue à la gorge, une constriction ou une suffocation telle que la malade craint d'être étranglée ou suffoquée. En même temps surviennent des bouffées de chaleur au visage, douleur de tête fixe et comme térébrante (clou hystérique), des tintements d'oreilles, des crampes, des coliques plus ou moins violentes, du météorisme qui peut être porté au point de simuler une grossesse arrivée au terme et que l'on voit souvent disparaître tout d'un coup sans émissions de gaz à l'extérieur. Les malades ont plus ou moins complétement perdu connaissance. On en voit qui sont dans l'extase ou le somnambulisme, qui tombent en syncope ou qui ont des idées délirantes et poussent des cris. Le délire prend dans certains cas la forme de l'inspiration et s'accompagne d'hallucinations variées. Parfois il y a des vomissements, des éternuments, des pleurs et ces derniers symptômes annoncent ordinairement la fin de l'attaque; il n'est pas rare de voir les paroxysmes hystériques revêtir cette forme non convulsive qui, dans d'autres cas, constitue seulement le premier degré de l'attaque et précède l'apparition des convulsions.

Dans la forme la plus commune de l'hystérie, les attaques sont convulsives; elles sont alors annoncées plus spécialement par la céphalalgie occipitale, les éblouissements, les mouvements involontaires du globe de l'œil et des paupières, le trouble de la vue, les tintements d'oreilles, les propos incohérents, les cris, les rires et les pleurs sans motifs, les éructations, la perversion de l'appétit, des douleurs variées et quelquefois des contractions musculaires spasmodiques ou des secousses convulsives. Dans quelques cas les spasmes surviennent immédiatement. L'attaque commence et la malade tombe à terre. Cette chute est précédée ou accompagnée par un cri. La face et le cou se tuméfient, les veines jugulaires se dessinent sur la peau, les traits du visage se contractent de mille manières; la suffocation et l'étranglement paraissent imminents; la déglutition est impossible; les yeux, les membres et le tronc sont agités par les mouvements les plus désordonnés et les plus violents, accompagnés de soubresauts des tendons et des craquements articulaires. Tantôt le corps tout entier se renverse et se roidit comme dans le tétanos, ou bien il est frappé d'immobilité et de catalepsie accompagnée d'extase; tantôt l'agitation est portée à son comble, les malades se mordent, se frappent et semblent vouloir arracher le poids qui les oppresse ou l'obstacle qui les étrangle. Elles se portent quelquefois à de semblables violences sur ceux qui les entourent. D'autres fois elles se livrent aux mouvements les plus extraordinaires, elles s'élancent, elles bondissent, elles grimpent avec l'agilité surprenante des plus forts équilibristes. Dans l'espace de quelques minutes, les éclats de rire succèdent aux pleurs et aux sanglots ; les cris, les pleurs bizarres, les discours les plus incohérents et les plus grossiers sont bientôt suivis de syncopes assez prolongées quelquefois pour imiter la mort (Asclépiade). La crise se borne parfois à un état syncopal plus ou moins durable (Brachet). La durée de ces paroxysmes, dans le plus grand nombre des cas, n'excède pas un quart d'heure ou une demi-heure. Elle peut cependant être beaucoup plus courte et d'autres fois, au contraire, se prolonger pendant plusieurs heures, pendant plusieurs jours même (Juppet), avec de courts intervalles de rémissions. Les attaques se reproduisent aussi à des époques très-variables. Tantôt elles reviennent jusqu'à cinquante et cent fois en un jour (Tardieu); elles paraîtront seulement après plusieurs jours, après deux ou trois semaines ou tous les mois à chaque époque menstruelle ou tous les six mois. Ces retours des attaques sont souvent très-réguliers et surviennent tout d'un coup à heure fixe.

Du reste, il est remarquable de voir combien, dans certains cas, l'attaque la plus violente laisse peu de traces, et se termine d'une manière complète. Mais chez un grand nombre de malades au contraire, on voit persister, après chaque paroxysme, une excitation particulière ou un abattement et une tristesse auxquels se joint une grande fatigue physique, état souvent plus pénible pour les malades que les crises elles-mêmes. C'est aussi dans l'intervalle des attaques qu'on observe certains symptômes continus qui achèvent de caractériser la maladie et qui révèlent la véritable nature de l'hystérie.

Sans parler de phénomènes extraordinaires qui paraissent avoir été constatés chez des hystériques dans l'intervalle des attaques, et souvent persistant pendant tout le cours de la maladie, un trouble plus ou moins marqué de fonctions digestives; tantôt perte d'appétit alternant avec une voracité excessive, tantôt une dépravation et des vomissements répétés presque tous les jours, en même temps une constipation extrêmement opiniâtre.

Chez quelques hystériques, et nous l'avons observé plusieurs fois, on voit survenir, sans aucune cause appréciable, une toux convulsive tout à fait caractéristique; elle est rauque, brusque, saccadée, consistant en une seule expiration très-forte, quelquefois analogue à l'aboiement, et presque incessante, revenant sans relâche, dans certains cas deux ou trois par minutes. Cette toux, que le sommeil seul suspend, peut persister des mois entiers, des années même, et dégénérer parfois en un véritable tic incurable. Dans d'autres cas la voix est brusquement éteinte, et l'aphonie, qui peut durer plus d'une année, ne disparaît qu'à la suite d'une attaque convulsive, ou sous l'influence d'une émotion vive ou d'un exercice violent (Tardieu); il ne faut pas confondre avec cette aphonie le mutisme passager que l'on observe chez certaines hystériques, et que l'on doit attribuer à la phlegmasie du voile du palais.

Un symptôme beaucoup plus commun et très-important chez les hystériques consiste dans des douleurs circonscrites, tantôt fixes, tantôt mobiles, assez violentes parfois pour que les malades aient imploré une opération sanglante qui les en délivrât. Leur siége est très-variable et peut occuper le trajet des différents troncs nerveux superficiels, ou la profondeur des organes, les membres, les articulations. Souvent c'est à la surface des membranes muqueuses que la douleur se fait le plus vivement sentir; au col de la vessie et dans l'intérieur de l'urètre, d'où une difficulté d'uriner quelquefois excessive; à l'entrée de la vulve, au col de la matrice, de manière à rendre le coït excessivement pénible; au voile du palais, le long de l'œsophage ou même dans les voies aériennes, sur tous ces points la sensibilité est considérablemet exagérée, la moindre pression éveille des douleurs parfois assez fortes pour provoquer une attaque; souvent des élancements se font sentir spontanément dans un ou plusieurs des endroits que nous avons indiqués. Enfin, c'est dans certains cas la matrice, les ovaires, l'estomac, le cœur, les reins.

Si la sensibilité est fréquemment augmentée par l'hystérie, elle doit signaler, comme beaucoup plus constante chez les femmes atteintes de cette maladie, une anesthésie générale ou partielle, tantôt isolée, alternant et succédant à une paralysie du mouvement. Cette anesthésie varie beaucoup dans son degré, mais elle est presque toujours absolue dans quelques points. Tantôt l'état de sécheresse ou d'humidité, tantôt la forme et la dureté des corps sont seules perçues. L'anesthésie partielle siége le plus souvent à la partie externe des membres, surtout des membres supérieurs, et vers les extrémités, à la face dorsale du pied, autour de la malléole externe, à la face dorsale de la main et de l'avant-bras, ou encore à la conjonctive et sur les muqueuses buco-pharyngienne et nasale, bien que le goût et l'odorat restent intacts; à la surface de la vulve et du vagin où l'anesthésie a pu coïncider avec une hyperesthésie très-vive de l'orifice du l'urètre (Henrot). La sensibilité spéciale des différents organes des sens, qui est quelquefois augmentée à l'excès, est dans d'autres cas diminuée ou abolie; l'amaurose, la perte de l'ouïe et de l'odorat ont été souvent observées chez les hystériques.

La paralysie du mouvement n'est pas rare dans l'hystérie, soit à la suite, soit même en l'absence des attaques convulsives; le plus souvent cette paralysie est partielle, je l'ai vue cependant occuper à la fois les membres inférieurs et supérieurs, le plus souvent elle est bornée aux premiers et constitue une paralysie, d'autres fois un seul côté du corps est privé de mouvement. La paralysie, chez les hystériques, débute parfois tout d'un coup, à la suite d'une violente attaque; dans d'autres cas elle est précédée d'un sentiment de faiblesse, d'engourdissement et de refroidissement particulier, ou de chaleur, ou de douleurs vives dans les membres. La marche de cette paralysie est essentiellement irrégulière, tantôt passagère et disparaissant subitement pour revenir de même, succédant à une attaque ou cessant au contraire avec elle; quittant un point pour se porter sur un autre, alternant ou se combinant avec l'anesthésie. On la voit dans d'autres cas persister pendant un temps très-long sans se déplacer. La paralysie hystérique se complique parfois de contracture et des douleurs intolérables se font sentir dans les parties paralysées.

A ces différents phénomènes qui se montrent soit simultanément, soit isolément, et quelquefois d'une manière successive mais qui, dans tous les cas, impriment à l'hystérie une forme continue et une marche essentiellement chronique, se joint ordinairement une susceptibilité nerveuse excessive qui se manifeste par des palpitations de cœur très-fréquentes, une oppression habituelle, une grande versatilité d'humeur, une inégalité déplorable aussi bien dans les impressions morales que dans l'exercice des fonctions de nutrition. De là, résulte souvent un amaigrissement considérable et une sorte de cachexie nerveuse. A ce degré MM. les professeurs Tardieu, Trousseau, Rayer, Chomel ont traité dans les hôpitaux de Paris quatre malades, pendant plusieurs mois, par des accès quotidiens : frisson, chaleur et sueur, extrêmement abondantes, ne durant pas moins de six à dix heures par jour, et offrant la double particularité de résister à l'administration du quinquina prescrit à diverses reprises et employé sous toutes les formes, par tous les moyens et à toutes les doses. Ces accès de fièvre nerveuse ont persisté pendant plusieurs mois sans aucune modification et sans être le moins du monde influencés par des attaques convulsives très-violentes.

Observations.

CHLOROSE.

Description. — La chlorose est une phlegmasie commune aux deux sexes. Revêt des formes très-diverses, suivant la nature des individus qui en sont atteints.

La maladie débute en général par des douleurs nerveuses vagues, irrégulières, tantôt sourdes, tantôt lancinantes, dans la tête, le voile du palais, l'estomac, le ventre, les jambes. Les organes digestifs subissent les troubles les plus variés. L'appétit cesse d'être régulier, la soif est vive, a respiration est plus fréquente qu'à l'état normal, palpitations de cœur, digestion difficile ou dépravée ; essoufflement facile, surtout dans les efforts, la marche, l'action de courir ou de monter, toux sèche, nerveuse, flaccidité des chairs, faiblesse musculaire, lenteur dans les mouvements, disposition à la fatigue, douleurs névralgiques, paralysies partielles, spasmes, vertiges, affaiblissement de la vue, ambliopie, diplopie, myopie, éblouissement, amaurose, cataracte, bourdonnement, tintement et sifflement d'oreilles, diminution de l'ouïe, surdité, affaiblissement ou perversion de l'odorat et du goût. Chez certains malades, tendance au sommeil ou nulle paresse intellectuelle, lenteur des conceptions, faiblesse de la mémoire, peu d'aptitude aux travaux de l'esprit, imagination presque nulle, caractère faible, irrésolu, insoucieux, humeur variable, nonchalance habituelle. Chez d'autres, au contraire, développement précoce de l'intelligence, mémoire vive, esprit impressionnable et prompt, caractère opiniâtre et difficile. En même temps les malades souffrent d'une céphalalgie intermittente pulsative ou lancinante, bornée le plus souvent à la région frontale, d'une constriction persistante des tempes. L'estomac est le siége de douleurs qui s'étendent au voile du palais, dans le ventre, des crampes dans les membres, et qui, sans être continues, tourmentent et fatiguent beaucoup les malades. Il s'y joint bientôt une dyspepsie habituelle, souvent compliquée de vomissements, de maux de cœur. Une constipation opiniâtre ou la diarrhée s'établit, des palpitations, des battements insolites dans les artères, les forces musculaires déclinent, l'activité, l'énergie physique et morale se perdent, il reste seulement parfois une sorte d'irritabilité nerveuse. C'est lorsque la maladie est parvenue à ce point que la peau commence à se décolorer. Cette pâleur est surtout très-marquée sur les membranes muqueuses des gencives, des lèvres ou des paupières; les téguments prennent une teinte d'un blanc mat, ou d'un jaune de cire, ou d'une rougeur intense, chlorose rouge. La peau est, en général, sèche; la température du corps varie beaucoup; sur le ventre une chaleur sèche intense et les jambes à la glace et très-sensibles au froid. Ces différents symptômes vont en augmentant peu à peu. Chez les femmes, les troubles de la menstruation se prononcent davantage;

lorsque les règles ne sont pas complétement suspendues, le sang est séreux, à peine coloré, et tache le linge en rose très-clair. La décoloration de la peau qui, dans des cas rares, atteint tout d'un coup son plus haut degré, s'accroît d'ordinaire graduellement. Les palpitations deviennent de plus en plus fortes, et l'essoufflement est tel que le moindre mouvement est impossible; les vertiges sont si fréquents que la vue peut être troublée et même complétement obscurcie par une amaurose, et souvent on observe une paralysie qui affecte toute une moitié du corps. Différentes douleurs nerveuses se montrent dans plusieurs points du corps, surtout des névralgies intercostales, il survient parfois une toux et une fièvre nerveuse. La gastralgie s'exaspère sous l'influence de la fièvre nerveuse, puis en même temps on observe un peu d'enflure bornée d'abord, le soir aux malléoles, et le matin autour des paupières, mais qui bientôt s'étend à d'autres parties et peut constituer un œdème presque général. Les forces diminuent rapidement. A la constipation qui accompagne presque toute la durée de la maladie, succède parfois de la diarrhée; le pouls devient faible, petit, très-accéléré et comme saccadé; la faiblesse est alors si grande que la moindre émotion détermine une syncope; l'apathie, l'inertie des facultés morales et affectives est extrême. Elle se complique quelquefois d'une sorte de mélancolie hypocondriaque.

Si le mal était abandonné à lui-même, on verrait le dépérissement faire chaque jour de nouveaux progrès, des épanchements séreux se former dans les cavités splanchniques; et la mort arriverait après plusieurs années peut-être, soit tout d'un coup au milieu d'une syncope, soit lentement et par l'extinction d'un dernier souffle de vie. L'ouverture des corps ne montrerait que des organes exsangues et infiltrés de sérosité. Heureusement une si triste terminaison peut être considérée comme tout à fait exceptionnelle. La phlegmasie chlorotique est toujours de longue durée, mais elle cède en général sous l'influence de notre médication d'une manière héroïque. On observe sous peu de jours la recoloration des tissus et en même temps la diminution progressive des appétits dépravés, des maux d'estomac, des palpitations de cœur, de l'essoufflement, du bruit de souffle, de sorte qu'après six semaines ou deux mois les apparences de la santé la plus florissante sont revenus. Les symptômes que nous venons d'énumérer comme propres à la phlegmasie chlorotique ne se présentent pas toujours tous réunis, parfois même la maladie revêt une forme assez différente en apparence. Elle se montre par exemple chez l'homme d'une manière particulière et chez des femmes lymphatiques affectées de fleurs blanches, tantôt enfin chez des jeunes filles irritables, nerveuses, difficilement réglées ; dans ces différentes conditions on voit prédominer chez les différents malades les hémorragies, les palpitations, les vertiges, les dyspepsies, la gastralgie, les œdèmes, les douleurs nerveuses multiples, les hémorroïdes, les aberrations de la sensibilité.

Quelles qu'aient été la forme et la durée de la maladie, les phlegmasiques atteints de chlorose restent exposés à des récidives fréquentes, surtout si le traitement spécifique n'est pas continué longtemps après la guérison apparente, c'est-à-dire après le retour des forces et de la coloration de la peau. C'est aux suites de cette affection mal guérie qu'il faut attribuer ces dérangements continuels de la santé, ces difformités des membres, ces affections de la matrice et ces divers troubles nerveux qui réduisent tant de jeunes gens à un état valétudinaire insupportable, et qui, plus tard, les exposent à des maladies organiques fatales.

Il est utile de revenir et d'insister sur les plus importants de ces phénomènes morbides. La décoloration des téguments, la teinte d'un blanc livide ou d'un jaune citron, dont est venu le nom de chlorose, jaune-vert (χλωρος), a été regardée par la plupart des auteurs comme un signe pathognomonique, comme un des caractères essentiels et distinctifs de cet état morbide. C'est là une opinion complétement erronée et qui expose journellement les praticiens inexpérimentés aux plus grossières et aux dangereuses méprises de diagnostic. Un assez grand nombre de phlegmasiqueschlorotiques ou atteints de l'une des mille maladies nerveuses et notamment des jeunes filles, ont le teint vermeil et les téguments assez fortement colorés; quelquefois même cette coloration est exagérée, comme il arrive, par exemple, chez beaucoup de sujets lymphatiques ou scrofuleux, il n'y a rien là qui doive surprendre et qui soit en contradiction avec la nature connue de la maladie. Dans ce cas, la rougeur intense de certaines parties de la peau, et particulièrement des joues, n'est point un indice de la richesse du sang et de l'activité de la circulation; elle est au contraire le résultat d'une sorte de stase sanguine qu'il faut attribuer à l'appauvrissement du sang, à la lenteur de la circulation et à une véritable atonie du réseau capillaire sous-cutané.

Ce qui tend à confirmer cette opinion, c'est la manière irrégulière dont cette teinte rouge animée est répandue sur le visage; elle forme comme des taches assez mal limitées sur les parties les plus saillantes des joues dans la région molaire, par exemple; et le plus souvent cette rougeur contraste d'une façon assez tranchée et vraiment caractéristique avec la décoloration et la teinte blanc jaunâtre des lèvres, du pourtour de la bouche, des ailes du nez et de la région orbitaire. Je ne saurais trop insister sur cette particularité chez les individus atteints de ce qu'on appelle la chlorose rouge (Nonat). J'ai dit avec raison qu'on s'expose aux plus graves erreurs en considérant la pâleur comme un des traits caractéristiques de phlegmasie hlorotique. En effet, un malade se présente, ayant des vertiges, des douleurs céphaliques, des bruits dans les oreilles, des troubles visuels, des pulsations, un autre accusant des attaques d'asthme, un autre des attaques de goutte, un autre des douleurs rhumatismales, une autre, c'est une jeune fille, se plaignant de crises nerveuses d'hystérie ; une autre se plaignait de leucorrhée ou per e blanche, un autre a les hémorroïdes, un autre a la névralgie sciatique... Quel jugement porter, quel diagnostic établir en présence de ces maladies nerveuses, s'ils ont le tein coloré et si l'on admet que la pâleur est le caractère essent tiel de la phlegmasie chrolotique ? Loin de les considérer comme chlorotique, on croira qu'ils sont atteints de pléthore, et conformant le pronostic et le traitement à ce diagnostic, au lieu de la médication antiphlegmasique, on instituera une thérapeutique déplétive.

Il n'y a pas longtemps encore qu'il était assez généralement d'usage de prescrire des émissions sanguines, des applications de sangsues aux cuisses ou à l'anus, chez les jeunes filles mal réglées ou à menstruation tardive, surtout quand elles offraient une certaine apparence de force et un teint assez prononcé du visage. Une étude plus attentive a appris heureusement qu'il ne faut pas s'en laisser imposer par la coloration des joues et que souvent une rougeur assez vive du visage et du voile du palais coïncide avec un sang appauvri.

RHUMATISME.

Description. — Le rhumatisme articulaire ou inflammation des parties sérofibreuses des articulations, arthrite rhumatismale, peut être aigu ou chronique. Tantôt il est apyrétique et consiste en douleurs vagues d'une intensité médiocre, occupant à la fois ou successivement les principales articulations avec chaleur et gonflements modérés ou nuls, s'exaspérant pendant la nuit, et se déplaçant avec une grande facilité. Les symptômes généraux se bornent à la perte de l'appétit, la constipation et une céphalalgie légère, la voix enrouée.

Tantôt le rhumatisme articulaire est fébrile et véritablement suraigu, fièvre nerveuse; après quelques jours de malaise, pendant lesquels les malades éprouvent des lassitudes, des frissons, des douleurs erratiques dans les membres, une des grandes articulations, plusieurs quelquefois deviennent le siége d'une douleur très-aiguë qui augmente rapidement et devient bientôt atroce. Les parties malades sont gonflées et tendues, la peau brûlante, rouge, enflammée, les veines turgescentes ; les artères voisines battent avec violence. Dans les mouvements bornés qu'exécutent les articulations, on peut entendre une sorte de craquement. Le moindre mouvement des parties enflammées arrache des cris au malade, le sommeil est impossible. Bientôt de nouvelles articulations se prennent sans que la douleur ait complétement abandonné la première où elle offre cependant un peu de rémission. Quelquefois ce faible soulagement lui-même n'a pas lieu et toutes les articulations, depuis les plus grandes jusqu'aux plus petites, sont envahies à la fois. Immobile, étendu sur le dos, perclu par la douleur, le rhumatisant retient à grand peine les cris que lui arrache la moindre secousse, le moindre ébranlement. La soif est très-vive, perte d'appétit; il survient presque toujours une grande gêne dans la déglutition, un véritable mal de gorge dû à l'inflammation du voile du palais; des sueurs copieuses baignent le corps et ajoutent aux fatigues du malade; elles laissent très-souvent après elles une éruption de taches rosées et de vésicules miliaires. L'urine est rare et laisse déposer par le refroidissement une énorme quantité d'urate. Dans le rhumatisme, il est de règle de voir apparaître dès le premier jour une fièvre nerveuse qui marche et se développe concurremment avec la phlegmasie arthritique; d'autres complications inflammatoires peuvent survenir encore, soit du côté de la plèvre, soit du côté des membranes du cerveau ou de la moelle : la mort peut être la conséquence de ces maladies survenant dans le cours d'un rhumatisme. Elle peut même en leur absence arriver subitement et succéder à la brusque disparition des douleurs. Mais plus ordinairement celles-ci, après être restées plus ou moins stationnaires pendant un temps variable, ou après avoir épuisé la série de leurs migrations, décroissent lentement et abandonnent peu à peu les articulations malades ; les mouvements reprennent un peu de liberté, les sueurs cessent et le sommeil revient, la fièvre ne disparaît pas toujours; entretenue le plus souvent par une phlegmasie interne, elle peut ainsi parfois prédire une recrudescence prochaine. En effet, les rémissions ne sont pas toujours franches, et l'on voit trop souvent une, deux et quelquefois plusieurs reprises des douleurs. Cependant les articulations finissent par être complétement débarrassées, et la guérison a lieu. Il est rare de voir dans cette forme la douleur et l'inflammation articulaire persister à l'état chronique, mais il n'est malheureusement que trop fréquent de voir les complications cardiaques, compagnes inséparables du rhumatisme articulaire aigu généralisé, laisser à leur suite des affections organiques irrémédiables. La durée de la maladie varie selon le traitement qui a été employé depuis un ou deux septenaires jusqu'à deux ou trois mois. Elle montre une grande tendance à récidiver.

Dans une deuxième forme, le rhumatisme articulaire aigu, au lieu de se généraliser et d'attaquer successivement la plupart des articulations, se fixe sur une seule. L'inflammation au lieu de se déplacer est beaucoup plus tenace, s'épuise sur un seul point et amène une désorganisation beaucoup plus profonde, soit la suppuration, soit l'adhérence des surfaces articulaires, ou cette sorte de dégénérescence que l'on désigne sous le nom de tumeur blanche.

Sous le nom de rhumatisme articulaire chronique, on ne doit pas entendre seulement la douleur qui persiste pendant un temps plus ou moins long dans les articulations à la suite d'un rhumatisme aussi abandonné à lui-même. C'est le plus ordinairement une phlegmasie constitutionnelle caractérisée par des douleurs plus ou moins sourdes, et occupant une ou plusieurs articulations avec des rémissions de fièvre nerveuses plus ou moins complètes. Les mouvements sont toujours assez gênés et s'accompagnent d'un craquement entre les surfaces articulaires. Le rhumatisme chronique se complique presque toujours de rhumatisme musculaire. Il est très-rebelle et persiste avec une grande ténacité lorsqu'il est entretenu par l'action de causes permanentes, et se généralise au point de rendre tous les mouvements impossibles, des troubles viscéraux très-variés surviennent, la nutrition s'altère, et les malades, depuis longtemps perclus, infirmes, déformés, finissent par succomber après de longues et horribles souffrances.

Observations.

MIGRAINE.

Description. — La migraine est quelquefois annoncée à l'avance par un malaise, un engourdissement particulier, une lourdeur de tête qui se font sentir au réveil, et qui sont les indices certains d'une migraine imminente. Tantôt les prodromes durent tout un jour et consistent en une grande lassitude accompagnée de bâillements répétés, de dégoût pour les aliments, de frissons erratiques et d'un refroidissement général très-difficile à vaincre; le paroxysme douloureux ne survient que le lendemain. Tantôt la maladie débute dans le courant de la journée, presque subitement, et n'est précédée que par une sensation toute spéciale analogue à l'éblouissement, une véritable perversion de la vue dans le côté affecté, avec formation d'images lumineuses irrégulières qui viennent se peindre sur la rétine et sont bientôt suivies de céphalalgie et de nausées. Enfin, dans des cas très-rares, l'invasion de la migraine est marquée par des accidents nerveux tout à fait insolites, tels qu'un engourdissement local avec fourmillement dans un membre où dans un côté du corps; embarras de la parole ou des mouvements de la mâchoire, trouble de la vue, fièvre nerveuse.

Il peut se faire que le mal s'arrête et ne dépasse pas cette première période. La migraine avorte ou n'aboutit qu'à une céphalalgie plus ou moins intense, à un malaise en général supportable qui se dissipe au bout de quelques heures, mais le plus ordinairement la douleur va en augmentant; bornée d'abord à la région sus-orbitaire ou dans le globe oculaire lui-même, elle s'irradie au front, à la tempe. A la lourdeur de tête, à la douleur sourde et obtuse d'abord, succèdent des élancements atroces; il semble que la tête est sur le point d'éclater, qu'elle est martelée avec la plus horrible violence, que des pointes brûlantes s'y enfoncent et la déchirent. La sensibilité de la peau est tellement vive que le moindre contact est insupportable, le plus petit bruit, la plus faible lumière, réveillent et exaspèrent les souffrances. L'œil, du côté malade, est douloureux, à demi fermé, injecté et larmoyant, le pourtour de l'orbite est rouge et tuméfié; quelquefois les paupières et les muscles du visage sont agités de mouvements spasmodiques. Dès le début et souvent pendant toute la durée de la migraine, les malades sont tourmentés de nausées et de vomissements d'abord composés de matières alimentaires, puis de mucosités filantes incolores ou légèrement porracées. Incapables de supporter le moindre effort, le moindre déplacement, accablés dans une pénible somnolence, ils ne trouvent de soulagement que dans le repos le plus absolu. Cet état, qui est le degré le plus élevé du paroxysme, persiste, en général, jusqu'à ce que le sommeil arrive, c'est-à-dire pendant huit à douze heures, et presque toujours au réveil tous les accidents sont dissipés; il reste seulement un léger malaise qui ne tarde pas à disparaître. La terminaison de l'attaque est, dans quelques cas, annoncée par larmoiement abondant, un flux nasal ou une épistaxis.

La migraine n'est pas toujours simple; elle peut se compliquer d'accidents beaucoup plus graves que ceux que nous venons d'indiquer et qui lui donnent, en quelque sorte, un caractère anormal. L'attaque, extrêmement violente, peut se prolonger pendant deux, trois et huit jours; on peut voir survenir alors des paralysies locales du sentiment et du mouvement; nous avons observé dans cette circonstance plusieurs cécités complètes qui ont duré plusieurs jours; quelquefois c'est une surdité ou une abolition de la sensibilité dans les voies digestives, que nous avons vue chez deux malades qui avaient perdu la clef de leur rectum. Enfin, outre l'agitation des muscles de la face et la constriction des mâchoires, il peut survenir de véritables convulsions causées pas l'excès de la douleur, et dans lesquelles les patients se meurtrissent de la manière la plus violente, presque sans en avoir conscience. Ces accidents, malgré leur intensité véritablement effrayante, ne tardent pas cependant à se dissiper. Tantôt sous l'influence d'une sueur abondante ou de vomissements copieux, tantôt à la suite d'un coma dans lequel les malades finissent par tomber, la douleur et les autres symptômes disparaissent en laissant après eux une grande fatigue, un brisement général, de la pesanteur de tête et de l'inappétence qui prolongent la maladie de quelques jours encore.

La migraine, eu égard à sa marche, se montre sous deux formes très-distinctes; elle est soit purement accidentelle, soit, comme c'est le plus ordinaire, héréditaire. Dans le premier cas, la migraine, bien que récidivant facilement, constitue néanmoins une affection tout à fait passagère, dont la durée est toujours très-courte et n'excède pas, en général, une journée. Mais, dans le second, la migraine, qui peut être dite à bon droit constitutionnelle, tout en présentant les mêmes symptômes. est caractérisée par une fièvre nerveuse intense qui ne quitte pas le malade, et qui cause des attaques répétées, revenant à des intervalles irréguliers, tantôt quatre ou cinq fois seulement dans une année, tantôt deux et trois fois par mois; et cela pendant la plus grande partie de la vie. La migraine, lorsqu'elle a pris cette marche, semble être véritablement liée à la fièvre nerveuse et à la débilité de la constitution. Elle s'annonce presque toujours, chez le même individu, sous la même forme et par les mêmes accidents. L'intensité de la maladie est en général plus grande et la fièvre nerveuse plus intense, et le retour fréquent de paroxysmes violents et prolongés peut avoir les suites les plus fâcheuses. Une conraction habituelle des muscles du visage, l'affaiblissement des sens, un changement moral, la perte de la mémoire et, dans tous les cas, une susceptibilité nerveuse excessive, sont le résultat habituel des migraines héréditaires. Lorsque les attaques du mal sont troublées dans leur marche par la fièvre nerveuse, la santé peut être altérée d'une manière notable, par une gastralgie, une toux nerveuse, de l'amaigrissement ou l'obésité; quelquefois même on a vu des accidents nerveux très-graves, tels que la cataracte, l'amaurose, la surdité.

Il est rare que la migraine offre une marche régulièrement périodique ; néanmoins il existe des cas dans lesquels elle revient exactement à chaque époque menstruelle, ou tous les trois mois, ou tous les quinze jours, tous les huit jours, tous les jours à la même heure, je l'ai observée le matin et le soir.

La migraine complique presque toutes les maladies nerveuses intenses, surtout la chlorose, l'asthme, la goutte, les névralgies, l'hystérie, la gastro-entéralgie.

Causes. — Comme toutes les maladies nerveuses, toujours dominée par la phlegmasie du voile du palais, de l'estomac, des intestins, souvent héréditaire. Quant aux causes accidentelles qui ont le plus d'influence dans la production de la maladie, elles sont nombreuses, mais les plus actives sont le trouble de la digestion ou l'excès de la faim, ou un écart de régime, la constipation opiniâtre, les nourritures alcalines et les boissons, la bière, le thé, les infusions et tisanes, le café au lait.

Traitement. — Le traitement de la migraine peut être palliatif et curatif.

Palliatif, quand le malade ne suivra pas les règles que nous avons indiquées aux traitements, à la fin de ce petit livre.

Quant au moyen de prévenir le retour des attaques et de guérir radicalement la migraine, même héréditaire, ce n'est que par un régime tonique et stimulant et par mes pilules antinerveuses, en guérissant la cause qui lui donne naissance.

LEUCORRHÉE.

La leucorrhée est fréquente chez les jeunes filles et les femmes atteintes de phlegmasie. On voit, en effet, peu de femmes atteintes de phlegmasie et de maladies nerveuses qui n'aient des pertes blanches. La leucorrhée est toujours à mes yeux le produit d'une phlegmasie ou d'un état congestif chronique de la muqueuse de la matrice, du col et du vagin. La leucorrhée consiste en un écoulement muqueux, d'un blanc jaune ou verdâtre, en général peu épais, quelquefois tout à fait aqueux. Tantôt médiocrement abondant, ce flux constitue souvent par sa quantité une incommodité insupportable qui réclame, de la part des femmes, les mêmes précautions que l'écoulement des règles. La leucorrhée est quelquefois passagère, et alors elle s'annonce par une sensation douloureuse de pesanteur ou de tiraillement dans les reins, dans les aines et à l'hypogastre, et souvent par une démangeaison plus ou moins vive. Les fleurs blanches ne tardent pas à succéder à ces accidents, et après avoir persisté pendant un temps plus ou moins long, elles cessent en général d'elles-mêmes. Mais c'est ordinairement pour reparaître après un intervalle variable, jusqu'à ce que, s'établissant d'une manière presque permanante dans l'économie, elles ne cessent pas de couler et ne varient que dans leur quantité. Dans ces cas, les symptômes locaux dont nous venons de parler manquent le plus souvent; on trouve seulement les parties extérieures de la génération pâles, flasques et comme élargies et, dans quelques cas, très-sensibles. La matrice elle-même qui, par suite du relâchement des ligaments, tend en général à s'abaisser, présente souvent un peu de gonflement, de mollesse, de rougeur du col due à la stase du sang qui caractérise la phlegmasie. On voit alors survenir des troubles nerveux qui, sans être très-graves, n'en méritent pas moins une sérieuse attention. La constitution s'altère, les malades tombent dans un état de langueur tout particulier, elles sont tourmentées par des tiraillements d'estomac presque continuels, des douleurs névralgiques multiples, des coliques, qui leur font penser qu'elles ont un dérangement de matrice qui, par une opposition facile à comprendre, n'est souvent elle-même qu'une affection secondaire consécutive à la phlegmasie.

Nous reprendrons ce sujet à l'occasion du traitement.

SPERMATORRHÉE.

La spermatorrhée est fréquente chez les hommes atteints de phlegmasie et de maladies nerveuses. La spermatorrhée s'annonce, en général, par des pollutions nocturnes répétées outre mesure, et bientôt suivies d'éjaculations involontaires, survenant pendant la veille presque sans motif, ou sous l'influence d'une très-légère excitation et après une érection incomplète. A un degré plus avancé, le sperme s'écoule sans que le malade en ait conscience, sans désir, sans érection, et comme passivement, par l'action mécanique d'un mouvement un peu violent, d'un frottement, d'un effort, et particulièrement pendant la défécation ou au moment où la vessie se contracte pour chasser les dernières gouttes d'urine. Dans ce dernier cas, le sperme mêlé à l'urine forme un dépôt dont les caractères physiques n'ont rien de positif, mais dans lequel on constate, au moyen du microscope, l'existence des animalcules. A peu près constamment, on trouve dans les urines spermatiques des cristaux d'oxalate de chaux (Trousseau, Rayer). A mesure que les pertes séminales se répètent, le sperme perd ses caractères, et au lieu d'une liqueur visqueuse, épaisse, opaline, on voit suinter à l'orifice de l'urètre une humeur blanchâtre séreuse, dans laquelle on ne distingue plus, au microscope, que des animalcules spermatiques moroses est comme engourdis, privés de sommeil ou amoindris, privés d'appendice caudal et bientôt remplacés par de simples granulations (Lallemand). Ces désordres n'ont pas lieu sans apporter un trouble profond dans toute l'économie. Les malades, de plus en plus affaiblis, incapables de toute énergie, destitués de toute puissance génitale, essoufflés, palpitants à la moindre fatigue, souvent amaigris, mangeant irrégulièrement, digérant mal, vieillis avant l'âge, les yeux ternes, la démarche incertaine, l'intelligence et la mémoire obscurcies, sombres, suivis par les rêves les plus horribles, traînent péniblement une existence languissante dont ils n'ont pas même le triste courage de se délivrer. et qui, après des rémissions et des exacerbations alternatives, peut se terminer dans la démence ou dans le marasme le plus affreux (Hippocrate). Cette terminaison est parfois hâtée par quelques complications et notamment par une congestion cérébrale, ou précédée de troubles nerveux très-variés, tels que l'enrouement ou la perte de la voix, les fourmillements le long de la colonne vertébrale, la paralysie des membres inférieurs, quelquefois des convulsions choréiques ou épileptiformes, l'affaiblissement ou la perte de la vue, mais toujours avec la fièvre nerveuse légère. Si la vie résiste, comme on le voit d'ailleurs souvent, la constitution ne reste pas moins épuisée et la santé prématurément détruite.

Nous reviendrons sur ce sujet à l'occasion du traitement.

GOUTTE.

Description. — La goutte est une phlegmasie, maladie essentiellement nerveuse, caractérisée par une fièvre nerveuse et une fluxion douloureuse des articulations des pieds et des mains, par un engourdissement particulier des mouvements spasmodiques dans différentes parties du corps, par une perte d'appétit, par la constipation, par une soif vive et un mal de gorge, la voix enrouée. Ces symptômes précurseurs de l'attaque persistent pendant plusieurs jours, plusieurs semaines, et cessent quelquefois subitement, la veille du jour où celle-ci se déclare. Tantôt l'invasion a lieu à la suite d'une fatigue, d'une perte, d'un grand chagrin; dans les premiers temps l'attaque est bornée à des douleurs articulaires faibles. Mais lorsque la maladie est plus avancée, une douleur déchirante dans les articulations. Mais il reste un gonflement avec rougeur et chaleur de la partie affectée. Après ce premier accès et jusqu'à ce que l'attaque de goutte soit terminée, tous les soirs la maladie présente un paroxysme qui consiste dans une augmentation de la douleur et de la fièvre. Parfois la goutte atteint d'emblée les deux pieds, ou passe de l'un à l'autre et s'étend aux articulations de la main ou aux grandes jointures des membres. Les attaques de goutte aiguë sont d'abord assez courtes et ne dépassent pas une quinzaine de jours, mais les récidives, réparées dans les premiers temps par de longs intervalles, quelquefois même par plusieurs années, se rapprochent bientôt de plus en plus, reviennent une fois, deux fois dans l'année au printemps ou à l'automne (Hippocrate). La durée des attaques est alors plus longue, et la crise peut ainsi devenir chronique et dégénérer en un état morbide habituel.

La goutte régulière chronique est caractérisée par des douleurs musculaires et arthritiques, par une forme particulière de rhumatisme articulaire (rhumatisme goutteux), qu'on a cru pouvoir distinguer à sa marche chronique, à sa fixité plus grande, à ce qu'il paraît encore se localiser spécialement sur les petites articulations, enfin à ce que la douleur y est plus circonscrite et se fait sentir comme dans un point unique (Tardieu). Les désordres gastriques sont plus marqués et plus tenaces ; l'appétit est presque nul, les digestions laborieuses, des douleurs hémorroïdales, des démangeaisons en diverses parties du corps, des lassitudes spontanées, des crampes et mille autres souffrances internes variées à l'infini. En même temps l'humeur s'altère et le caractère s'assombrit. La goutte chronique se prolonge ainsi durant des mois, durant l'année entière, à l'exception des chaleurs de l'été, et pendant tout ce temps, elle se promène douloureusement sur la plupart des articulations, qui font entendre dans les mouvements qu'elles exécutent une sorte de crépitation. Lorsque la maladie est invétérée on voit survenir des engorgements articulaires, des gonflements, des ligaments, des concrétions tophacées, la déformation, l'ankylose des articulations, les tophus accumulés aux articulations deviennent l'origine d'inflammation locale avec suppuration issue de matière topheuse. Les viscéralgies si nombreuses parmi lesquelles il faut citer surtout celles qui sont fixées sur les voies digestives, dyspepsie, gastralgie et colique goutteuse; et celles qui ont pour siége les voies urinaires, ischurie, le catarrhe de la vessie, les hémorroïdes, chez la femme la métrite, la métrorhagie, la leucorrhée. Souvent la néphrite. Cette affection se manifeste par des coliques néphrétiques dues à l'obstruction des voies urinaires par un calcul. Alors l'urine peut être plus ou moins chargée de sang ou d'albumine. Quant aux phlegmasies liées à la diathèse goutteuse, que l'observation la plus positive a mises en lumière, il n'est pas d'affection goutteuse plus constante que ces érysipèles opiniâtres, habituels, ichoreux, occupant la face ou d'autres parties, vagues, quelquefois ne donnant lieu qu'à une tumeur peu élevée et affectant le malade des mois et des années entières, puis révélant tout à coup leur véritable nature et se transformant en podagre rebelle (Stoff). Les phlegmasies cutanées, les éruptions anomales succèdent assez souvent aussi à la goutte et montrent le lien qui existe entre la goutte et le vice dartreux.

Les névralgies et notamment la sciatique affectent spécialement les vieux goutteux et les chlorotiques. Le plus souvent, c'est après une ou deux attaques de goutte articulaire aiguë et dans l'intervalle, ou alternant avec elles, ou encore dans le cours d'une goutte chronique, que l'on voit survenir une ou plusieurs des affections symptomatiques que nous venons d'énumérer. Mais, dans d'autres cas, c'est uniquement par la succession irrégulière et vague de ces accidents variés que la goutte se caractérise (goutte vague). En effet, le signe commun des phlegmasies ou des névroses goutteuses est leur excessive mobilité et la facilité des métastases qui donne lieu à la brusque disparition des phénomènes externes et à la fixation de la goutte vague sur quelque organe interne, circonstance qui explique le danger de la goutte anomale et la mort subite qui la termine trop souvent.

Sans amener cette terminaison funeste, la goutte invétérée peut, à la longue, plonger les malades dans une cachexie profonde; perdus et épuisés par la douleur et la fièvre nerveuse, les membres déformés par les tophus, les malades sont condamnés à l'immobilité; toutes leurs fonctions languissent; l'estomac devient paresseux, les digestions sont de plus en plus troublées, la respiration est oppressée par l'asthme et le catarrhe, et si une maladie intercurrente ne les emporte pas, ils vont dépérissant jusqu'à ce que des collections séreuses multiples marquent le terme de la maladie et de leur existence.

Anatomie pathologique. — La goutte n'a pas de lésions

qui lui soient propres, si ce n'est la phlegmasie du voile du palais page 2... et les concrétions tophacées, mais il faut noter, comme pouvant exister dans les articulations malades, une injection vasculaire siégeant dans les tissus fibreux et sous-synoviaux, et plus tard dans le tissu aréolaire des os qui avoisinent l'articulation; le ramollissement consécutif et la destruction des cartilages articulaires; les ankyloses vraies ou fausses; des concrétions osseuses se forment fréquemment à la surface interne du cœur dans les gros vaisseaux, dans le cerveau. Enfin, les reins offrent, dans la néphrite goutteuse, des lésions caractéristiques. Tantôt on remarque à la surface de la substance corticale ou dans l'intérieur des mamelons, des cristaux pouvant former de véritables calculs.

A mes yeux tous les désordres que nous avons étudiés : la gastro-entéralgie, l'asthme, la chlorose, l'hystérie, le rhumatisme, la goutte, les névralgies, le catarrhe des poumons, de la vessie, de l'anus, de la matrice sont les suites de la stase du sang qui caractérise la phlegmasie dans les membranes muqueuses, soit dans les organes de la nutrition, de la circulation, soit dans le tissu des muscles, des os, soit autour ou dans les articulations et qui forment le gonflement qui laisse incontestablement un dépôt de lymphe plastique.

Chez les malades atteints de l'une des mille maladies nerveuses, surtout les rhumatisants et les goutteux en qui la fièvre nerveuse et le gonflement récidivent 5, 10, 20 fois dans l'année et durent 5, 10, 25 jours, même plusieurs mois pendant chaque attaque, il reste à la suite de chaque fluxion un nouveau dépôt de lymphe plastique toujours causé par la stase du sang et le gonflement qui arrête le sang soit dans les membranes séreuses synoviales, ou dans les articulations. La lymphe plastique se filtre dans les gaines des tendons, autour des ligaments de la capsule articulaire, dans le tissu cellulaire des muscles, s'endurcit comme dans le col des fractures, passe couche par couche de l'état liquide à l'état gélatineux, à l'état cartilagineux, puis osseux et communique avec l'os. Le dépôt de cette lymphe plastique autour des os et des articulations bouche les trous nourriciers où passent les artères nourricières des os et des articulations, d'où il résulte que les membranes séreuses synoviales des articulations ne sont plus suffisamment lubrifiées par le sang, et le principe vital qui est dans le sang manque dans l'articulation et l'inflammation, s'empare de l'articulation, et la tumeur blanche en est la suite inévitable.

Autour des articulations, surtout des goutteux, le dépôt de lymphe plastique s'endurcit comme dans le cal et forme les nodus et cause l'atrophie des muscles et des membres, complications fréquentes chez les phlegmasiques goutteux.

Traitement. — Malgré les efforts de l'expérience et les prouesses de l'empirisme, les littérateurs et les poëtes en ont souvent parlé. Le poëte Lucien en a fait une furie, l'indomptable Podagre, déesse féroce s'il en fut ; dans sa pièce intitulée : *Tragopodagra,* Lucien personnifie la goutte et la fait ainsi parler à ceux qui se vantent d'avoir des secrets pour la guérir : — Qui est-ce qui ne connaît pas la mère des douleurs, l'indomptable goutte, née pour tourmenter les malheureux mortels ; rien ne peut apaiser mon courroux, ni le sang des victimes immolées sur mes autels, ni la fumée de l'encens, ni les plus riches offrandes. Tous les efforts d'Apollon, le médecin des dieux, et ceux de son fils, le savant Esculape, sont inutiles contre moi ; de tout temps les hommes ont travaillé à se dérober aux traits de ma colère. Encore aujourd'hui, ils n'oublient rien pour cela, il n'est sorte de moyens qu'ils ne mettent en usage. Les uns se servent de feuilles de plantain, de pourpier sauvage, de grande consoude, d'orties, d'herbe aux puces, à pauvre homme, à Robert, aux teigneux, de Saint-Roch, aux sorciers, à éternuer, la racine d'elébore, de fougère mâle, de valériane, la farine de fève ; ils ont recours aux os, à la moelle, à la peau, à la graisse, au sang, au lait et même aux excréments des animaux. Quel métal, quel suc d'herbe, quelle gomme, quelle racine, quelle fleur, ne mettent-ils pas en usage ; les uns prennent des médicaments au nombre de quatre, les autres au nombre de huit ; les uns se purgent avec l'hira-pigra, les autres cherchent un remède dans le nid d'hirondelle, d'autres ont recours aux enchantements et se laissent tromper par des imposteurs; tous ces gens-là sont des insensés qui ne font qu'irriter ma colère, aussi je les traite sans miséricorde. Mais pour ceux qui n'entreprennent rien contre moi, j'en use avec indulgence et avec bonté à leur égard, je ne doute pas que ceux qui souffrent depuis longtemps des douleurs de la goutte, désespérant d'une entière guérison, ne s'écrient avec le chœur qui termine cette pièce : « Redoutable goutte, qui exercez votre empire dans tout l'univers, jetez sur nous quelques regards favorables et ne nous traitez pas impitoyablement; faites que nos douleurs soient courtes et légères, qu'elles ne nous empêchent pas de marcher, et que l'habitude nous les rende faciles à supporter. » Ainsi, mes compagnons, prenez patience et ne vous désespérez pas; souffrez tranquillement qu'on se raille et qu'on se moque de vous; car tel est le partage des goutteux, on se rit de leurs maux au lieu d'y compatir.

Tous les remèdes ont été tentés contre cette affection. Enfin le mercure ou l'iodure de potassium, véritable spécifique pour celles qui sont liées à une affection syphilitique. Mais les maladies nerveuses, suite de trouble de la nutrition par la phlegmasie qui est constante chez les goutteux, notre médication, véritable spécifique, mérite la même confiance que le mercure et l'iodure de potassium. Nous reviendrons sur ce sujet à l'occasion du traitement curatif.

ANGINE.

La dénomination d'angine, qui caractérise, à proprement parler, les affections douloureuses de la gorge, comprend de plus une forme d'inflammation propre aux membranes muqueuses, distincte de celle que l'on désigne sous le nom générique de catarrhe, ou de phlegmasie, décrite sous les noms d'érythème et d'érysipèle. Du reste, ce nom d'angine s'applique aujourd'hui principalement, et à peu près exclusivement, à l'inflammation de l'arrière-bouche et du pharynx, causée par la phlegmasie de la membrane muqueuse tout entière, qui s'étend depuis l'isthme du gosier au voile du palais, jusqu'au cardia, d'une part, et jusqu'à l'origine des bronches, d'une autre part. Nous décrirons donc seulement ici l'angine gutturale et l'angine tonsillaire, simple, phlegmoneuse.

L'angine pharyngite, mal de gorge, etc., débute en général rapidement, sous l'influence d'une attaque de fièvre nerveuse. Elle s'annonce souvent par un mouvement fébrile continu qui précède tout symptôme local, quelquefois d'emblée, par un sentiment de sécheresse, de chaleur et de douleur à la gorge. La voix est faiblement altérée. La douleur augmente rapidement; elle est vive, surtout dans les mouvements de déglutition, qui sont rendus très-fréquents par le chatouillement qu'exerce la luette allongée sur la base de la langue; tantôt elle détermine une sensation d'étranglement; l'inflammation existe alors à l'issue du gosier. Lorsque celle-ci, au contraire, occupe la partie inférieure du pharynx, la douleur siége derrière le larynx, dont les mouvements l'exaspèrent et provoquent une toux gutturale, suivie quelquefois de l'expulsion d'un mucus concrété. Ce besoin de cracher se renouvelle très-fréquemment. On observe quelquefois un véritable ptyalisme. Si on examine la gorge, on trouve la membrane muqueuse luisante et sèche, d'un rouge vif et foncé, soit dans toute l'arrière-gorge, soit sur un point limité aux piliers, au voile du palais et sur les amygdales; le tissu sous-muqueux n'est pas gonflé; l'on voit quelquefois un mucus épais et jaunâtre adhérant aux parties enflammées.

Ces symptômes locaux s'accompagnent, au début, d'une céphalalgie parfois assez intense, d'anorexie, de fétidité de l'haleine, d'un état sabural des premières voies, et surtout d'une fièvre nerveuse. L'angine gutturale simple suit la marche ordinaire des phlegmasies catarrhales ; à l'enchifrènement initial succède une sécrétion muqueuse assez abondante. Après une période d'augmentation, qui est en général de trois, cinq jours, la pharyngite simple se termine par résolution. Mais on doit signaler l'extrême facilité avec laquelle se reproduit cette affection. Elle peut même devenir permanente, ou du moins laisser, entre chaque recrudescence nouvelle, un état subinflammatoire chronique très-rebelle.

L'angine gutturale peut suivre la marche et prendre la forme d'une inflammation phlegmoneuse. Dès le second jour, à la sécheresse et à la chaleur de la gorge se joint une tension douloureuse très-pénible qui rend les mouvements de déglutition presque impossibles, alors même que les amygdales ne sont nullement tuméfiées. On voit alors un gonflement inflammatoire plus ou moins considérable au tissu cellulaire sous-muqueux, occupant le voile du palais ou les piliers, avec rougeur livide de la membrane muqueuse. Quelquefois une tumeur se forme en arrière du pharynx, quelquefois au-dessous de l'isthme du gosier; il est alors très-difficile de prévoir la terminaison par suppuration, qui est toujours moins rapide et ne s'opère pas sans de très-vives douleurs. Une conséquence beaucoup plus grave encore est la formation de ces abcès rétro-pharyngiens qui, lorsqu'ils sont méconnus, peuvent, en faisant saillie dans le conduit œsophagien et en comprimant la trachée, déterminer des accidents très-graves de suffocation, et même la mort (Tardieu). Cette forme d'angine entraîne toujours une réaction plus violente, une céphalalgie et une fièvre nerveuse intense; des douleurs d'oreilles insupportables peuvent persister jusqu'au moment où le pus se fait jour à l'extérieur. Les causes occasionnelles qui en favorisent le développement sont la tuméfaction de la phlegmasie.

L'angine tonsillaire ou amygdalite, qui peut exister seule, mais qui accompagne souvent l'angine gutturale, se développe ordinairement sous l'influence des mêmes causes, et plus spécialement d'une disposition acquise, et en général héréditaire, des maladies nerveuses, qui se manifeste souvent dès l'enfance. Elle se montre ordinairement d'abord d'un seul côté, mais il est très-rare qu'elle n'envahisse pas soudainement le côté opposé. Les deux amygdales peuvent aussi être prises simultanément. Les premiers symptômes de l'amygdalite sont ceux de l'angine en général; mais bientôt la gêne de la déglutition est plus grande, et les mouvements fréquents qu'elle nécessite donnent la sensation d'un corps étranger obstruant l'isthme du gosier. Une douleur fixe se fait sentir à l'angle de la mâchoire; il n'est pas rare qu'elle se prolonge dans l'oreille correspondante; les ganglions sous-maxillaires s'engorgent, la voix prend un caractère nasillard tout à fait particulier, qui suffit pour faire reconnaître à un observateur exercé le gonflement des amygdales. Lorsqu'on fait ouvrir la bouche des malades, ce qui peut être très-difficile, en raison de la tuméfaction des parties et de la douleur qu'excitent les mouvements de la mâchoire, on voit, entre les piliers du voile du palais, une ou deux tumeurs rouges lobulées, ayant l'aspect d'une framboise, plus ou moins saillantes, et quelquefois assez volumineuses pour fermer presque complétement l'isthme du gosier. Dans ce cas, elles se touchent sur la ligne médiane et adhèrent à la luette, qui est elle-même proéminente. Les symptômes généraux qui accompagnent l'amygdalite sont les mêmes qui s'observent dans l'angine; ils se montrent seulement, en général, avec plus d'intensité; la douleur est toujours plus vive. Lorsqu'une tuméfaction considérable s'empare des deux côtés à la fois, la gêne de la respiration est telle, que les malades éprouvent une angoisse extrêmement vive; les moindres tentatives de déglutition leur arrachent des cris; une salive abondante et épaisse, des mucosités visqueuses emplissent la bouche et sont péniblement rejetées, la face est vultueuse, et la suffocation peut devenir imminente. Cependant un gonflement subinflammatoire des amygdales peut survenir et parcourir toutes les périodes, sans déterminer aucun phénomène de réaction. L'amygdalite, lorsqu'elle n'est pas modifiée dans sa marche par des circonstances particulières inhérentes à la constitution des malades qui en sont affectés, se termine à peu près constamment par résolutiou dans l'espace de huit à dix jours. Mais la résolution est rarement bien complète à cette époque, et un léger gonflement persiste encore pendant un temps assez long; il se peut même qu'il ne disparaisse pas, et, dans ce cas, il reste un engorgement qui devient le germe de récidives fréquentes. Chez les malades atteints de l'une des mille maladies nerveuses, soit par l'inflammation de voisinage du voile du palais, la phlegmasie s'étend au tissu cellulaire qui sépare chaque granulation, et prend la forme d'un véritable phlegmon; une douleur gravative augmentant sans relâche, et bientôt intolérable, l'anxiété la plus vive, l'impossibilité de supporter le moindre mouvement, une difficulté presque absolue d'ouvrir les mâchoires, des frissons répétés, annoncent la formation d'un abcès. On peut sentir la tumeur ramollie et fluctuante, mais le siége où se forme le pus est variable. Tantôt il occupe le tissu cellulaire sous-muqueux, et constitue une collection superficielle dont l'évacuation est facile; tantôt chaque espace celluleux est le siége d'un abcès; il se forme ainsi des collections multiples et indépendantes qui se vident successivement et retardent beaucoup l'entière résolution du mal. Enfin, il peut se faire que le phlegmon soit placé profondément en dehors de l'amygdale, dont il soulève la base. Le pus se fait jour au dehors, le plus ordinairement dans la cavité buccale, par une ou plusieurs ouvertures. Un soulagement immédiat suit cette évacuation, à moins que l'abcès ne soit multiple. On a vu exceptionnellement le pus, lorsqu'il est profondément collecté, fuser entre les muscles du cou, et même jusque dans la poitrine. Après l'évacuation d'un abcès tonsillaire, la suppuration cesse presque aussitôt, l'engorgement inflammatoire qui existe autour du foyer se résout peu à peu. On voit l'ouverture, qui présente des bords irréguliers d'un rouge très-vif, se cicatriser quelquefois assez rapidement, quelquefois s'ulcérer et ne se fermer que lentement. Les amygdales et le voile du palais restent rouges et tuméfiés. Cela peut passer à l'état chronique; après quelques symptômes aigus peu intenses et de courte durée, le gonflement de l'amygdale persiste; la tumeur devient dure, indolente; les malades ressentent seulement une gêne habituelle de la déglutition, la voix prend un caractère particulier, et l'audition est presque toujours plus ou moins affectée. Les enfants, chez lesquels cette induration des amygdales n'est pas rare, présentent une physionomie toute spéciale; la difficulté qu'ils éprouvent pour respirer les oblige à tenir la bouche toujours ouverte; l'air cesse alors de passer par les fosses nasales, et le développement du nez s'arrête souvent; l'inflammation chronique des amygdales, de l'isthme du gosier, du voile du palais, des fosses nasales, des trompes d'Eustache, amène presque infailliblement la surdité; on a même pensé que les fonctions respiratoires en souffraient (Dupuytren, Tardieu). J'ai vu, pour ma part, plusieurs fois cet état des amygdales entretenu par la phlegmasie du voile du palais et les suites de la fièvre nerveuse, chez des enfants tuberculeux, sans pouvoir jamais établir, dans ces cas, autre chose qu'une coïncidence. Une inflammation aiguë, une attaque de fièvre nerveuse, viennent très-fréquemment s'enter sur l'induration chronique des amygdales, et les laisser, à chaque fois, plus considérables et plus invétérées.

LARYNGITE.

La laryngite, phlegmasie catarrhale, qui accompagne ou suit fréquemment les attaques de fièvre nerveuse intense, et le catarrhe des bronches du voile du palais, et celui des fosses nasales, atteint de préférence certaines personnes prédisposées aux maladies nerveuses. Elle est caractérisée, dans sa forme la plus bénigne, par un enrouement plus ou moins intense, par une aphonie subite, sans douleur vive, et accompagnée d'une toux rauque, quelquefois quinteuse, suivie d'une expectoration de mucosités filantes, quelquefois concrétées en petits grumeaux gélatineux. La respiration, le plus souvent, n'est pas gênée; elle est quelquefois un peu courte et sifflante. La réaction, en général peu marquée, va cependant quelquefois jusqu'à déterminer une fièvre nerveuse rarement violente et toujours peu durable. Les caractères anatomiques de la laryngite catarrhale consistent dans la rougeur et le gonflement de la membrane muqueuse, et la sécrétion d'un mucus épais, visqueux, qui adhère aux parois internes des sinus glottiques. La terminaison de la maladie est ordinairement favorable et rapide; cependant, il peut se faire, lorsque le traitement a été nul ou mal dirigé, que la résolution soit incomplète; alors, il n'est pas rare de voir persister une sécrétion séro-muqueuse assez abondante, surtout le matin, et une aphonie très-rebelle, dont l'intensité varie, que la moindre fatigue, que le plus léger refroidissement exaspèrent, et qui peut enfin devenir permanente. Il n'est pas rare qu'un certain degré d'angine pharyngée coïncide avec la phlegmasie du larynx, qui n'excite le plus souvent qu'un malaise assez léger.

Laryngite ulcéreuse (phthisie laryngée). — L'inflammation ulcéreuse du larynx doit constituer une espèce distincte, non-seulement par ses caractères anatomiques, par sa marche toujours chronique, par sa terminaison. En effet, l'inflammation chronique simple du larynx peut donner lieu à la formation d'ulcères de la membrane muqueuse; il faut reconnaître que, le plus souvent, cette forme de laryngite est symptomatique de la diathèse tuberculeuse, de la syphilis constitutionnelle, mais, le plus souvent, est la suite d'une attaque de fièvre nerveuse intense, débute d'une manière lente et graduelle, est souvent précédée par une inflammation aiguë du larynx, par une angine produite en apparence par une cause accidentelle, une attaque de fièvre nerveuse, à la suite de laquelle la voix reste plus ou moins altérée et en général rauque. L'enrouement augmente sous l'influence des changements de température, et principalement par le passage du froid au chaud; les fatigues, les excès, les émotions, l'approche de l'époque menstruelle augmentent la raucité de la voix; elle diminue quelquefois, au contraire, après les repas. La douleur est, en général, nulle; quelquefois, cependant, il existe une sensation de chaleur et de picotements. La déglutition occasionne souvent une assez vive douleur et devient quelquefois assez difficile, surtout pour les substances liquides. La respiration n'est pas sensiblement gênée; elle s'accompagne seulement quelquefois d'une petite toux enrouée assez fréquente, sèche, ou suivie de l'émission de crachats filants, mêlés de stries jaunâtres, ou de parcelles plus opaques, quelquefois grisâtres, visqueuses, arrondies, demi-transparentes. L'inspiration est un peu bruyante.

Bientôt l'enrouement devient continu; il prend un caractère aigu et peut être suivi d'une aphonie complète. Dans les grands efforts seulement, la voix prend un timbre discordant et criard; elle s'accompagne souvent d'un sifflement laryngé particulier. La douleur peut survenir ou augmenter dans un point fixe. Les malades ont la sensation d'un corps étranger obstruant le larynx, et qu'ils s'efforcent d'expulser; la déglutition exaspère la douleur; elle devient de plus en plus difficile, et les boissons peuvent provoquer des quintes de toux qui les chassent par les fosses nasales, sans qu'il y ait nécessairement destruction de l'épiglotte. La toux, enrouée ou éteinte, prend souvent le caractère de l'éructation (Trousseau). Les crachats augmentent quelquefois de quantité; ils contiennent de petites masses puriformes, souvent striées de sang, et même tout à fait sanglantes, et parfois des fragments cartilagineux; le bruit respiratoire laryngé est rude; l'auscultation révèle aussi dans le larynx un murmure bruyant, un ronflement, un cri dans l'inspiration, et, dans certains cas, une faiblesse ou une absence de murmure respiratoire dans la poitrine, il peut arriver aussi qu'on entende dans le larynx un bruit de soupape tout à fait caractéristique. L'inspection directe, toujours difficile, même à l'aide du speculum, ne montre, en général, que l'isthme du gosier et la partie supérieure de l'épiglotte; aussi permet-elle seulement de constater une rougeur en général vive du pharynx et du voile du palais, et quelquefois de l'épiglotte, sur laquelle on peut découvrir quelques végétations. En serrant entre ses doigts la partie antérieure du larynx, on détermine quelquefois une crépitation sèche et rude. La maladie peut rester très-longtemps stationnaire, et être caractérisée seulement par les divers signes que nous venons d'énumérer; mais, par suite du progrès des altérations laryngées, de nouveaux symptômes surviennent et hâtent la terminaison. La dyspnée, qui manquait dans les premières périodes, se prononce peu à peu, et finit par acquérir une grande intensité; des paroxysmes passagers éclatent au milieu de la nuit et rendent la suffocation imminente. Dans ces accès, l'inspiration est courte et sifflante, l'expiration est prolongée et laborieuse; si la constitution n'a pas encore subi d'altération générale et profonde, les phénomènes généraux, plus prompts lorsque la laryngite est une complication de la tuberculisation pulmonaire, commencent alors à paraître, l'affaiblissement des forces, l'amaigrissement, les accès de fièvre nerveuse s'ajoutent aux accidents locaux, et les malades succombent à une véritable phthisie laryngée. Mais les attaques de fièvre nerveuse intense vont se rapprochant; l'orthopnée n'a pas de relâche; une asphyxie lente en est la suite, dans l'espace de quelques jours. La terminaison de la laryngite ulcéreuse n'est cependant pas toujours fatale, et lorsqu'elle n'est pas liée à un état général que nos moyens ne peuvent atteindre, il nous est permis d'assurer de bons résultats de notre traitement sagement dirigé. La guérison peut alors s'obtenir assez vite, et de la manière la plus radicale, par notre médication.

Anatomie pathologique. — Le nombre et le siége de ces ulcérations sont variables; elles occupent principalement la partie supérieure du larynx; on les trouve sur les replis aryténo-épiglottiques, sur les cartilages aryténoïdes, sur la face laryngée de l'épiglotte, très-fréquemment sur les cordes vocales, surtout à la partie postérieure et à leur point de réunion, dans l'intérieur des ventricules du larynx (Tardieu). Dans un grand nombre de cas, les ulcérations ne sont pas bornées au larynx; elles s'étendent dans la trachée et souvent dans les bronches. (Voir les gravures, nos 1 et 2.) Il est inutile de dire que presque toujours elles coïncident avec des ulcères de la gorge, soit de l'isthme du gosier, du voile du palais, des amygdales, même du pharynx, et restent rarement limitées à la membrane muqueuse. Le tissu cellulaire qui les environne est tantôt infiltré de pus, tantôt induré; ailleurs il est détruit; les fibres ligamenteuses, les muscles sont ramollis et profondément désorganisés; ils disparaissent même en certains endroits, en laissant à nu les cartilages désunis, qui s'érodent, se nécrosent, se carient, et finissent par être détruits et entraînés par le travail ulcératif. Des fistules peuvent s'établir consécutivement, soit à l'extérieur, soit du côté de l'œsophage (Andral, Velpeau). Enfin, le gonflement des parties malades, le déplacement des cartilages, par suite de la destruction des ligaments, la déformation du canal aérien, dont les parois sont rapprochées par la rétraction des cicatrices, toutes ces lésions peuvent occasionner le rétrécissement du larynx.

ENCÉPHALITE.

Définition. — L'encéphalite est l'inflammation de la substance propre des centres nerveux renfermés dans la cavité crânienne (cerveau, cervelet).

Description. — L'encéphalite débute d'une manière très-variable, et présente toujours dans sa marche une grande irrégularité, selon l'intensité de la fièvre nerveuse.

Le mouvement, le sentiment, l'intelligence, peuvent être frappés tout d'un coup et abolis séparément ou simultanément; mais, en général, ces phénomènes sont précédés, ne fût-ce que pendant un temps très-court, par de la céphalalgie, des vertiges, de l'agitation, de l'insomnie, ou, au contraire, un abattement plus ou moins marqué. Bientôt de la roideur, des crampes ou des fourmillements surviennent dans quelques parties du corps, mais toujours, ou presque toujours, d'un seul côté. La parole est souvent troublée, quelquefois abolie, par l'impossibilité dans laquelle sont les malades de trouver les mots dont ils ont besoin. Ces symptômes augmentent en général avec rapidité; les membres, et surtout les extrémités, sont le siége de contractions et parfois de secousses convulsives. La sensibilité peut être exaltée, mais bientôt elle s'éteint, et la paralysie des mouvements succède aux convulsions dans les parties qui en étaient le siége. Les traits du visage peuvent être déviés; du strabisme survient. L'intelligence est, en général, très-affaiblie, et les malades ont plus souvent de la somnolence que du délire. Les pupilles se dilatent. La réaction est faible, parfois nulle;

le pouls peut être ralenti, mais la fièvre nerveuse, plus ou moins intense, est constante. La constipation est habituelle. Lorsque la paralysie est survenué, il peut se faire qu'elle persiste d'une manière absolue jusqu'à la fin, et les malades expirent sans être sortis du coma. Mais c'est sous ce rapport que l'on observe le plus de différence. On voit, en effet, des convulsions alterner avec la paralysie; la contracture même s'observe sur un membre, tandis que la résolution existe sur un autre, ou bien existe séparément de chaque côté du corps; de même, la fièvre nerveuse et le délire peuvent reparaître à plusieurs reprises. La mort survient alors dans un accès de convulsion. Enfin, il peut arriver que les accidents se dissipent presque complétement pendant un temps quelquefois assez long, jusqu'à ce qu'une attaque de fièvre nerveuse et le coma reviennent, pour être promptement suivis d'une terminaison funeste. Cette circonstance est assez ordinairement liée à la formation d'abcès dans le cerveau. Le développement de ces collections purulentes peut être encore plus insidieux, et ne s'annoncer par aucun symptôme, jusqu'au dernier moment; les malades tombent dans le coma et succombent inopinément, après quelques heures. L'encéphalite aiguë, si elle n'est pas terminée brusquement, ne dépasse guère un ou deux septenaires.

L'encéphalite peut encore affecter une marche chronique. La maladie consiste alors en une succession d'accidents semblables à ceux que nous venons d'analyser, et qui alternent les uns avec les autres. Les troubles de l'intelligence persistent à un degré plus ou moins avancé. Des attaques convulsives épileptiformes se répètent, et laissent le malade dans un état de plus en plus fâcheux. Les progrès sont d'ailleurs lents et irréguliers, et la guérison peut se faire, par suite du travail précédemment décrit; cette heureuse terminaison est néanmoins très-rare, et la mort vient en général enlever les malades, soit brusquement, par suite d'une congestion à l'arbre de vie, soit par les progrès désorganisateurs de la paralysie, ou par suite d'une attaque de fièvre nerveuse intense.

Anatomie pathologique. — L'inflammation, dans la substance nerveuse, se caractérise essentiellement, comme dans tout autre tissu, par la congestion, l'infiltration sanguine, l'altération de consistance, la suppuration et la désorganisation. Dans un premier degré, les vaisseaux capillaires, injectés, laissent suinter à la surface d'une coupe du cerveau des gouttelettes de sang qui leur donnent un aspect sablé. Le sang qui afflue vers la partie malade est quelquefois épanché hors des vaisseaux, et répandu dans la pulpe cérébrale en petites taches ou petits foyers miliaires, disséminés ou sous forme d'infiltration (apoplexie capillaire, Cruveilher). En même temps, la substance nerveuse est comme tuméfiée (tuméfaction rouge, Tardieu). La couleur, ordinairement rouge dans les premiers temps de l'inflammation, est plus ou moins foncée, depuis le rose bleuâtre jusqu'au ponceau noirâtre, surtout dans les parties vasculaires des circonvolutions; elle s'affaiblit, après un certain temps, en prenant une teinte plus ou moins jaune, par suite de l'altération qu'éprouve le sang infiltré.

Causes. — En éliminant les causes traumatiques, on trouve que l'encéphalite peut se développer sous l'influence de la phlegmasie du voile du palais, par réaction de voisinage, soit par la moelle épinière, les aponévroses, les vaisseaux, soit par les nerfs, etc., qui correspondent au cerveau, mais surtout par le dépôt de lymphe plastique, suite de la stase du sang causée par la phlegmasie et la fièvre nerveuse plus ou moins intense, soit sur les corps striés, soit sur la protubérance annulaire, soit sur les couches optiques, surtout sur l'arbre de vie. (Voir la gravure n° 2.)

Quant au pronostic de l'encéphalite, il est facile de l'établir d'après les seules terminaisons ordinaires de la maladie, qui sont la mort, la paralysie, l'idiotie et souvent la folie. Nous reviendrons sur ce sujet, à l'occasion du traitement curatif.

Pour compléter l'histoire physiologique de la phlegmasie et des maladies nerveuses, il nous reste à examiner une question qui est de la plus haute importance : c'est la nature de la maladie. Dans cette affection, comme dans la plupart des autres, elle est la pierre d'achoppement des auteurs. Il est plus aisé de dire ce qu'elle n'est pas que de dire ce qu'elle est ; aussi toutes les théories imaginées pour l'expliquer ont toujours été faciles à renverser. Nous n'aurons donc pas beaucoup de peine à démontrer la futilité de la plupart des hypothèses, et le côté faible de celles qui sont les plus rationnelles. On le comprend aisément, lorsqu'on envisage que la plupart sont moins le fruit de l'observation que le produit d'une imagination active et brillante.

Nous ne reviendrons pas sur la viciation des humeurs par les âcres, les ferments, les acides, les sels sulfureux, etc. Le règne de cet humorisme est passé; personne n'y croit plus. Ne serait-ce pas perdre son temps que de combattre l'opinion de Sydenham, qui place la nature de la maladie dans l'électricité atmosphérique et dans la transpiration cutanée, parce que, étant phlegmasique lui-même, il recevait une influence extraordinaire des moindres changements de temps, des moindres phénomènes météorologiques? Mais ne perdons point notre temps à disserter plus longuement sur ces erreurs de l'esprit humain. Nous connaissons le siége de la maladie, il ne s'agit plus que d'en étudier le caractère et la nature, en d'autres termes, la modification pathologique. Chaque époque imprime une direction particulière aux esprits. C'est là une vérité que l'histoire des sciences physiques et morales confirme chaque jour davantage. La médecine, comme les autres, en a reçu toutes les impressions. Aujourd'hui, à la recherche des causes premières a succédé l'étude des lésions des organes, afin d'arriver à connaître le travail morbide qui s'opère dans leur texture. Lors même que l'anatomie pathologique ne réaliserait pas toutes ses prétentions, son but n'en serait pas moins louable, et elle n'en aura pas moins rendu de grands services à la science.

Il convient donc de nous livrer d'abord à l'étude préliminaire de l'état anatomique des parties qui sont le siége du mal, afin d'en déduire, s'il est possible, la solution de la question. Déjà plusieurs auteurs s'en sont occupés. Bonnet crut, dans une circonstance, trouver une altération dans le cerveau. Brachet plaça au premier rang les altérations encéphaliques. Il dit avoir trouvé le plexus choroïde décoloré et macéré par une sérosité abondante. Mais Chossat, préoccupé d'une idée préconçue, n'a-t-il pas vu ce qu'il voulait voir? Ces premiers essais étaient trop insignifiants pour encourager les recherches do l'anatomie pathologique. Les auteurs n'osèrent pas l'invoquer, parce qu'ils ne trouvèrent rien qui pût leur fournir des données certaines pour une explication satisfaisante, et ils la cherchèrent dans les théories physiologiques. Car nous comptons les altérations qu'on a trouvées dans le foie, la rate, le pancréas, les reins, etc.; elles appartiennent à la phlogose ou aux suites de la fièvre nerveuse intense. Nous en dirons autant de l'inflammation chronique de l'estomac et des intestins, constatée par Chossat et Broussais; dans ces cas, il y avait succession de la maladie et altération de l'organe causée par la phleg masie ou la fièvre nerveuse. Aujourd'hui, personne ne voudrait rendre ces altérations responsables de la maladie. Quoiqu'on ait trouvé, dit Nélaton, la matrice, le foie, l'épiploon, les intestins, l'estomac en état de phlogose, néanmoins, comme l'examen de ces viscères n'a bien souvent fait découvrir aucune de ces altérations, il est permis de conclure que les symptômes nerveux peuvent venir d'autres corps. De tous les faits recueillis, les seuls qui méritassent de fixer l'attention sont ceux de Brachet. Cet auteur a trouvé plusieurs fois des nerfs et des ganglions gonflés et rougeâtres. Voilà certainement un résultat des plus heureux, nous en dirons autant de l'inflammation chronique du voile du palais, du larynx, de l'estomac, des intestins, de la matrice, constatée par Tardieu, Chossat, Broussais, Nélaton, et s'ils s'étaient présentés dans tous les cas, ils auraient puissamment concouru à la solution du problème. Mais nous y voilà arrivé, à ce moment désiré! Tardieu ne se fait point lui-même illusion; il pense que bien souvent les lésions physiques ne sont pas toujours apparentes, et qu'ils n'en sont pas moins malades pour cela, il en fait même l'application aux maladies des autres organes dans lesquels on ne trouve aucune lésion physique apparente. Nous avons déjà dit plus haut que M. Chossat avait trouvé dans les intestins de l'âne que nous avons étudiés page 10, les membranes muqueuses et les nerfs du plexus solaire gonflés, rougeâtres, bleuâtres, jaunâtres. Cette disposition s'est représentée au scalpel des autres observateurs. Les idées de maladies sans lésions apparentes (*sine materia*), admises anciennement, repoussées par l'école de Broussais, reprennent chaque jour plus de faveur, à mesure que de nouveaux faits viennent confirmer les lésions pathologiques. On ne doit donc pas s'étonner que les maladies nerveuses, dont le siége est si complexe, aient à peu près déjoué les recherches des plus habiles anatomistes, et celles de tous les auteurs qui avaient le plus d'interêt à lui trouver des lésions organiques. L'ouvrage de M. Vallex sur les névralgies est venu confirmer l'incompétence de l'anatomie pathologique, dans l'explication des névralgies, et cependant ces affections sont tout à fait locales. Elles siégent sur un tronc ou sur un filet nerveux bien déterminé. Il fait voir l'impossibilité de rien conclure, d'après les observations de Cotugno sur le gonflement lymphatique des nerfs, d'après celles de Rousset et Dupuytren sur le volume plus considérable du nerf malade.

Laissons parler M. Vallex lui-même :

« Parlerai-je des lésions anatomiques que l'on a attribuées aux névralgies? Ce serait une peine superflue. Qu'il me suffise de dire que dans le très-petit nombre de cas qui ont présenté quelques lésions un peu évidentes, les altérations anatomiques étaient de la nature la plus diverse; qu'elles étaient loin d'appartenir en propre à l'affection nerveuse, et que, d'ailleurs, des faits en plus grand nombre prouvent que la névralgie peut exister à un haut degré, et pendant plusieurs années, sans aucune espèce de lésion appréciable. Lorsque, sur une maladie aussi locale, aussi restreinte, on voit l'anatomie pathologique faire défaut, il est, à plus forte raison, impossible de s'en promettre quelque chose pour la phlegmasie et l'une des mille maladies nerveuses qu'elle occasionne. Chaque jour révèle de nouveaux cas dans lesquels elle est toute-puissante pour fournir des résultats qui conduisent à des conclusions opposées sur la même maladie. Ainsi que je l'ai observé avec soin, et sans prévention, les maladies nerveuses et les altérations des organes que j'ai pu résoudre présentent une contradiction apparente dans la manière de voir de vingt médecins les plus célèbres des hôpitaux de Paris, dont j'ai pu suivre exactement les visites, et assister avec eux aux ouvertures de cadavres. L'un trouvait toujours principalement le cœur malade, l'autre le poumon, un autre l'estomac et les intestins, l'autre le cerveau, et chacun d'eux faisait remarquer avec beaucoup de joie et découvrait avec la plus profonde sagacité l'altération même la plus légère de son organe favori. »

Convenons-en, l'histoire de la phlegmasie ne peut tirer aucun fruit d'observations et de recherches aussi stériles, et par conséquent aussi peu concluantes. Nous n'en doutons point : l'altération générale ou partielle d'un nerf, ou celle d'un point de l'encéphale, peut, en provoquant des douleurs et des sensations différentes, devenir cause de maladie nerveuse, mais elle n'en constitue pas la nature, l'essence, puisque cette altération produira le même effet, quel qu'en soit le caractère, de même manière que l'altération de tout autre organe pourra la provoquer aussi. Il y a bien certainement une lésion appréciable. Elle est constante au voile du palais et au col de la matrice, constatée par M. Nélaton. Nous ne dirons pas, pour cela, que le tissu nerveux est dans son état normal. Le trouble de ses fonctions annonce qu'il a éprouvé un changement morbide par les suites de la phlegmasie.

De ce que l'anatomie pathologiqne a été muette jusqu'au moment des belles recherches de M. Chossat, nous avons été obligé de chercher et de faire, comme Chossat, l'autopsie immédiatement après la mort, et nous avons vu les désordres que nous avons représentés cent fois dans notre travail et dans les figures; de plus, nous avons été obligé de chercher dans l'analyse physiologique des raisons qui puissent nous aider dans notre solution. Heureusement ces recherches ne seront pas stériles, parce qu'il y a dans notre organisation autre chose que des organes matériels : il y a la vie des actes et des fonctions. Or, celui qui s'occupe de l'étude de la maladie doit entendre le langage des preuves vitales, tout aussi bien, au moins, que celui des preuves physiques, et en nous apprenant que la maladie n'est pas telle ou telle lésion, elle n'est pas moins instructive que lorsqu'elle démontre les altérations des tissus. Ce n'est donc pas l'anatomie pathologique qui est coupable, puisqu'elle fait tout ce qu'elle peut faire; ce sont les médecins qui lui demandent trop tard ce qu'elle peut donner; car la règle est de faire l'autopsie vingt-quatre heures après la mort, et la mort a flétri les organes, le scalpel et le microscope ne trouvent plus rien, et ceux qui, pour faire entrer de vive force les faits dans leur système de médecine organique, voudraient absolument trouver ce qui n'existe plus, se trompent eux-mêmes en trompant les autres. Le soin que nous avons pris de faire l'analyse de chaque observation et des gravures anatomiques nous seront d'un grand secours pour initier les gens du monde et les malades aux phénomènes si intéressants de l'une des mille maladies nerveuses dans l'espèce humaine, donnant la description anatomique des organes, expliquant leurs fonctions si délicates et toutes les altérations dont ils peuvent devenir le siége, ainsi que les préceptes nécessaires pour prévenir ces maladies et les guérir.

Après avoir ainsi éloigné toutes les hypothèses, après en avoir déblayé le champ, nous sera-t-il possible d'émettre une opinion qui nous fasse espérer de réunir les suffrages? Nous n'osons pas nous en flatter. Cependant nous espérons que l'analyse des faits nous conduira à des données plus satisfaisantes, parce que nous ne ferons qu'exprimer ce qui est, que traduire dans une pensée tous les phénomènes sans exception. Or, qu'avons-nous vu dans tous les cas? des souffrances, des douleurs aiguës, des commencements de paralysie, des sécrétions variées, des attaques de fièvre nerveuse plus ou moins intense, des attaques de goutte, d'asthme, d'hystérie, de névralgie, de migraine, et des idées plus bizarres encore; en un mot, une foule de phénomènes qui annoncent un grand dérangement dans le rhythme normal des fonctions des deux ordres de nerfs grand sympathique et pneumogastrique, représentés dans la deuxième gravure. C'est ce désordre qu'avait si bien saisi Sydenham, lorsqu'il créait son ataxie des esprits; sa théorie pouvait être fausse sur le rôle qu'il faisait jouer à ces esprits, et surtout sur l'identité des maladies nerveuses; mais il a émis une grande vérité, en constatant ce désordre, cette bizarrerie du système nerveux, et en créant le mot ataxie pour l'exprimer. Nous nous rangeons à son opinion, parce qu'elle est vraie, parce qu'elle dit tout, parce qu'elle renferme tous les phénomènes qu'on a remarqués jusqu'à ce jour, et tous ceux qu'on pourra observer encore. Oui, il y a désordre, bizarrerie, ataxie, en un mot; c'est l'expression qui convient. Elle renferme toute la doctrine de la phlegmasie et des mille maladies nerveuses. Cette vérité ressort assez de toutes les observations que nous avons rapportées et des réflexions que nous y avons jointes.

On voit combien sont vicieuses les dénominations qu'on a imposées à la phlegmasie et aux maladies nerveuses qu'elle occasionne. De là il résulterait la convenance de réformer ce langage si peu en harmonie avec les progrès de la science, et surtout avec la nature mieux connue de la maladie, et de créer une dénomination qui en exprimât mieux le caractère. Malgré ce besoin bien senti de réformer ces dénominations, nous n'entreprendrons point cette tâche. Depuis trop longtemps, les mots phlegmasie et maladies nerveuses sont trop consacrés, pour qu'il soit possible de se tromper sur leur valeur. Quand on dit phlegmasie nerveuse, personne ne songe à la fluxion des membranes muqueuses des intestins et à la réaction sur les nerfs; on se représente de suite la maladie nerveuse. Il n'y a pas d'erreur possible. D'ailleurs, il ne serait pas facile de créer une dénomination qui pût rendre à la fois le siége de la maladie et le mode de désordre nerveux. Quand on dirait bien, je suppose, névrataxie ou cérébrataxie, on n'aura rien exprimé de complétement satisfaisant, non-seulement parce que cette dénomination n'embrasse pas tous les phénomènes et tous les tissus malades, mais surtout parce qu'elle pourrait s'appliquer à d'autres modifications de désordre du système nerveux et de l'encéphale. Nous pensons donc qu'il convient de conserver la dénomination sanctionnée par vingt siècles d'usage, parce qu'elle exprime une maladie, comme tout autre mot exprime une autre idée. Au reste, dans une monographie, cette recherche de l'ordre, de la classe, de la famille à laquelle appartient une maladie, est un travail reconnu assez stérile et par conséquent inutile.

OBSERVATIONS ET RÉFLEXIONS.

Les faits de phlegmasie et de maladies nerveuses ont été recueillis à toutes les époques et dans tous les lieux. Ils sont immenses. J'aurais pu y puiser des matériaux nombreux. Je ne l'ai point fait, parce que, d'une part, cette collection seule eût dépassé toutes les bornes de la monographie la plus étendue, et que, d'autre part, ils sont presque tous tronqués et incomplets, ou écrits sous des impressions préconçues qui en altèrent ou faussent la description, au point de donner quelquefois une maladie pour l'autre; parce que surtout on peut bien mieux juger et analyser ce qu'on a vu soi-même. Alors aucun détail n'échappe, on n'est pas obligé d'y suppléer par des interprétations forcées et quelquefois mensongères. Au lieu de rien rejeter, j'ai largement puisé dans cette vaste et précieuse observation des anciens. J'y ai pris tout ce qui pouvait concourir à jeter quelque jour sur la question. J'ai fait mes efforts ponr les rattacher, la plupart, aux faits types que j'ai recueillis moi-même, soit pour confirmer ce que j'avais vu, soit pour rendre justice à ceux qui, les premiers, ont présenté la même observation. Dès lors, on voit pourquoi je me borne à donner l'histoire des observations qui me sont propres. Elle est donc bien loin de moi la prétention de croire avoir tout vu; je sais trop qu'une chose semblable n'est pas possible à un seul homme. En outre, dix volumes ne suffiraient pas si l'on voulait citer tous les faits qui viennent justifier toutes les nuances de la phlegmasie et des maladies nerveuses, sous tous les rapports de causes, de phénomènes, de complications, de terminaisons, de thérapeutique, de lésions anatomiques et physiologiques.

OBSERVATION 1re. — En 1850, époque de mon diplôme de médecin, reçu à la faculté de médecine de Paris, je m'étais installé à Saint-Chef (Isère), pour continuer la clientèle de mes parents, qui exerçaient la médecine dans cette localité depuis plusieurs siècles; car mon grand-père était le huitième, de père en fils; très-satisfait de mon installation, je paraissais le plus heureux des hommes; j'en devins le plus malheureux, par des inquiétudes morales très-vives pendant trois ans, suite de plusieurs chicanes tentées par des médecins voisins, et surtout par plusieurs hommes influents, parents de ces derniers ou embrassant leurs intérêts. Et ce fut de toute mon âme, de tout mon cœur et de toutes mes forces, que je dus disposer de mon poste et le quitter. Je dus m'installer à Paris, où je suis actuellement. J'eus des chicanes et des inquiétudes morales très-vives à la suite de ces nouveaux malheurs; deux mois après ces derniers événements, une attaque de fièvre nerveuse intense se déclara, qui fut suivie de gonflement des pieds et des douleurs arthritiques. Cette première attaque dura cinq jours.

Six mois après, je ne songeais plus à ma maladie; mais une nouvelle attaque de fièvre nerveuse, plus violente que la première, vint me rappeler que le mal était toujours la phlegmasie. La fluxion se porta des pieds sur les mains, les coudes, les genoux et dura trois semaines; elle m'a fait souffrir toutes les tortures que l'enfer pourrait imaginer.

Ensuite, tous les trois mois, c'est-à-dire du 10 août au 25, du 10 novembre au 25, du 1er mars au 25 avril, c'est à ces époques surtout que j'ai observé les attaques de fièvre nerveuse les plus intenses.

Crainte d'être tourmenté par cette horrible maladie, comme Sydenham et tant d'autres, ne redoutant ni les difficultés ni le travail, nous nous donnâmes pour mission d'étudier la phlegmasie et les maladies nerveuses par des efforts soutenus et un zèle ardent, nous espérions qu'un jour ces maladies ne seraient peut-être plus re-

FIGURE N° 1.

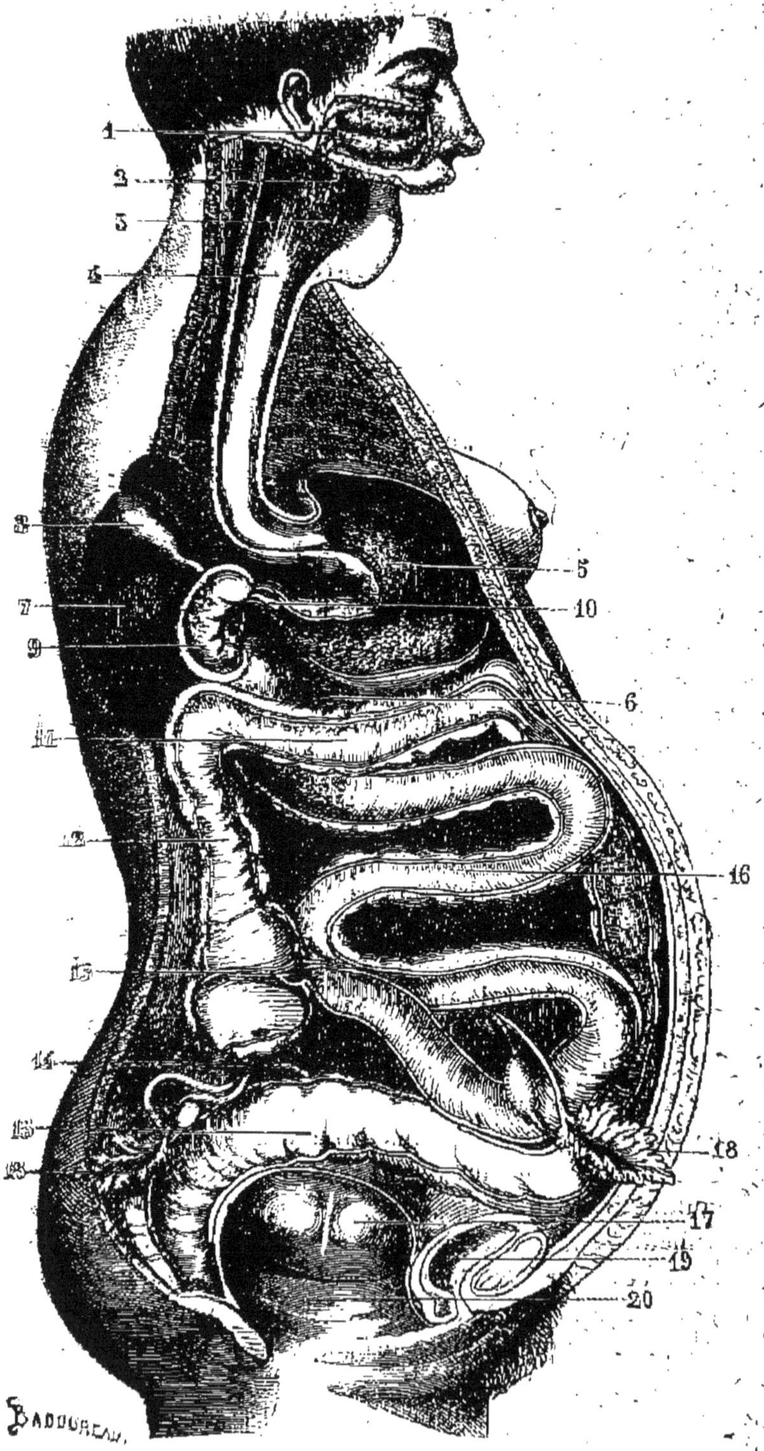

La figure n° 1, vue de profil, représente la coupe verticale des fosses nasales, du voile du palais, du pharynx, de l'estomac, des intestins, de la vessie, de la matrice; donne une idée exacte des taches de phlegmasie, vue au microscope grossissant 24 fois, soit dans les fosses nasales, au voile du palais, dans le pharynx, l'estomac, les intestins, la vessie et le col de la matrice.

1. Fosses nasales.
2. Luette.
3. Voile du palais.
4. Pharynx.
5. Estomac.
6. Pancréas.
7. Foie relevé.
8. Vésicule biliaire.
9. Pylore.
10. Valvule pylorique.
11. Côlon transverse.
12. Côlon ascendant.
13. Valvule iléocœcale ou porte des apothicaires.
14. Côlon descendant.
15. Rectum.
16. Intestin grêle.
17. Matrice.
18. Ligaments de la matrice et les trompes de Fallope.
19. Vessie.
20. Vagin.

Les taches représentées dans les figures sont rougeâtres, bleuâtres, jaunâtres.

Les rougeâtres sont dues à la stase du sang artériel.

Les bleuâtres sont dues à la stase du sang veineux.

Les jaunâtres sont dues à la stase de la lymphe.

Le malade lui-même peut voir l'ennemi qui le consume, en faisant une forte et longue aspiration en face d'une glace; il verra au voile de son palais la tuméfaction, le gonflement, la rougeur que nous avons étudiés mille fois dans notre travail, surtout page 5, dans les gravures et les observations.

gardées comme tout à fait incurables. Au milieu de nos investigations, le hasard nous amena une série de goutteux, de rhumatisants, de chlorotiques, d'asthmatiques, de névralgies et de maladies nerveuses à traiter. Nous nous livrâmes dès lors à des études spéciales sur les maladies phlegmasiques et arthritiques, et nous cédons aux instances des personnes les plus honorables, en faisant connaître sommairement le fruit de nos travaux.

Pour la solution de ces questions, j'ai d'abord consulté les meilleurs ouvrages des anciens et des modernes, depuis Hippocrate jusqu'à Sydenham, Tardieu, etc. Mais, tout en rendant hommage à leurs vues plus ou moins ingénieuses, je n'ai rencontré nulle part un définition nette et précise, et parmi les plus affirmatifs il n'en est pas dont les théories soient pleinement sanctionnées par la pratique. Cela vient sans doute de ce que pour les uns les moyens d'investigation n'étaient pas assez perfectionnés, et de ce que les autres n'ont pas suffisamment interrogé la physiologie et dans des questions où elle devait remplir le principal rôle.

J'ai donc été obligé d'étudier la diathèse phlegmasique goutteuse sur moi-même, et ainsi j'ai pu soumettre mon travail au contrôle de l'expérience. En interrogeant soigneusement les malades atteints de maladies nerveuses, en réfléchissant sur leurs antécédents et surtout sur moi-même, en ne négligeant aucun commémoratif, l'expérience m'a prouvé jusqu'à l'évidence que les attaques de ces maladies nerveuses sont invariablement précédées d'une attaque de fièvre nerveuse intense qui les caractérise, soit de migraine, d'asthme, de goutte, etc.

Réflexion. — Ce fait est l'histoire d'une maladie nerveuse dans toute sa simplicité. Ainsi dégagée de tout accessoire, de toute complication, la maladie est bien facile à analyser. Constitution forte, nerveuse; c'est celle qui est reconnue la plus favorable aux affections nerveuses, sous le rapport des chicanes et des inquiétudes morales très-vives, d'où est résulté une contrainte continuelle, une source sans cesse renaissante d'émotions d'autant plus pénibles qu'elles intéressent l'amour-propre. Voilà pour les prédispositions. On conçoit qu'il y en avait bien assez pour amener le système nerveux à cette modification qui favorise l'accès de fièvre nerveuse et l'attaque de goutte.

La contrariété ou l'irritation plus grande que j'ai éprouvée, a donc suffi pour produire un accès qui n'aurait peut-être pas eu lieu sans les antécédents. Telle a été la cause déterminante. C'est donc sur les nerfs pneumogastrique et grand sympathique, nerfs aux fonctions de nutrition et de sensibilité, qui ont réagi sur les membranes muqueuses et sur le cerveau, que la cause a agi principalement.

C'est donc le cerveau qui ensuite a réagi pour opérer les phénomènes qui ont eu lieu. J'insiste sur ce fait, parce qu'il nous démontre que cet organe a été le point de départ de la maladie, ou son foyer d'irradiation. Mais a-t-il été pour cela le siége de la maladie? La question se jugera plus tard.

Des accès de douleurs nerveuses violentes ont eu lieu dans les articulations des pieds en même temps que des douleurs nerveuses dans les intestins, l'estomac, le cœur, les poumons, au larynx, le voile du palais et même par tout le corps, une chaleur et une soif vive; d'autre côté, à la difficulté et même à l'impossibilité où sont les malades de commander à leurs muscles et de s'en faire obéir. Les contractions musculaires, sous forme de crampes, sont toujours le résultat d'une excitation cérébrale, transmise par les nerfs cérébraux et ganglionnaires aux muscles ou d'une irritation directe ou idiosyncrasique de ces nerfs eux-mêmes.

Ici, l'excitation est partie de l'encéphale. C'est lui, organe de l'intelligence et du sentiment, qui a été affecté par des malheurs, et qui, par ses nerfs, a réagi sur la chaîne des nerfs ganglionnaires et sur les membranes muqueuses, pour causer la phlegmasie, et à leur tour ont réagi sur les organes ci-dessus mentionnés, pour causer l'attaque de fièvre nerveuse. Quoi qu'il en soit, il y a eu des accès de goutte bien caractérisés. De quel point direct est donc partie la sensation de tous ces phénomènes? Je sais que quelques auteurs ne sont pas embarrassés et trouvent de suite à leur secours les nerfs grand sympathique et pneumogastrique. Mais avant d'admettre une opinion, il faut être conséquent, il faut savoir si elle est admissible, en un mot, si elle est l'expression d'un fait, si elle peut se traduire en fait réel. Or, les nerfs grand sympathique et pneumogastrique ont des attributions sur les phénomènes des douleurs du larynx, du voile du palais, de l'œsophage, de l'estomac, des intestins, du cœur; il y a eu des contractions spasmodiques plus ou moins intenses avec douleur, de même que la douleur de ces organes est sous la dépendance du système nerveux cérébral et ganglionnaire, puisque le pneumogastrique seul peut l'opérer. Ces phénomènes paraissent donc dépendre de ce double cordon nerveux grand sympathique et pneumogastrique. On est d'autant plus disposé à le croire, que ces nerfs, suivant la théorie de Bichat, participent aux deux actes comme conducteurs de sensibilité et de mouvement.

Quoi qu'il en soit de cette théorie, qui compte chaque jour un plus grand nombre de partisans, il reste prouvé qu'il y a dans ce phénomène : 1º une tuméfaction du voile du palais qui caractérise la phlegmasie, et une fièvre nerveuse plus ou moins intense; 2º trouble des fonctions du cœur, des poumons, de l'estomac, des intestins et souvent de la vessie; 3º douleurs par tout le corps, principalement dans les jambes, sous formes de crampes qui s'irradient dans les articulations affectées de la maladie, suivies de gonflement. Cette sensation est le signe caractéristique de la phlegmasie goutteuse. Combien, en effet, de tuméfactions plus ou moins douloureuses des articulations qui ne sont point des attaques de goutte! Combien de contractions antipéristaltiques de l'estomac, de l'intestin, qui ne sont point des phlegmasies! Comme on le voit dans les vomissements, dans les maladies intestinales, etc., il y a en même temps une tuméfaction qu'exagère sans doute la sensation viciée, mais qui n'en est pas moins réelle, puisque nous avons vu que les pieds, les mains et plusieurs articulations étaient gonflées. Cette tuméfaction est-elle le résultat pur et simple de l'augmentation de volume de la fibre musculaire en action? Nous ne pensons pas qu'on puisse sérieusement adopter cette opinion. Elle est vraie en partie, nous le pensons, mais elle n'est pas seule. Nous pensons qu'il se fait en même temps, dans les tissus et dans les organes circonvoisins, un engorgement réel par l'afflux plus actif d'une plus grande quantité de sang. Ce qui fait penser ainsi, c'est que chez presque tous les malades, j'ai rencontré la tuméfaction des articulations des membres et des nodosités qui s'ensuivent. J'ai vu plusieurs fois cette tuméfaction, dont l'articulation parait être le siége principal, survivre aux attaques de fièvre nerveuse lorsqu'elles sont un peu fortes. Une période de quatre années de souffrances de tous genres est un événement qui arrive à peu de médecins, peut-être à aucun; et s'il eût plu à Dieu de m'appeler à lui il y a vingt ans, je serais mort ignoré, et les malades surtout n'auraient recueilli aucun profit de mes infortunes et n'auraient pu constater que les heureux effets produits tant sur moi que sur les malades qui m'ont demandé mes soins; se trouvent reproduites quelques-unes des innombrables guérisons dues à l'emploi des pilules antinerveuses. Ceci est une garantie pour le monde entier, garantie que l'on ne rencontre pas souvent et qui peut servir de preuve convaincante de l'épigraphe placée en tête de cet avis, que « la santé et la vieillesse sont à la portée de tous. »

J'avais déjà passé ma trente-deuxième année, avant d'apercevoir la lumière, la vraie lumière qui m'a guidé par le rétablissement de ma santé; et depuis l'âge de dix-huit ans, j'avais mené une vie de misère et de chagrin. Pendant cette longue période, j'ai cru, pensé et agi comme tous ceux qui sont à la recherche de la santé; les troubles et l'irrégularité des fonctions intestinales sont les causes qui donnèrent naissance à ma maladie.

Après douze ans (de vingt à trente-deux ans), passés sans souci de mon état, et alors que la maladie fut enracinée, je me soumis au régime et pris les nombreux remèdes que les formulaires de la faculté de médecine de Paris ont l'habitude de prescrire: tels que changement d'air, délassement par la chasse, vermifuges, tisanes, purgatifs, etc., etc. Le traitement fut ensuite changé par les amers stomachiques, vins généreux, viandes rôties, bains froids et chauds; puis vinrent le mercure sous toutes ses formes, le quinquina à dose élevée, enfin une diète presque complète.

Plusieurs années de ces divers traitements, au lieu d'améliorer, empirèrent ma situation. Voyant que rien ne me réussissait, et que la maladie résistait à toutes les ordonnances, je me résolus de vaquer à mes occupations et d'apprendre à supporter mes souffrances. Une absence complète de sommeil, des palpitations, un malaise vers la région du cœur, une sensation de pesanteur intense à l'épigastre et dans les intestins, une soif ardente, des attaques de fièvre nerveuse intense et des attaques de goutte, tout cela n'était rien pour un médecin accoutumé à entendre journellement de pareilles plaintes. Aussi continuai-je d'année en année à lutter avec ma maladie; mon moral était abattu, le méridien de la vie, passé; les facultés et l'énergie diminuant rapidement, je descendais à grands pas vers la tombe; la plus légère nourriture me causait toutes les horreurs de l'indigestion, etc.

J'étais dans ma trente-deuxième année lorsque, édifié sur l'inefficacité des médicaments auxquels j'avais eu recours en vain, je vis promptement que c'était à un manque de principe vital que je devais de ne pas m'être guéri. Je me dis à moi-même : qui peut me rendre ainsi souffrant? Dois-je attribuer mes douleurs à une affection d'une des parties solides de mon organisme? Évidemment non; en effet, s'il en était ainsi, je ne tarderais pas à ressentir les conséquences de ce genre de maladie. Si le siége de la douleur ne se trouve pas dans les solides, il faut qu'il réside dans les liquides viciés qui, partant de l'estomac et des intestins, se répandent dans toutes les parties de mon corps et y déposent des germes morbides, causes de toutes mes misères. Fixé dès lors, je fus amené par la force du raisonnement à placer ma confiance dans les médicaments végétaux, comme seul et unique moyen de guérir la phlegmasie, de purifier et stimuler les intestins et l'organisme, et ma confiance ne fut pas trompée. Un pas en amène un autre, et l'expérience me prouva que ces médicaments, loin d'affaiblir, donnent au contraire de nouvelles forces, que leur emploi, même prolongé, ne diminue pas leur efficacité ; qu'au lieu de fatiguer l'estomac et les intestins, ils fortifient et donnent de l'énergie à toutes les fonctions vitales, que les évacuations déterminées par ces végétaux sont aux intestins ce que la digestion est à l'estomac, la respiration aux poumons. Or, chacun sait que nos organes, pour se conserver en bon état, exigent un fonctionnement régulier. Après quelques jours pendant lesquels je pris la médecine végétale, sous forme de pilules, avec persévérance selon la formule indiquée dans les dernières pages de ce livre, je cessai de souffrir; mes membres et mes articulations engorgées sous forme de tumeur blanche sont devenus souples, mes palpitations ont disparu ainsi que toutes les douleurs nerveuses, et surtout j'ai retrouvé le sommeil. Je ne crains ni l'humidité, ni le rhume, ni la grippe, ni la chaleur, ni le froid. L'exercice ne me fatigue point, et ce grand changement s'est opéré par la plaisanterie d'avaler quelques pilules et de boire

La figure n° 2 représente la coupe verticale du cerveau, du cervelet, de l'arbre de vie, de la moelle épinière, du larynx, du pharynx, des poumons, du cœur, des nerfs pneumogastrique et grand sympathique, des reins.

Cette figure, vue de profil, donne une idée exacte des taches causées par la phlegmasie, vue au microscope.

1. Soit dans le cerveau et cervelet.

2. Soit à l'arbre de vie.
   Soit à l'œil, dans lequel vient se terminer le nerf optique dont on peut suivre les racines sur les côtés de la protubérance annulaire, jusqu'aux couches optiques, derrière l'œil.

3. Nerf de la quatrième paire, qui se distribue aux muscles de l'œil et aux paupières.

4. Œil, organe de la vue, nerf optique terminé dans l'œil.

5 et 6. Nerf de la cinquième paire ou trifacial du maxillaire inférieur et supérieur.

7. Nerf pneumogastrique. Fournit des rameaux au pharynx, au larynx, au cœur, aux poumons, à l'estomac; étudié page 20 et représenté dans la gravure n° 2.

8. Nerf glosso-pharyngien, nerf de la langue.

9. Pharynx.

10. Larynx.

11. Poumons. L'un des poumons est resté intact, il ne reste de l'autre côté que les ramifications bronchiques mises à nu.

12. Cœur.

13. Plexus solaire.

14. Reins, organes glanduleux destinés à la sécrétion de l'urine, représentant une coupe du rein droit..
    A, substance corticale ou glanduleuse.
    B, substance médullaire, tubuleuse ou mamelonnée.

15. Plexus sacré.

16 Nerf grand sympathique. Consiste en une chaîne ganglionnaire, étudié page 21 et représenté dans la figure n° 2.

FIGURE N° 2.

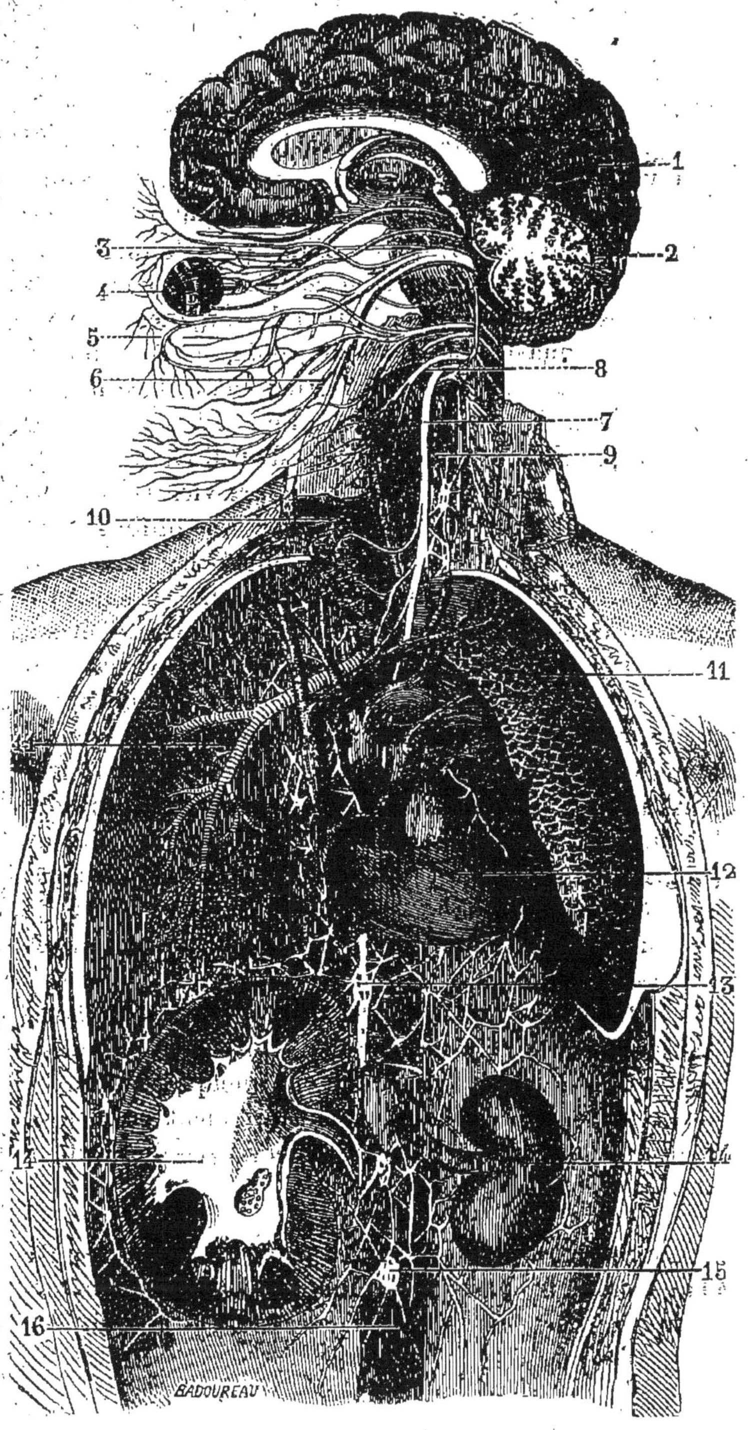

quelques verres de bons vins, médications qui ne vous imposent aucun régime spécial et vous laissent absolument maître de votre temps et de votre personne. Il y a vingt ans, il ne m'était pas permis d'espérer le résultat aujourd'hui acquis. J'étais depuis de longues années languissant et plus malade que n'importe qui d'entre vous. Pour moi, il est certain que les maladies nerveuses sont dues à l'irritation des organes, causées par la phlegmasie du voile du palais, de l'encéphale, soit de l'estomac et des intestins, d'où il résulte le ralentissement ou la stase du sang, soit artériel, soit veineux, et surtout de la lymphe, d'où il résulte l'accumulation dans nos organes d'humeurs viciées, et que mes pilules composées de végétaux, en éliminant du sang et des organes les principes morbides dont il est infesté, rétablissent promptement la santé. Je suis intimement convaincu de la vérité de ces principes, et ma conviction repose sur l'expérience. J'ai essayé sur moi et sur mes malades les effets des pilules; de délicats et malingres, ils sont devenus forts et vigoureux comme moi. Mon dernier avis est celui-ci: si vous désirez vous assurer de longues et heureuses années, prévenez le mal, déracinez-le avant qu'il ait fait de sérieux progrès. Vous êtes en possession des vrais principes hygiéniques et vous n'avez qu'à suivre la voie que je vous ai tracée. Les moyens curatifs que j'ai employés ont été bien simples : de légères frictions avec des linges fortement chauffés près d'un bon feu de bois, sur les articulations malades, des boissons toniques et fortifiantes d'un bon vin vieux, et quelques cuillerées de la potion formulée dans le traitement curatif, et quelques pilules végétales anti-nerveuses du docteur Juppet.

Observation 2e. — M. P., âgé de 60 ans : jusqu'à 40 ans, santé parfaite, pas la moindre trace de maladies nerveuses, l'asthme. A cette époque, il eut à subir des pertes considérables qui changèrent tout à fait sa position. M. P... en ressentit un violent chagrin, et sa santé, qui jusque-là n'avait jamais subi la moindre atteinte, s'altéra rapidement, son appétit devint capricieux; il était triste et morose. Cet état moral réagit promptement sur toute sa constitution qui s'altéra; il fut pris de douleurs dans la tête, de migraines, de rhumatisme musculaire, de coliques, d'hémorroïdes, de constipation et de douleurs nerveuses vagues par tout le corps; d'attaques de dyspnée périodiques s'accompagnant secondairement d'un catarrhe bronchique, d'une toux nerveuse et de vomissements. Alors, M. P... se mit en traitement. On lui fit faire des frictions avec des pommades, des topiques, des tisanes; pendant les six mois que durèrent les essais de ces divers remèdes, une attaque d'asthme se déclara et dura cinq jours. Au bout de trois mois, il fut pris de nouveau d'une attaque d'asthme très-violente, qui mit sa vie en danger et l'asthme ne le quitta plus. Le médecin de la famille déclara que M. P... était atteint d'une maladie incurable.

Après dix ans de cruelles souffrances, privé de coucher dans son lit, un ami de M. P... l'amena un jour à ma consultation, et, après l'examen du voile du palais je lui déclarai qu'il était atteint de phlegmasie et d'une maladie nerveuse, l'asthme nerveux accidentel. Je lui fis prendre mes pilules antinerveuses. Au dout de dix jours, après avoir pris dix pilules, il put se coucher dans son lit et bien dormir, ce qu'il n'avait pu faire depuis dix ans. Son oppression avait disparu ainsi que les éructations, les hoquets, les bâillements et les forces revenaient de jour en jour avec l'appétit et la digestion; enfin, ses idées noires se dissipèrent et après avoir pris soixante de mes pilules dans l'espace de cinq mois, je lui assurai qu'il était radicalement guéri et qu'il n'avait plus rien à craindre d'attaque d'asthme, que mes pilules antinerveuses avaient attaqué le mal jusque dans sa source. J'ai eu l'occasion de revoir ce malade plusieurs fois depuis cinq ou six ans, et une santé parfaite s'est maintenue.

Réflexion. — Cette observation est intéressante sous le point de vue de l'inutilité des traitements pour guérir la phlegmasie du voile du palais, des poumons, de l'estomac, des intestins, qui cause le trouble des organes de la nutrition et entretient la fièvre nerveuse qui tient sous sa dépendance les attaques d'asthme et les mille souffrances variées à l'infini, qu'il faut avoir senties pour en connaître la nature.

OBSERVATION 3e. — M. G..., riche négociant, âgé de 40 ans, d'une constitution assez bonne et d'un tempérament pléthorique, qui n'avait jamais eu de maladie grave avant la cruelle maladie de la goutte. M. G... est un de mes malades, atteint d'une goutte très-régulière dans ses manifestations, mais très-cruelle dans ses symptômes.

Il habitait une propriété charmante, située au penchant d'un coteau, une rivière la baigne, un grand jardin, un grand bois, une prairie immense entourée de murs, une fabrique et un grand nombre d'ouvriers. « Ah! disait-il souvent, qu'on serait heureux d'y vivre et d'y mourir, sans cette diable de goutte! »

L'existence de M. G... n'était pas des plus agréables, sa vie était partagée en deux parties; l'une qu'il passait dans son lit, à souffrir des attaques de fièvre nerveuse et de la goutte, l'autre dans son fauteuil à vivre selon les préceptes de Brillat-Savarin.

M. G... discuta avec moi, en philosophe, la première fois que je le vis. Je lui exposai la théorie de la fièvre nerveuse et de la cause des attaques de la goutte; je lui dis comment cette maladie prenait naissance, et quand je lui eus fait comprendre le traitement à suivre pour la guérir, il se confia à mes soins.

Je le laisserai lui-même raconter sa maladie, son style simple n'est pas hérissé de ces mots techniques, grecs ou latins, qui sont l'effroi des gens du monde; il sera compris de ses compagnons d'infortune. C'est la description de la goutte régulière accidentelle qu'il va nous faire.

« Je vous dois ma confession, dit-il, et je vais vous raconter l'histoire de ma maladie et les douleurs qu'elle me fait endurer :

« Mon père est mort à 82 ans; c'était un homme vigoureux, qui n'avait jamais eu de maladie grave; ma mère est morte à 75 ans. Je n'apportais donc pas en naissant une prédisposition à cette maladie. Il ne me manquait aucun des avantages de la fortune, j'ai un grand commerce à satisfaire, oubliant souvent, parce que cela m'ennuyait et me fatiguait, que j'avais un corps à fortifier et un esprit à cultiver. Je ne savais pas que cet ennui et cette fatigue se dissipent promptement et donnent toujours la santé du corps et la joie de l'intelligence, bonheur que rien ne saurait égaler et qui ne s'achète pas avec de l'or.

« Je paraissais le plus heureux des hommes; j'en devins le plus malheureux, à la suite de plusieurs banqueroutes; d'autres accidents survinrent... J'eus des inquiétudes morales très-vives et un chagrin profond. Huit mois après, à la suite d'une attaque de fièvre nerveuse très-intense, deux jours après l'attaque de goutte se déclara pour la première fois; j'avais alors 26 ans.

« C'était, je m'en souviens, vers la fin de mars; je fus réveillé en sursaut à une heure du matin par une douleur dans le pied, mais une douleur tellement aiguë, tellement affreuse, tellement cruelle, que je ne pus retenir des cris; j'avais une fièvre ardente; je souffrais tant qu'il me semblait avoir le pied saisi dans un étau ou sentir un fer rouge dans mes articulations.

« Cette première attaque dura trois jours; j'éprouvais chaque soir un redoublement, avec mouvement fébrile qui tombait le matin; ces crises, bien moins violentes que la première, allaient toujours en diminuant. Un an

La figure n° 3 représente la coupe du pharynx, du larynx, du cœur et des vaisseaux du cœur, des poumons, du foie, de l'estomac, du pancréas, de la rate, de la veine porte, du canal thoracique et des intestins. Cette figure, vue de profil, donne une idée exacte des taches causées par la phlegmasie et les désordres de la fièvre nerveuse dans les organes de la nutrition, vue au microscope.

14. Soit dans les poumons.

V. p. Artères bronchiques.

6. Dans le foie. Organe glanduleux, reçoit du sang noir, transmis par le système de la veine porte, organe sécréteur de la bile.

19. Artère hépatique.

8 et 10. Pancréas.

og. Oreillettes du cœur.

R. Rate.

20. Veine porte, reçoit du sang de tous les organes renfermés dans l'abdomen, excepté des reins.

P. Canal thoracique, reçoit tous les lymphatiques des intestins, monte derrière la crosse de l'aorte et s'ouvre dans la veine sous-clavière gauche, pour y verser la lymphe.

11. Vaisseaux lymphatiques.

21. Crosse de l'aorte.

R-3. Rectum.

4-5. Intestins.

FIGURE N° 8.

1
24
23
13
12
22
18
17
21
14
16
VP
OG
OD
VG
VD
19
15
1
12
6
2
7
9
R
3
8
10
P
20
11
4
5
C
BADOUREAU, sc.
5
R′

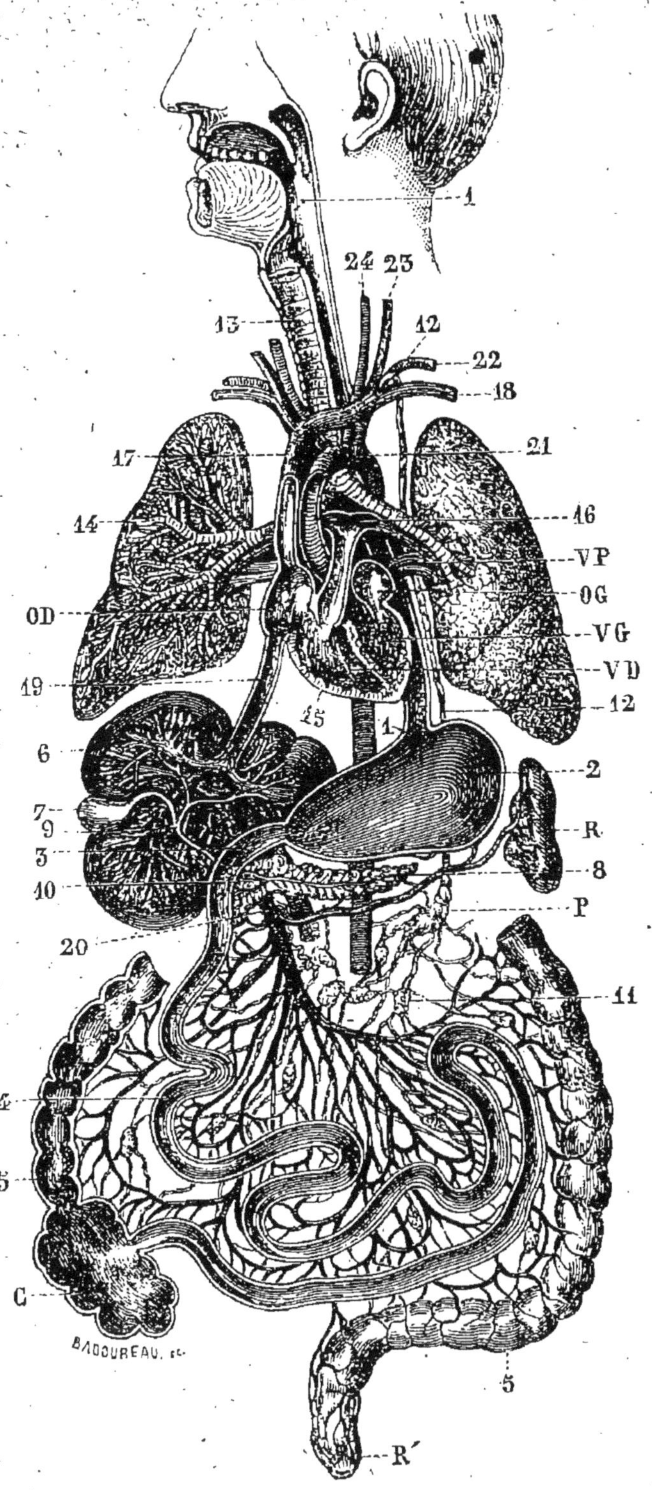

après, je ne songeais plus à ma maladie, mais une attaque de fièvre nerveuse plus violente que la première vint me rappeler que le mal était toujours là, la goutte se porta des pieds sur les mains, les coudes, les genoux, et dura dix jours. Depuis ce temps, les attaques sont devenues plus fréquentes et plus longues, les crises plus douloureuses ; la goutte s'est portée sur toutes mes articulations. J'ai 41 ans, il y a donc quinze ans que je souffre de la goutte ; mes articulations sont tellement sensibles et engorgées que je ne peux presque plus marcher. Vous le voyez. docteur Juppet, je suis condamné à passer tristement ma vie dans mon fauteuil ou dans mon lit. »

Réflexion. — Comme dans la première observation, M. G... a été prédisposé à la maladie par une sensibilité physique et morale bien grande, qui fut exagérée par la perte d'une somme d'argent considérable et ensuite par d'autres circonstances plus affligeantes encore.. La première attaque a été l'effet d'une fièvre nerveuse vive, d'une sorte de frayeur. Les conditions dans lesquelles M. G... se trouvait n'étaient donc plus les mêmes, sa sensibilité, son impressionnabilité, étaient donc plus grandes. Son système nerveux avait donc éprouvé une modification qui le rendait plus apte à recevoir des impressions qui ne l'eussent point affecté auparavant. Les chagrins que lui ont occasionnés ses pertes ont donc agi directement sur l'organe de l'intelligence, sur le cerveau, parce que seul il pouvait recevoir cette sensation ; il a réagi sur le système nerveux sensitif et a produit la phlegmasie et l'adynamie du grand ressort de la vie.

De nombreux accès se sont succédé pendant quinze ans ; il se présente ici une question bien importante : ces accès ont-ils été chacun une maladie particulière commençant et se terminant chaque fois ? ou bien ont-ils été des accès périodiques liés et enchaînés à la phlegmasie pour représenter la même maladie qui se traduira ainsi par une succession d'accès? L'une et l'autre opinion pourrait se soutenir. Cependant nous adoptons, dans le cas actuel, le retour des accès comme constituant une maladie particulière, puisqu'ils ont toujours été l'effet de la même cause déterminante. Mais nous admettons en même temps la persévérance de la prédisposition phlegmasique goutteuse acquise par les émotions morales dans lesquelles on s'était trouvé. Je sais qu'il n'en est pas toujours ainsi, et nous aurons bientôt occasion de le voir.

A ma première visite, j'ai pu assurer une guérison radicale à M. G..., attendu que toutes ses articulations n'étaient que gonflées, tuméfiées, très-sensibles, et que les nodus n'étaient pas encore arrivés au degré d'ankylose. En deux mois de traitement, il a pu marcher avec un bâton, et il a retrouvé un bon sommeil, un bon appétit et les libres mouvements de ses articnlations, et la fièvre nerveuse n'a plus reparu. A quatre mois, il a pu marcher sans bâton et faire des parties de chasse dans son clos ou ailleurs. A quinze mois, tous médicaments ont été suspendus, et depuis dix ans la santé est parfaite.

Observation 4e. — Mme..., âgée de 30 ans, quoique d'un tempérament lymphatique nerveux, jouissait d'une bonne santé; elle était mère, ses couches avaient été heureuses. Renfermée dans le soin d'élever son enfant, de faire son ménage, elle ne paraissait pas destinée à être jamais la proie de la phlegmasie goutteuse des revers de fortune, la mort de son mari. Pendant deux ans, elle passa par toutes les vicissitudes de l'inquiétude la plus désolante. Le chagrin et le désespoir qu'elle éprouvait étaient bien faits pour modifier la sensibilité et le rhythme normal du système nerveux. C'est en effet ce qui arriva progressivement et sans que la malade ait pu me rendre un compte bien fidèle de la marche et des progrès de son affection. Voici dans quel état elle se présenta à moi lorsqu'elle me fit appeler. Elle était pâle, la peau des joues enflée, bouffie, ses yeux exprimaient un état de langueur fort remarquable, tout son corps était sensible et douloureux, toutes ses articulations étaient gonflées et très-douloureuses, surtout les pieds et les genoux, et déformées par les nodosités, et le moindre mouvement faisait entendre un bruit de craquement, suivi de douleurs vives, à tel point qu'elle ne pouvait pas marcher sans l'appui de deux personnes; elle ressentait comme de fortes crampes dans les jambes et une grande faiblesse dans la colonne vertébrale. Tous ses sens étaient exaltés au dernier point; le plus petit bruit, la plus faible clarté, la plus légère sensation insolite provoquaient presque constamment la sensation d'une crise nerveuse qui d'une part parcourait les membres, l'abdomen, tantôt dans un sens, tantôt dans un autre, et quelquefois dans plusieurs sens successivement, mais toujours en remontant des régions inférieures vers l'épigastre, et qui d'autre part s'élevait le plus souvent de la région épigastrique vers le larynx, le pharynx, le voile du palais, et occasionnait ainsi un état de spasme et de déglutition presque convulsive, en même temps que la déglutition elle-même était rendue quelquefois impossible dans les moments des spasmes les plus grands; quelquefois même il lui prenait des envies de pleurer qu'il fallait satisfaire, ou bien elle voyait une crise, sous forme de crampes, être la conséquence des efforts qu'elle faisait pour les retenir; mais alors il n'y avait pas de sanglots, les larmes coulaient abondamment et sans effort. De loin en loin, Mme M... était assaillie subitement d'une douleur excessivement aiguë qui paralysait momentanément ses membres, tantôt un bras, tantôt une jambe, encore sous forme de crampes; elle poussait un cri au moment de son apparition et ensuite elle restait immobile et comme stupéfaite, parce que le moindre mouvement augmentait cette sensation cruelle; il lui semblait qu'un instrument aigu était enfoncé dans les articulations. C'est de là sans doute qu'est venue la dénomination de crise nerveuse qu'on a donnée à cette forme de douleur; sa durée était très-variable. Depuis quelques minutes jusqu'à plusieurs heures, elle disparaissait pour quelques jours; cependant il arrivait quelquefois de la voir se reproduire plusieurs fois le même jour.

Les autres fonctions s'exécutaient bien, et la digestion seule était variable et capricieuse. Tantôt la malade mangeait avec avidité et digérait bien, tantôt elle perdait l'appétit, éprouvait de la répugnance pour les aliments et ne mangeait pas, ou si elle mangeait quelque chose, la digestion était laborieuse et elle s'accompagnait de barborygmes, de renvois et d'une sensation pénible dans la région de l'épigastre, qui alors devenait sensible à la pression et conservait longtemps cette sensation.

Cette dernière circonstance avait principalement fixé l'attention du médecin qui, prenant la maladie pour complication de la goutte, une gastrite franche, avait eu plusieurs fois recours tantôt à l'application de sangsues sur l'épigastre, tantôt aux vésicatoires. La malade n'en avait jamais retiré aucun effet avantageux. Les nerfs en avaient, au contraire, toujours été plus fatigués et les crises plus fréquentes. L'état de faiblesse et de désespoir où je trouvai la malade inspirait des craintes légitimes pour l'avenir, et il me conduisit à une exploration bien attentive de tous les organes et de toutes les fonctions.

La digestion, qui seule paraissait souffrir, nous permit de repousser l'idée d'une affection organique de l'estomac, car la langue était rose, molle et large, le voile du palais était rouge tuméfié, l'épigastre n'était point tendu, et la douleur que la malade y éprouvait n'était pas constante. D'ailleurs, cette fonction s'accomplissait très-bien par moment. Il fut plus facile d'éloigner l'idée d'une altération dans les autres organes et appareils. Je fus donc forcé de me rejeter uniquement sur l'appareil qui était l'agent des phénomènes morbides, et de ne reconnaître là qu'une affection nerveuse phlegmasique. Je prescrivis en conséquence le spécifique et à cause des crises une potion calmante, et j'exigeais que le régime de la malade fût un peu substantiel; j'espérais surtout de relever son moral abattu en promettant une guérison assurée; le soulagement fut subit. Les crises cessèrent de se reproduire; mais la sensibilité nerveuse et les sensations de douleurs se renouvelaient encore un peu. Au bout de douze jours, l'ardeur que Mme... éprouvait intérieurementfut bientôt épuisée, et l'amélioration se prononça bien franche; j'exigeais que la malade marchât et qu'elle commençât quelques occupations pour se distraire. Bientôt je pus la faire sortir, et alors la guérison fut achevée. La durée du traitement fut de huit mois environ; cependant elle conserve une grande mobilité nerveuse, et je crois que de nouveaux chagrins ou quelques émotions vives pourraient facilement faire reparaître de nouvelles crises. Il importe donc, d'une part, d'éloigner avec beaucoup de soin toutes les causes physiques et morales capables d'agir sur la maladie; d'autre part, de la fortifier toujours par une nourriture convenable, par de l'exercice et surtout celui de la promenade.

Réflexions.— Voilà une forme de phlegmasie et de maladie nerveuse un peu différente des précédentes. Ce ne sont plus des attaques de fièvre nerveuse intense, périodique; c'est un état permanent de spasmes, de crises moins fortes et de douleurs aiguës et atroces. Nous envisageons donc cette maladie sous deux points de vue principaux. Nous fixerons d'abord notre attention sur l'état de souffrance continue; ensuite nous ferons remarquer ces douleurs vives, poignantes et aiguës que la malade éprouvait parfois. Cette forme de continuité du malaise goutteux se rencontre assez souvent; il constitue ce qu'on appelle vulgairement les vapeurs. C'est là ce qu'il nous paraît plus convenable d'appeler phlegmasie goutteuse afin de la distinguer des autres maladies nerveuses proprement dites, que nous réservons seulement aux cas où les accès de fièvre nerveuse surviennent, caractérisent l'attaque, et se terminent brusquement. Cet état, par sa durée, passe facilement à l'hypocondrie, il n'y avait pas de complication semblable, cependant la malade se croyait perdue, elle désespérait. Mais cette crainte de la mort ne ressemblait point à celle de l'hypocondrie. Il faut bien distinguer ces deux états, pour ne pas s'exposer à faire des conclusions toujours nuisibles à la science.

Si maintenant nous analysons physiologiquement les phénomènes de la maladie, les actes morbides par lesquels elle s'est manifestée, nous retrouverons : 1° les mêmes douleurs arthritiques, les mêmes troubles du système nerveux et de la circulation, seulement les accidents étaient permanents, ils n'étaient pas portés à un très-haut degré d'intensité, ils semblaient avoir ainsi perdu d'un côté ce qu'ils avaient gagné de l'autre; 2° de plus, des sensations de douleurs poignantes dont le siége variait, quoiqu'il fût le plus souvent fixé à la tête, l'estomac et les articulations. Cependant elles constituent le seul phénomène de la phlegmasie : ne se manifestant que sous cette forme, elles semblent s'être converties en cette attaque de goutte. Ces phénomènes n'en appartiennent pas moins tous au système nerveux cérébral; les spasmes, les crampes sont des actes musculaires qui ne peuvent s'exécuter que par l'influence nerveuse cérébrale ; les sensations perçues sont des actes du même système nerveux. Si nous cherchons à remonter à la nature, à l'essence de cette assertion nerveuse, à la modification qu'ont éprouvée les nerfs, l'embarras devient plus grand. Cependant, si nous nous reportons à tout ce que nous avons déjà observé, et si nous le réunissons à ce qui s'est présenté dans le fait actuel, nous voyons constamment des spasmes ou des contractions convulsives, exagérées et involontaires. Nous serions donc porté à y reconnaître une exaltation du système nerveux. Si nous jetons les yeux sur les douleurs qui ont eu lieu, nous admettrons encore cette exaltation, parce que la douleur n'est que la sensation normale exaltée par l'irritation des nerfs. Maintenant, si nous faisons attention qu'il ne suffit pas d'irriter les nerfs pour produire les phénomènes goutteux, nous serions obligé, tout en admettant l'irritation de ce système, de reconnaitre une modification d'irritation qui se traduit et qui ne peut se traduire que de cette manière, une véritable modification spéciale. Il est si vrai qu'il en est ainsi que les causes qui la font développer sont toutes des causes d'excitation nerveuse; mais en même temps nous voyons ces mêmes causes ne pas toujours produire les mêmes phénomènes, il faut pour cela qu'elles trouvent des prédispositions spéciales. Sans cette condition, elles produiront des effets tout différents et chez la même personne. Ainsi, chez la malade, ce sont les revers de fortune et tous les chagrins qu'ils traînent après eux qui ont amené la phlegmasie. Les chagrins, comme toutes les affections morales, appartiennent aux passions, et les passions sont du domaine de l'encéphale, et par conséquent du système nerveux cérébral, quoi qu'en aient dit les anciens, et surtout Bichat, et avec lui quelques modernes qui semblent vouloir faire revivre l'opinion contraire. La cause a donc agi sur l'encéphale et sur les nerfs cérébraux. Si nous nous demandons pourquoi elle a produit chez la malade la modification morbide que nous appelons phlegmasique plutôt que goutteuse, nous en trouverons la raison non point dans l'organe, qui est le même, non point dans la mode d'action, qui est le même aussi, mais dans la durée de cette action. En effet, dans les premiers cas, nous avons vu agir les peines sur l'encéphale bien plus tôt, et opérer par sa réaction les phénomènes goutteux. Or, dans ce cas, nous voyons la cause prolonger son action, n'agir que lentement et n'opérer en conséquence qu'une réaction lente et modérée, et une modification lente aussi, progressive et non spontanée.

Voilà pourquoi ce n'est pas par des attaques de fièvre

nerveuse intense que la réaction s'est manifestée, c'est par des douleurs sous forme de crampes moins intenses, mais incessantes comme la cause elle-même. Ne nous hâtons pas trop de généraliser cette pensée, elle pourrait trouver et elle trouverait en effet de nombreuses exceptions. N'oublions jamais que les modifications vitales varient d'un instant à l'autre dans notre économie, et que par conséquent l'action des modifications varie également, ce qui avait déjà fait dire à Galien : *nihil plane sincerum*. C'est pour n'avoir pas assez tenu compte de ces variations et pour s'être trop pressé de généraliser, qu'on a si souvent présenté des hypothèses qui, bien que reposant sur des faits vrais, devenaient erronées par cette extension abusive, et perdaient même le droit de nous transmettre ce qu'elles avaient de vrai. Car tel est le sort de tous les systèmes : ils sont abandonnés et repoussés en entier dès qu'on a reconnu qu'ils péchaient par quelque point. Cependant je le dis hautement, il n'y a peut-être pas de système, tant ridicule nous paraisse-t-il, qui ne cite et ne compte des faits à son appui ; mais parce qu'il a eu la prétention d'être plus qu'il ne devait et ne pouvait être, la proscription l'a frappé, elle semble vouloir le punir de ses ambitieuses prétentions. Le traitement a été calmant, antispasmodique et tonique, et nous avons eu le plus grand soin d'agir en même temps sur le moral de la malade. il a donc agi sur le système nerveux de manière à combattre l'érétisme, l'exaltation dans laquelle il se trouvait, il vient donc corroborer ce que nous avons vu jusqu'à présent, que la maladie a son siége dans le système muqueux et nerveux, et qu'elle en est une modification. Je me contentai de prescrire mes pilules comme spécifique. L'ardeur que cette dame éprouvait intérieurement fut bientôt apaisée, et la guérison se prononça bien franche. Plus qu'aucun autre médicament peut-être, les calmants, en calmant les spasmes du système nerveux cérébral, agissaient trop vivement sur les actes organiques, et déterminaient des modifications de ces actes qui sont de véritables excitateurs. Ne perdons jamais de vue cette double action des médicaments, c'est le seul moyen de ne nous égarer jamais.

OBSERVATION 5e. — Mme..., âgée de 24 ans, mariée à vingt ans. Jusque-là elle s'est toujours bien portée; dans l'espace de deux ans, elle a fait deux fausses couches, et elle était enceinte pour la troisième fois. Elle n'avait eu pendant ses grossesses et ses couches que les incommodités ordinaires à cette condition. Elle approchait de son troisième accouchement avec une joie mêlée de terreur, une sorte d'appréhension involontaire qui la fatiguait beaucoup.

Enfin, le travail de l'accouchement commença, les douleurs devinrent très-vives, et chacune d'elles provoqua des spasmes violents; l'un d'eux revêtit tout à coup la forme et le caractère d'une crise nerveuse des plus violentes avec perte complète de connaissance, elle dura une demi-heure, et la malade se trouva mieux, à part un violent mal de tête; une demi-heure après, une contraction utérine provoqua une seconde crise plus violente que la première. L'accoucheur fut effrayé et fit appeler un médecin en consultation: une forte saignée fut pratiquée; après la saignée, la crise diminua d'intensité et l'accouchement se termina d'un enfant mort. Les couches furent suivies de douleurs dans le bas-ventre et de pertes blanches, trouble du sommeil, perte d'appétit, digestion difficile, abaissement des forces, pâleur extrême, amaigrissement, physionomie exprimant la souffrance et présentant tous les symptômes de la chlorose. Mais trois mois après, la malade fut prise de vomissements, de fièvre nerveuse et de douleurs arthritiques dans les mains, les pieds, les genoux. La première attaque de goutte se déclara; l'attaque de fièvre nerveuse et de pareilles crises arthritiques se renouvelèrent tous les trois ou quatre mois pendant deux ans, puis, les douleurs s'étant accrues, la malade consulta un éminent chirurgien qui, s'attachant surtout à combattre l'abaissement de la matrice et la leucorrhée, conseilla une ceinture hypogastrique, des injections vaginales avec une décoction de roses de Provins dans du vin. Les douleurs ne firent qu'augmenter; et depuis deux ans, toniques amers, ferrugineux, bains pendant six mois, ne firent point disparaître la douleur que la malade ressentait dans le bas-ventre; les phénomènes de la phlegmasie et des maladies nerveuses ne firent qu'augmenter.

Enfin la malade, désespérée de l'impuissance de ces moyens, ne croyait plus à sa guérison par suite d'une consultation de son médecin avec M. Velpeau, qui reconnut deux maladies incurables : la goutte, plus une tumeur dans le bas-ventre; il fut d'avis de ne rien faire. A partir de cette époque, l'état de la malade ne fit que s'aggraver, ses douleurs devinrent plus vives et plus étendues, les attaques de fièvre nerveuse plus intenses, plus longues, au point de rendre la marche et le sommeil impossibles; les forces de la malade diminuaient de jour en jour, les digestions se faisaient mal, et l'appétit était presque nul. Je commençai le traitement de la phlegmasie et des maladies nerveuses; il fut suivi d'une amélioration immédiate. Sous l'influence de ce traitement, les douleurs arthritiques et la fièvre nerveuse diminuèrent peu à peu. A cause de la faiblesse de la malade, je ne crus pas devoir recourir à un examen de la tumeur le premier jour du traitement, malgré les douleurs qu'elle éprouvait dans le bas-ventre et s'irradiaient dans les flancs, les hanches, les jambes. Le cinquième jour, la malade ne ressentait plus aucune douleur; par le toucher vaginal, je retrouvai la tumeur occupant les deux ligaments larges et la cloison rétro-utérine de chaque côté, et en arrière elle refoulait le cul-de-sac du vagin presque jusqu'au niveau du museau de tanche; de toutes parts, elle adhérait à la paroi du bassin et à l'utérus, qui n'était libre que par sa face antérieure et qu'elle repoussait contre le pubis; cette tumeur présentait partout une consistance presque aussi ferme que celle des corps fibreux; elle était peu sensible à la pression. Une artère volumineuse rampait à sa surface inférieure. La malade sentait battre cette artère dans la région utérine. Malgré l'ancienneté de la tumeur, malgré sa consistance solide et presque fibreuse, je ne désespérais pas d'en obtenir la résolution à l'aide du traitement qui m'avait déjà réussi dans des cas anologues.

En conséquence, je continuai le traitement de la phlegmasie pendant trois mois sans interruption. A cette époque, la malade se trouva si bien qu'elle voulut cesser le traitement; mais, au bout de deux mois, elle réclama de nouveau mes soins. Au bout de huit mois, la tumeur nerveuse a complétement disparu, de même que la leucorrhée et les phénomènes phlegmasiques nerveux. Depuis dix ans, j'ai pu m'assurer que la guérison ne s'est pas démentie.

Réflexions. —Jusqu'à présent, les faits que nous avons observés avaient pour cause des agents qui avaient agi sur différents organes et qui avaient laissé la matrice étrangère à la production de la phlegmasie et de la fièvre. Dans celui-ci, cet organe a été le siége de l'irritation morbide, chez une femme bien constituée et d'une forte santé avant son mariage, suite de deux fausses couches, l'une à trois mois, l'autre à quatre mois et demi; de plus une crise nerveuse a eu lieu au moment du troisième accouchement. Tout le monde voit combien la congestion qui s'opère sur cet organe, combien le travail qui a lieu pour l'élimination du produit de la conception et d'une certaine quantité de sang exerce d'influence sur la matrice d'abord, et par l'action de cet organe, soit sur toute l'économie et principalement sur le système nerveux. Tout le monde sait que c'est à cause de cet état si pénible, si extraordinaire, et quelquefois si souffrant, que les femmes appellent maladie, il n'est donc pas étonnant que ce double travail de congestion, de la conception et d'élimination produise un effet si grand et opère une réaction si puissante. Mais, s'il en était ainsi, pourra-t-on dire, la même cause devrait produire les mêmes effets; en conséquence, toutes les femmes devraient être phlegmasiques à cette époque, et les quatre-vingt-dix-neuf centièmes au moins ne le sont pas. Pour réponse, nous invoquerons les prédispositions, comme dans les cas précédents; il faut, pour que la phlegmasie ait lieu, que l'économie ou plutôt le système nerveux soit dans des conditions particulières que la physique et la physiologie ne peuvent pas apprécier, et que la pathologie dévoile seule encore par des phénomènes.

Ainsi, la prédisposition est entière pour le travail de la conception, de l'élimination, et aucune autre cause de phlegmasie et de maladies nerveuses n'avait de prise sur elle. Ennuis, chagrins, frayeur, maladies étrangères à la matrice, tout glissait sur elle sans laisser d'impressions sur le système nerveux; il en a été de même des observations précédentes, la prédisposition était favorable à l'action de la cause qui a produit la maladie. Pourquoi cela? Je n'en sais rien. C'est le mystère de la vie, qui agit et fait agir de tant de manières en apparences si contradictoires, qu'il est impossible de le saisir ou plutôt de le fixer. Il faut connaître ces modifications afin de ne point s'égarer; mais il ne faut point compter les déterminations avec une précision mathématique; à chaque instant de nouvelles modifications viendraient déjouer nos calculs. Voilà pourquoi la méthode numérique absolue est une méthode insuffisante, parce qu'elle ne tient pas assez compte de la vie et de ses modifications. Quoi qu'il en soit de ces considérations de physiologie pathologique, toujours est-il vrai que la matrice a été le siége de la cause, le point de départ de la maladie. Cet organe est même le plus souvent le siége de cette cause de phlegmasie, mais nous avons vu qu'il ne l'était pas toujours. Un phénomène est venu se joindre à cette maladie et la compliquer, c'est la phlegmasie utérine qui survivait à la crise de puis près de trois ans. Ainsi la douleur, pas plus que toute autre irritation, ne peut être regardée comme la cause de la phlegmasie, soit simple, soit compliquée de la goutte; pour qu'elle le devienne, il faut qu'elle trouve la prédisposition spéciale qui rend le système nerveux apte à recevoir l'impression et à la convertir en phlegmasie. Je ne saurais trop insister sur ce point, parce qu'il est capital, parce que c'est faute de l'avoir bien entendu que les auteurs se sont égarés.

Tous les traitements ont échoué contre cette affection. Un seul a réussi : c'est notre spécifique. Comment a-t-il agi? quelle modification a-t-il imprimée à l'économie, pour changer la modification pathologique? Ce n'est point par révulsion, ça ne peut pas être comme antipasmodique, comme calmant, etc. Ce qu'on pourrait dire de plus rationnel, c'est qu'ils ont opéré une sorte de révulsion nerveuse. En appelant sur le tube digestif une activité plus grande, ils ont concentré sur lui la direction nerveuse qui se faisait en excès sur la matrice et les membranes séreuses synoviales; ils ont ainsi rétabli l'équilibre et opéré une modification thérapeutique qui a dissipé la modification pathologique, en rendant l'équilibre normal de l'hématose. L'observation seule, l'expérience prolongée et l'étude des résultats thérapeutiques, peuvent permettre de résoudre la question; mais il est un principe qui peut aider puissamment dans cette délicate recherche. Le voici :

La lésion essentielle dans la phlegmasie, soit simple, soit compliquée de la fièvre nerveuse plus ou moins intense, soit compliquée de la goutte, de rhumatisme, de chlorose, de névralgie, de migraine, etc.; la lésion initiale et fondamentale.

1o La salive est viciée, alcaline, c'est-à-dire qu'elle a perdu ou qu'elle n'est pas assez acide et limpide. La salive sort du sang, elle y retourne, elle concourt à la réaction chimique de la digestion, soit dans l'estomac, soit dans l'intestin, étudiée page 11. C'est par son acidité qu'elle excite les glandes absorbantes du canal intestinal à la recevoir dans leurs réseaux et ensuite dans les vaisseaux lymphatiques pour arriver avec le sang artériel dans les molécules ou chair de poule de la peau, où elle joue un grand rôle dans l'hématose pour renouveler le sang.

2° Le désordre des nerfs pneumogastrique et grand sympathique, nerfs de nutrition qui tiennent sous leurs dépendance la phlegmasie des membranes muqueuses et par réaction de voisinage sur les organes de la nutrition, de la circulation et même sur l'encéphale, d'où il résulte une fièvre nerveuse d'abord légère qui affaiblit le malade. Mais tout par un jour, sans causes connues, cette fièvre nerveuse devient très-intense et cause tous les désordres que nous avons étudiés cent fois dans notre travail, d'où il en résulte l'appauvrissement du sang, la diminution des globules, le trouble des nerfs sensitifs, de l'encéphale et surtout de la fièvre nerveuse. Ces phénomènes sont le point de départ de tous les autres; ils les dominent, ils les commandent tous; ils en sont pour ainsi dire la règle et la mesure. D'où il suit que tous les troubles fonctionnels, dépendant de la phlegmasie, doivent être proportionnels à l'altération du sang; ils doivent être en rapport direct avec cette altération, présenter une marche parallèle, une durée et une intensité semblables. Toutes les fois, au contraire, que cette relation n'existe point, que les troubles fonctionnels suivent une marche différente de la phlegmasie proprement dite, et sont hors de proportion avec la globulie, on n'a plus affaire à des symptômes, mais à des complications. Les complications se reconnaissent encore et se distinguent des symptômes en ce qu'elles ne sont point amendées par le traitement antiphlegmasique, tandis que les symptômes vrais subissent, au même degré que l'appauvrissement du sang, l'influence salutaire d'une médication bien dirigée. Et non-seulement les complications ne cèdent pas au traitement, ne s'améliorent pas avec la phlegmasie, mais elles nuisent à l'efficacité du traitement.

elles en contrarient les effets; elles retardent, elles entravent l'amélioration de l'état phlegmasique. Souvent même, comme nous le verrons bientôt, elles l'entretiennent, elles l'aggravent; c'est là le caractere par excellence des complications.

Il était indispensable de poser ces remarques préliminaires afin d'échapper à des confusions inévitables et de ne pas s'exposer à des rédites fastidieuses.

Ce moyen, qui à plusieurs reprises a si bien réussi dans ce cas, pourrait échouer dans d'autres cas semblables, parce que la modification pathologique des sujets présenterait des circonstances qui les rendraient rebelles à son action. Cependant j'ai été conduit à son emploi par les succès que j'en avais obtenus plusieurs fois dans des circonstances de douleurs atroces développées dans des attaques de fièvre nerveuse intense, de goutte, de crises nerveuses, etc. C'est un empirisme rationnel qui ne prouve rien en sa faveur, mais qui doit nous engager à ne jamais renoncer entièrement à la cure radicale de la phlegmasie et des mille maladies nerveuses.

Observation 6e. — M. B..., âgé de 30 ans, d'une bonne et forte constitution. Jusqu'à l'âge de vingt ans, il s'est toujours bien porté; son père et sa mère se portent parfaitement bien. M. B... s'est senti affecté de maladies nerveuses à la suite d'un purgatif drastique, une cuillerée de la médecine Leroi, qui fut suivie de violentes coliques. Pendant deux jours ces douleurs furent si fortes qu'il jetait des cris et se courbait en deux, malgré bon nombre de médicaments calmants, et les soins de plusieurs médecins n'ont jamais pu faire disparaître les douleurs intestinales qui datent de dix ans, ce qui a été le point de départ de la phlegmasie et des maladies nerveuses. Six mois après avoir pris cette médecine, un accès de fièvre nerveuse parut avec tout le cortége d'une attaque de goutte. Cette première attaque dura huit jours; depuis ce temps, les attaques sont devenues plus fréquentes, plus longues et plus douloureuses; la goutte s'est portée sur toutes les articulations. A la suite de cette médecine, il a vu un dépérissement faire chaque jour de nouveaux progrès sur son activité, sur l'énergie physique et morale : troubles du sommeil et des fonctions de la digestion, de la respiration, des sécrétions. La salive mousseuse comme de l'eau de savon, parfois glaireuse comme du blanc d'œuf; très-souffrant par instants; des coliques de la vessie dues à la gravelle; très-gêné par l'obésité et d'une grande faiblesse dans la colonne vertébrale.

Réflexions. — Plusieurs questions s'élèvent ici. Quel a été le véritable point de départ de la phlegmasie goutteuse? Quelle a été sa cause? Une maladie dans l'intestin très-grande et une de ces irritations ardentes, qui vont toujours au delà du vrai et du possible, donnaient à M. B ... la plus grande prédisposition aux affections nerveuses. Dans cette constitution, le trouble des sécrétions a dû exercer une si puissante influence, que la gravelle aurait pu se développer; puisqu'elle n'a paru qu'après cinq ans de durée de la phlegmasie et qu'elle a disparu avec le traitement spécifique, évidemment la cause de la phlegmasie et de la gravelle et son siége n'ont pas pu se trouver dans l'intestin; et si cet organe y a participé, ce n'est que secondairement, après, et que par le développement de la phlegmasie. C'est donc cette affection seule qui a été la cause de la maladie et de la complication de la gravelle. Comment a-t-elle agi? Voilà le point important et difficile. Cependant, si l'on envisage que dans cette affection l'hématose est incomplète, si l'on se rappelle que le sang est le fluide nourricier, qu'il se recompose sans cesse par la digestion et la nutrition, et qu'il est l'agent incitateur matériel de la vie dans les organes, alors on comprendra comment il peut, lorsqu'il a perdu dans ses qualités, produire sur les organes des impressions pénibles, des sensations anormales, et provoquer ainsi des réactions insolites ; il est facile maintenant de comprendre par quel enchaînement d'action et de réaction, le sang ainsi vicié a fini par amener soit la phlegmasie goutteuse, soit la gravelle; il est facile aussi de comprendre comment, en rendant au sang ses qualités naturelles, on a fait cesser la phlegmasie de l'intestin, par réaction de voisinage sur les reins, pour y causer la gravelle.

Bien que la maladie ait été commencée par suite d'une irritation de l'intestin qui a causé la phlegmasie, et comme c'était cette cause qui entretenait la chlorose et la gravelle, c'est elle aussi qu'il a fallu combattre d'abord pour dissiper la maladie. Il faut convenir que la chlorose et la gravelle n'ont joué dans cette observation qu'un rôle secondaire, quoique les phénomènes fussent plus apparents, plus tumultueux. La phlegmasie n'en était pas moins la maladie essentielle et dominante; il est à présumer cependant que si nous n'eussions pas eu le bonheur de dissiper la phlegmasie assez tôt, l'élan donné à la modification serait devenu habituel en se prolongeant, et qu'alors cette affection eût survécu à la chlorose et fût ainsi devenue maladie idiopathique. Ces phénomènes nombreux qui ont eu lieu, quelque différents qu'ils paraissent de ceux de beaucoup d'autres observations, se rattachent toujours au même principe, toujours au système nerveux. Tout en eux démontre un mode particulier d'excitation de ce système nerveux. Mais au lieu de rester cantonné dans les contractions musculaires de l'intestin, dans le pneumogastrique et le grand sympathique, il a fait une excursion sur la plupart des autres viscères ou appareils, et il y a fait développer des phénomènes toujours en rapport avec les actes naturels de chacun d'eux, vomissements, palpitations, coliques, troubles du sommeil, de la respiration, de la circulation, des sécrétions, même la gravelle, douleurs et roideur arthritiques, gonflement et nodus autour des articulations et surtout la fièvre nerveuse. Il est aisé à qui en a l'habitude de faire l'analyse physiologique de ces phénomènes, de les coordonner avec l'ensemble de la maladie, avec le système nerveux et la muqueuse malades. Ce sont ces variations, qu'on rencontre souvent chez les jeunes phlegmasiques, qui ont occasionné la confusion qui s'est quelquefois introduite dans la description de la maladie parce qu'on a souvent prêté beaucoup plus d'attention aux phénomènes accessoires qu'aux phénomènes réels et pathognomoniques, parce que bien souvent aussi on a alors confondu la maladie avec quelques autres affections ayant quelque analogie avec ces phénomènes.

Ce qui prouve que la cause a été phlegmasique, c'est que la chlorose étant guérie, la phlegmasie a été guérie aussi. Voilà sans doute un contraste qui paraît fort bizarre, et cependant il ne nous présente rien que de bien simple; il vient à l'appui de ce que nous avons fait remarquer au sujet de ces mille variétés de la susceptibilité, non-seulement dans chaque individu, non-seulement dans chaque maladie, mais à chaque instant.

Observation 7e. — M. D... fils étudiait depuis deux ans une profession libérale; il y faisait des progrès satisfaisants, et tout lui promettait un brillant avenir. Il fut atteint de la fièvre typhoïde, il avait 20 ans, il eut le bonheur de guérir, et il vint achever sa convalescence au sein de sa famille. La fièvre était bien guérie, mais elle avait laissé dans l'économie une modification nerveuse qui lui faisait éprouver des souffrances constantes et quelquefois bizarres. L'estomac, la tête et les intestins étaient les organes spécialement affectés. Ce jeune homme, qui se voyait arrêté dans ses études, ne pouvait pas lire une demi-page sans éprouver des vertiges, sans voir le sang se porter à la tête et lui occasionner à la fois des battements pénibles, de la rougeur et le trouble de la vue et des sens. Il lui était impossible de continuer, il ne voyait plus, et son intelligence n'aurait pas compris ce qu'il aurait lu. Il se sentait appétit : il mangeait peu, mais aussitôt que le travail de la digestion commençait, le sang se portait à la tête, lui troublait la vue et le rendait impropre aux fonctions intellectuelles ; il était obligé d'attendre que la digestion fût faite. On essaya vainement de diminuer la congestion sanguine par des répulsifs cutanés et intestinaux, le sang continua à se porter avec la même force vers la tête et les accidents nerveux augmentèrent. On essaya, vainement aussi, de rendre la digestion plus facile et plus prompte, par tous les moyens que put suggérer sa position. Rien ne changea les effets de la digestion.

Doué d'une imagination heureuse et entouré des soins de la tendresse la mieux entendue, ce jeune homme ne voyait et ne désirait qu'une chose, c'était sa guérison. L'exercice à cheval, de fréquents voyages à la campagne, les eaux minérales de plusieurs localités, les bains de mer, etc., rien n'améliora son sort. Au contraire, son état nerveux augmenta. A ce raptus sanguin vers la tête, à cette action de la digestion, se joignirent de nouveaux phénomènes; des douleurs vagues se firent sentir dans différentes parties du tronc et des membres, la constipation devint plus grande, les battements se firent sentir avec force dans différents points, la respiration fut souvent gênée; surtout lorsqu'il marchait un peu vite, il y avait un essoufflement bien marqué. Enfin il éprouvait parfois une petite toux sèche, une sorte de raclement qui amenait à peine quelques mucosités glaireuses et parfois un peu de cette mucosité concrète déjà si souvent signalée. Ce fut alors que ce jeune homme commença à méditer sur les symptômes qu'il éprouvait, et à les comparer avec les symptômes de différentes maladies. Il pensa que, puisqu'il avait les signes de telle ou telle maladie, il pourrait bien avoir la maladie elle-même. Son humeur devint plus sombre, son caractère fut plus impatient, et parfois il désespérait avec amertume de sa guérison. Je sens bien ce que j'ai, disait-il, tout ce qu'on me dit ne m'empêche pas de souffrir et de le sentir; si je n'avais pas une maladie grave, je ne souffrirais pas constamment, ou du moins je guérirais; et au lieu de guérir, je vais chaque jour plus mal; chaque jour je sens mes souffrances augmenter, mes forces s'en aller et ma vie s'éteindre. Mes douleurs sont aujourd'hui cent fois plus grandes qu'elles n'étaient il y a six mois, elles sont atroces.

Enfin, ayant pris connaissance d'un de mes livres, il vint me consulter. Après qu'il m'eut fait en détail le récit dont je viens de donner le résumé, je l'examinai et constatai la tuméfaction du voile du palais. Je pus lui assurer un soulagement et une guérison prochaine. Je lui prescrivis ma médication et un bon régime. Car les médecins lui faisaient prendre beaucoup de lait et manger du veau. Deux jours après, il vint me dire qu'il avait éprouvé un grand soulagement; trois mois après M. D... put recommencer sa carrière. La maladie a duré trois ans, et depuis cinq ans, M. D... est notaire et jouit d'une bonne santé.

Réflexions. — Voilà une phlegmasie dont la cause déterminante s'est trouvée dans la fièvre typhoïde; mais comment cette maladie a-t-elle agi? Sans vouloir approfondir le mode d'altération vitale que l'économie avait reçue de la fièvre typhoïde, nous nous contenterons d'émettre ce que nous avons vu. La phlegmasie n'a point existé tout de suite, car il est bien permis de s'inquiéter sur l'issue d'une affection réelle et qui vous tourmente autant que l'était M. D... Mais à mesure surtout que les souffrances se sont étendues, que les douleurs variables de l'intestin se sont fait sentir dans différents points et que plusieurs organes ont manifesté des phénomènes nerveux, l'imagination, torturée de tous les côtés et sans relâche, n'a pu moins faire que de s'occuper de tout ce qu'elle sentait, soit en prenant les phénomènes isolément, soit en les combinant. Alors, seulement, la réaction de la phlegmasie de l'intestin, du voile du palais sur l'encéphale a eu lieu, et a commencé à enfanter tous les maux dont elle supposait l'économie atteinte.

Nous insisterons sur ce point seulement, que les sensations viciées, que des phénomènes disparates et souvent bizarres ont précédé les opérations vicieuses de l'imagination, que ce n'est que sur eux qu'elle a bâti son échafaudage de maladies non existantes. Ce sont donc ces phénomènes primitifs qui ont vicié le jugement. Une fois que les nerfs ont été torturés par toutes ces souffrances, sans cesse ils sont devenus malades. C'était un trouble, un désordre, de la susceptibilité, souvent de l'irritation, d'autres fois de la faiblesse. C'était donc toujours de l'ataxie dans les deux ordres de symptômes, cette susceptibilité qu'avait acquise le malade et qui inquiète tous les phlegmasiques. La maladie a été intense, et cependant le sujet n'y était point prédisposé; mais il faut en accuser la violence de la cause qui avait imprimé à l'économie un ébranlement général profond, qui n'était pas limité à l'intestin et à l'estomac. Personne n'ignore que ceux qui ont échappé à la fièvre typhoïde en ont conservé longtemps des traces qui ne se sont effacées qu'à la longue, et beaucoup de personnes ont succombé tardivement aux effets consécutifs de cette cruelle maladie. Cependant le jeune M. D... a guéri, et j'espère que sa cure sera radicale, parce que la maladie, ayant eu pour cause la viciation accidentelle de l'économie et de quelques-unes de ses fonctions, ne trouvera plus de soutien dans l'organisme revenu à son type normal. Mais n'oublions pas qu'il a fallu beaucoup de temps pour obtenir ce résultat. La durée a donc été proportionnée, moins à l'intensité de la cause qu'à la modification profonde qu'elle avait imprimée à l'économie entière, et surtout au système nerveux. Cette guérison du fils de M. D... nous donne donc à penser que la phlegmasie n'est pas toujours aussi fâcheuse qu'elle l'a été dans l'observation.... Pour se prononcer, il faut méditer à la fois sur une foule de circonstances plus ou moins agissantes, et d'abord, la disposition constitutionnelle de la personne, et en second lieu, l'intensité et les désordres causés par la fièvre nerveuse.

OBSERVATION 8e. — Mme ... âgée de 23 ans ; elle était mariée depuis six mois; sensible et très-aimante; elle avait rencontré un mari qui savait apprécier ses qualités, et dont la tendresse et les attentions délicates faisaient son bonheur. Pendant six mois, sa santé fut parfaite. Un jour de printemps, elle fut avec son mari se promener. La journée se passa très-bien; mais le soir, en rentrant, elle sentit la fraîcheur du serein, à la suite d'une rencontre d'un homme en ribote qui voulut leur chercher une rixe. Elle fut prise subitement d'un frisson général, qui fut le prélude d'une crise nerveuse des plus violentes. Cette dame n'en avait jamais eu. Le lendemain, une crise plus atroce que la première se déclara encore subitement. La violence des contractions, les cris de la malade et les expressions de sa physionomie toute bouleversée faisaient un tableau horrible. Vu l'intensité des accidents, on fut chercher un médecin; il vit la crise nerveuse la plus violente qu'il eût jamais rencontrée. Il prescrivit une potion calmante et des infusions de fleurs de tilleul et de feuilles d'oranger édulcorées avec du sirop de gomme. Peu à peu le calme se rétablit. Enfin, au bout de deux jours, Mme ... était revenue à son état presque naturel. Malgré ce calme, malgré les médicaments antispasmodiques et calmants, la malade n'a plus eu de sommeil, et continuellement des maux de tête, trouble des fonctions digestives et souffrances sous toutes les formes pendant près de quatre ans; depuis quatre ans les règles n'ont pas reparu; elle perdait en blanc et souffrait dans le bas-ventre, surtout à gauche. Elle avait consulté plusieurs médecins, qui lui avaient conseillé des bains, des injections, et qui, en outre, lui avaient fait un grand nombre de cautérisations sur le col de la matrice avec le nitrate d'argent fondu. Ces divers moyens n'avaient été suivis d'aucun soulagement. On me fit appeler : je constatai les pieds, les mains gonflés et faisant entendre des craquements par le plus petit mouvement dans toutes les articulations des membres. La malade a eu à plusieurs reprises des attaques de fièvre nerveuse et de douleurs arthritiques qui l'ont tenue dix, quinze et vingt jours au lit. Constipation opiniâtre, souvent dans la journée des palpitations de cœur, des bouffées de chaleur, de rougeur à la face, qui se passent comme un soupir prolongé; sueur abondante par semaine froide. La peau est sèche, enflée, aride, très-sensible au froid, il existe un sentiment continuel de pesanteur dans l'estomac, dans le ventre, dans les reins; un besoin d'uriner à chaque instant, l'urine est tantôt claire comme de l'eau de roche, tantôt sédimenteuse. Je portai le diagnostic suivant : 1° phlegmasie chlorotique; 2° névralgies symptomatiques et sympathiques dans différentes régions du corps.

Réflexions. — Cette observation, qui fut intéressante sous tant de rapports, nous présente un fait de phlegmasie chlorotique fort remarquable et par sa cause et par ses symptômes. Cette malade jouissait d'une bonne santé, jamais elle n'avait eu de crises nerveuses. Elle était la femme la plus heureuse. Les devoirs conjugaux avaient-ils amené une prédisposition nerveuse chez une femme sensible ? On peut le présumer; mais à ce compte, les jeunes dames seraient toutes prédisposées. Quoi qu'il en soit, une frayeur produit, par son action sur le système nerveux, une réaction intérieure qui va se fixer sur les principaux organes, et qui ne se manifeste d'abord que par une excitation nerveuse générale, par des crises violentes. Les crises ont donc été provoquées par les préludes d'une irritation interne des nerfs. Nous savons combien est puissante la réaction de la première impression de l'irritation d'un organe, presque toujours elle masque la maladie première, la maladie réelle. L'invasion de cette vaste irritation a donc été la cause des accidents nerveux phlegmasiques qui ont eu lieu. Le siége de la cause ou le point de départ a donc été autre part que dans le cerveau et dans l'estomac, il a été dans la vessie, pour causer un catarrhe de la vessie et une gastrite, et insensiblement la tuméfaction des articulations. Ces dernières se sont passées dans une sphère en quelque sorte étrangère aux organes, dans un appareil bien différent. Déjà nous pouvons nous convaincre qu'une maladie qui se montre toujours la même, quoique produite par des causes différentes, doit avoir son siége non dans les organes sur lesquels les causes agissent, mais dans celui qui est l'agent des phénomènes par lesquels elle se traduit à nos sens. Or les crises convulsives, etc., n'ont rien de commun avec la gastrite et le catarrhe de la vessie ; elles n'entrent point dans ses attributions, pas plus que dans celles de l'estomac. Elles sont des effets, des actes du système nerveux cérébral; déjà nous pouvons donc penser que cet appareil doit au moins jouer un grand rôle dans la maladie. Comment a agi la cause? Comme toutes les causes : l'irritation violente des nerfs pneumogastrique et grand sympathique a produit une sensation vive sur ces organes. Cette sensation a retenti dans toute l'économie, et les symptômes nerveux, cérébral et ganglionnaire ont été plus affectés. Pourquoi toutes les gastrites, les métrites, les catarrhes, pourquoi toutes les inflammations ne produisent-elles pas le même effet ? Parce que, nous ne saurions trop le redire, les siéges ne sont pas tous dans les mêmes dispositions ; parce que le même individu n'est pas toujours lui-même dans des dispositions identiques, et que la cause qui fait développer un jour un symptôme en fait développer un différent un autre jour ; ici la phlegmasie chlorotique n'a été que secondaire et sympathique. Mais elle n'en a pas moins été phlegmasie chlorotique, et c'est presque toujours ainsi qu'elle a lieu; il est bien rare qu'on puisse la regarder comme indépendante de la lésion d'un organe. Comme affection nerveuse, la maladie en elle-même ne nous offre que les mêmes considérations de cause, de phénomènes, de siége et de terminaison. Je ne puis m'empêcher de faire remarquer avec quelle prudence il faut procéder à l'examen d'une maladie, lorsque des phénomènes insolites se présentent comme chez la malade... Le trouble du sommeil, des fonctions de nutrition, de circulation, cette violence des crises, ces douleurs arthritiques sous forme d'attaque de fièvre nerveuse, tout devait faire présumer une cause désorganisatrice extrême. De pareils symptômes n'ont pas lieu sans que la vie et les organes aient reçu une atteinte profonde. Le trouble du sommeil, le trouble des fonctions digestives et de la circulation, la tuméfaction du voile du palais, etc., ne m'ont jamais trompé à révéler le foyer de la phlegmasie qui tient sous sa dépendance l'une des mille maladies nerveuses, surtout la chlorose.

Les moyens employés pour la guérison ont été bien simples. Quelques pilules qui ont produit de jour en jour bon sommeil, bon appétit; la constipation a été guérie dans l'espace de dix jours. Dans cet intervalle, les règles ont reparu. A cinq mois de traitement, on a suspendu toute médication, et, depuis lors, la malade a toujours joui d'une excellente santé, et aucun accès de fièvre nerveuse n'est venu troubler la guérison. Sous l'influence d'un régime tonique, tous les signes de la chlorose ont disparu.

Observation 9e. — Mme R., âgée de 45 ans, était une de ces femmes privilégiées auxquelles la nature semble avoir prodigué ses faveurs au physique comme au moral. Adorée des parents qu'elle adorait, chérie d'un époux qui ne lui laissait rien à désirer, et mère de cinq enfants qui se développaient à ravir, elle jouissait de tout le bonheur qu'on puisse espérer sur cette terre, et elle n'avait jamais connu la maladie; sa constitution forte et robuste était d'ailleurs des plus heureuses. A la suite d'une frayeur qu'elle eut le troisième jour de son dernier accouchement, causée par un cheval qui s'échappa dans la cour, attelé à une voiture, il se détermina sur-le-champ une crise nerveuse légère, qui fut suivie de la suppression des lochies, de douleurs d'estomac, de vomissements, perte d'appétit; ses digestions devinrent difficiles, trouble du sommeil, pâleur et bouffissure par tout le corps, jambes enflées. Elle fut traitée chez elle pendant trois ans, ensuite à Paris, par plusieurs médecins, sans résultat. Au contraire, les accidents n'avaient fait que s'aggraver de plus en plus, et avaient jeté la malade dans un état de chlorosanémie, puis la phlegmasie est arrivée insensiblement avec tout son cortége.

Réflexions. — Comme dans les premières observations, Mme R. a été prédisposée à la maladie par une émotion vive d'une sorte de frayeur. Vingt fois, dans d'autres circonstances, elle avait éprouvé de pareilles émotions, et jamais il n'en était rien résulté. Les conditions dans lesquelles Mme R. se trouvait n'étaient donc plus les mêmes; sa sensibilité, son impressionnabilité étaient plus grandes; son système nerveux avait éprouvé une modification qui le rendait plus apte à recevoir des impressions qui ne l'eussent point affecté avant son dernier accouchement. La frayeur que lui ont occasionnée les cris des domestiques et de ses enfants qui étaient sur la voiture a donc agi directement sur l'organe de l'intelligence, sur le cerveau, parce que seul il pouvait recevoir cette sensation. Il a réagi sur le système nerveux cérébral, sur la chaîne ganglionnaire pour supprimer les lochies, pour troubler les fonctions de nutrition et de digestion, celles du sommeil même qui sont sous la dépendance du nerf grand sympathique, ainsi que les fonctions intestinales et utérines. Cette classe de fonctions a évidemment pris une part active; elle a participé en vertu de cette grande loi du consensus harmonique qui lie tout, et en fait un tout indivisible. Elle n'a souffert que parce que dans cette association solidaire, lorsqu'un organe ou une vie souffre, les autres souffrent aussi, lors même qu'ils ne le manifestent pas par des actes sensibles; c'est une conséquence immuable des lois de la vie. De nombreuses douleurs se sont succédé sous toutes les formes pendant près d'un an, avant l'apparition du premier accès de fièvre nerveuse, liées et enchaînées pour représenter la même maladie et la persévérance de la prédisposition à la phlegmasie chlorotique accidentelle par les émotions morales.

Quoique la phlegmasie chlorotique de Mme R. fût passée à l'état chronique, notre médication a triomphé comme dans les cas précédents.

Observation 10e. — Mme X, âgée de 25 ans : mariée depuis huit ans, elle n'avait pas eu d'enfants. Elle présentait tous les symptômes de la chlorose : teinte jaune paille du visage; palpitations de cœur, essoufflement au moindre exercice, maux d'estomac, appétit capricieux, dégoût de la viande, appétence très-vive pour les acides; langueur et faiblesse générales, tendance au sommeil le jour et la nuit, point de sommeil troublé par des rêves sous forme de cauchemar; fleurs blanches abondantes, sang des règles très-pâle, toux sèche suivie de crachas visqueux grumuleux. Je prescrivis à cette dame mes pilules pendant deux mois. Sous l'influence de cette médication, elle reprit tous les signes de la plus brillante santé : le sang des règles devint riche et d'un rouge vif, les fleurs blanches disparurent, et trois mois après, une grossesse commençante vint confirmer l'heureux effet de ce traitement.

Observation 11e. — Mme X, 28 ans, d'une forte constitution, avait eu six enfants dans l'espace de huit ans qui se développaient à merveille. Depuis son dernier accouchement, il y a trois ans, elle est souffrante, quoique conservant toujours l'apparence extérieure d'une bonne santé; mais aussitôt qu'elle marche, elle éprouve des lassitudes dans les reins, le bas-ventre; il lui semble qu'il va tomber; fréquentes envies d'uriner, pesanteur incommode sur le siége; de temps à autre, élancements passagers et très-douloureux. Les rapports conjugaux augmentent surtout les élancements. A peine quelques fleurs blanches qui sont constituées par des mucosités glaireuses, semblables à du blanc d'œuf; constipation opiniâtre. Tous les mois, à l'époque de ses règles, une fièvre nerveuse intense, qui l'obligeait à garder le lit quatre à six jours, suivie d'un grand mal de tête sous forme de migraine, qui se terminait par des vomissements et une toux nerveuse qui ne la quittaient pas. Elle consulte son médecin qui, après l'avoir examinée au speculum, lui déclare qu'elle est atteinte d'un ulcère au col de la matrice, et qu'elle ne pourra guérir que par la cautérisation; elle se laisse opérer. Quinze cautérisations sont répétées à dix ou quinze jours d'intervalle; ensuite son médecin lui dit qu'elle est guérie et l'ulcération cicatrisée. Mais comme elle ressentait toujours, à peu de chose près, les mêmes douleurs et même les attaques de migraine et de fièvre nerveuse plus intenses et plus longues. Ayant pris connaissance d'un de mes livres, elle vint me consulter. Quand elle m'eut expliqué le détail de sa position, je lui fis comprendre que la phlegmasie du voile du palais correspondait par tout le corps pour y causer toutes les souffrances qu'elle endurait, soit à la matrice, soit dans la vessie, les intestins, l'estomac, même le cerveau, pour y causer la migraine et la fièvre nerveuse intense. Je lui fis comprendre l'erreur de son médecin, qui ne s'était adressé qu'à la phlegmasie du col de la matrice. Enfin, elle se décida à suivre ma médication. En effet, huit jours après, elle éprouvait un mieux notable, et en deux mois elle était complétement rétablie.

Réflexions. — Cet exemple est très-curieux et se représente souvent à mon observation, ce qui fait regretter que beaucoup de praticiens, très-instruits d'ailleurs, entreprennent le traitement de maladies qui exigent des études toutes spéciales. Ainsi fréquemment, j'ai l'occasion d'examiner des dames sur lesquelles je reconnais la phlegmasie avec tout son cortége, soit la migraine et sa fièvre, soit la gastrite ou le catarrhe de la matrice ou de la vessie, etc., auxquelles leur médecin habituel a dit qu'elles n'étaient atteintes d'aucune de ces affections. On les traite inutilement pour des maladies de nerfs, des inflammations, qu'elles n'étaient atteintes d'aucune de ces affections. Et les souffrances persistent toujours au même degré, quand toutefois un traitement intempestif ne vient pas aggraver, jusqu'à ce qu'on ait enfin reconnu et traité convenablement la cause réelle de la maladie.

Observation 12e. — Mlle X, âgée de 29 ans, douée d'une forte constitution, s'etait toujours jusque-là bien portée. Étant dans ses règles, elle ressentit une vive frayeur, à la suite d'un accident dont elle fut témoin involontaire. Le sang s'arrêta, et, à partir de ce moment, sa santé se dérangea. Elle fut prise de battements de cœur, d'étourdissements, de lassitude dans tous les membres, de douleurs des reins, du bas-ventre, et enfin de fleurs blanches très-épaisses, jaunes, faisant de larges taches sur son linge. La moindre course était une cause de fatigue et d'accablement; son teint était devenu jaune, ses yeux ternes étaient entourés d'un cercle noirâtre. Quand cette demoiselle vint me consulter, ses règles n'avaient pas reparu depuis près de deux ans; seulement chaque mois, à l'époque correspondante aux règles, les fleurs blanches redoublaient d'abondance pendant trois à quatre mois. Elle consulta son médecin ordinaire, dès le premier mois de son accident; celui-ci, par tous les moyens en usage, bains de pieds à la moutarde, vin d'absinthe, infusion de safran, tenta inutilement de faire reparaître les règles.

Comme, loin de s'améliorer, sa position s'aggravaît de mois en mois, Mlle X vint réclamer mes soins. Après les questions préliminaires, pour me mettre au courant de sa position, je lui fis comprendre que les symptômes qu'elle ressentait pouvaient bien être les indices d'une phlegmasie, et qu'il était nécessaire d'explorer le voile de son palais. Je constatai, en effet, une tuméfaction des amygdales et de toute l'arrière-gorge rouge, et un fort engorgement des fosses nasales. Je la soumis au traitement que j'ai déjà eu plusieurs fois l'occasion d'indiquer, et après quatre jours de traitement, la santé s'est progressivement rétablie et tous les malaises interieurs avaient disparu. Au moyen d'une nourriture tonique, je fortifiai le sang, et les règles revinrent à leur tour, ce qui compléta la guérison.

Réflexions. — Ce qui est remarquable dans le traitement que j'emploie pour la guérison des maladies phlegmasiques et nerveuses, c'est qu'il n'empêche, en aucune façon, les malades de vaquer à leurs occupations habituelles. Ainsi, cette demoiselle, qui est à la tête d'une forte maison de commerce, n'interrompit pas ses affaires, et ne cessa pas un seul jour de descendre à son magasin. C'était là son unique préoccupation quand elle se mit entre mes mains; car elle avait connu une personne qui, pour la même maladie, était obligée de rester étendue sur un canapé toute la journée, et, s'il lui avait fallu garder le même repos, elle n'eût consenti qu'avec répugnance à se soumettre au traitement, à cause du préjudice que cette inaction forcée eût causé à ses affaires,

Observation 13e. — Mlle X, 30 ans, d'une forte constitution, très-grosse, avait eu deux enfants, depuis son dernier accouchement, à l'âge de vingt-trois ans;

elle avait ressenti de fortes douleurs dans les reins, le bas-ventre, l'estomac, la gorge, la tête. Ces douleurs devenaient insupportables quand elle avait fait une longue course ou qu'elle était à l'approche de son époque menstruelle. L'apparition des règles, qui revenaient à trois semaines d'intervalle et très-abondamment, la soulageait pour quelques jours; envies d'uriner très-fréquentes, sensation incommode de pesanteur sur le siége; pas de fleurs blanches. Après avoir inutilement pris des bains, fait des injections et bu de la tisane de feuilles de saponaire, elle alla consulter une notabilité chirurgicale, qui, après l'avoir touchée, lui déclara qu'elle avait la matrice déplacée très-basse, suite d'inflammation, et que c'était la cause des envies fréquentes d'uriner et de la pesanteur du siége et du bas-ventre, et des douleurs dans les intestins, l'estomac, la tête. Il pensa que la maladie était chronique et incurable, et qu'elle n'éprouverait un peu de soulagement qu'en portant une ceinture hypogastrique. Dans les premiers mois, Mlle X ressentit, par l'emploi de cette ceinture, une amélioration notable; mais bientôt les douleurs revinrent aussi intenses qu'auparavant.

Elle vint me consulter alors, et après l'avoir examinée, je fis voir à sa mère, qui l'accompagnait, qu'elle était atteinte de la phlegmasie bien caractérisée au voile du palais. En face d'une glace, en faisant une longue et forte aspiration, elle put voir son mal elle-même; en un mois de traitement, la tuméfaction du voile du palais fut complétement détournée, ainsi qu'elle put le constater elle-même par le même procédé que la première fois; bien que la matrice ne fût pas encore remise à sa place naturelle, elle pouvait marcher sans fatiguer. Les règles ne venaient plus que chaque mois, modérément et sans douleurs, ainsi que les urines pouvaient être gardées quatre à six heures sans souffrances.

Réflexions. — Il arrive souvent que les dames n'ont leur attention éveillée sur la possibilité d'une phlegmasie à la matrice, que quand elles ont des fleurs blanches. Or, c'est là une grave erreur contre laquelle je ne saurais trop les prémunir. Comme il arrive fréquemment que cette tuméfaction n'est que la conséquence d'une irritation, et que, quand elles existent depuis quelque temps, la matrice se prend d'inflammation chronique, avec un écoulement blanc plus ou moins abondant, qui seul a le privilége d'attirer l'attention des malades, dans ce cas, la phlegmasie se trouve compliquée de catarrhe utérin (fig. 1). Mais la phlegmasie peut exister des années entières sans se compliquer de fleurs blanches, et comme la réaction sympathique sur le système nerveux est toujours très-intense, il en résulte qu'on traite inutilement des malades pour des gastrites, des maladies de nerfs, et les dames souffrent jusqu'à ce qu'enfin on ait découvert la véritable cause de la maladie.

Observation 14e. — Mme X, âgée de 32 ans, mariée depuis douze ans sans avoir d'enfants, malgré son grand désir d'être mère. Dès avant son mariage, ses règles ne venaient que difficilement et étaient accompagnées de violentes coliques qui duraient quatre à cinq jours. On avait tenté à diverses reprises de faire cesser ces douleurs, mais tous les traitements avaient échoué. Son médecin avait déclaré à ses parents que le mariage la guérirait; mais, loin que cette nouvelle condition amendât ses douleurs, celles-ci avaient persisté et s'étaient compliquées de fleurs blanches très-abondantes, qui, en peu de temps, avaient déterminé un amaigrissement considérable, de violents maux d'estomac, des palpitations de cœur et de la pâleur du visage. Après trois ans de mariage, cette position se compliqua d'un relâchement des ligaments de la matrice, tellement intense, que la malade ne pouvait, sans une extrême fatigue, se livrer au moindre exercice. La marche était particulièrement douloureuse. Un chirurgien, consulté, reconnut un relâchement des ligaments et une descente de matrice (fig. 1, page 74), et conseilla l'emploi d'un pessaire, que la malade devait porter au moins pendant deux ans. Malgré sa grande répugnance pour ce moyen et les inconvénients qu'il entraîne, Mme X se soumit aux prescriptions du docteur, dans l'espérance de voir guérir sa descente de matrice et de pouvoir devenir mère. Vain espoir, le pessaire redoubla les douleurs, augmenta les fleurs blanches, et causa une inflammation si violente des organes du bas-ventre, qu'on fut obligé d'en faire l'extraction et de renoncer à son usage. La malade consulta successivement les diverses célébrités médicales qui s'occupent spécialement du traitement des maladies de matrice. Ce fut en vain. Le mieux qu'elle éprouvait n'était que passager, et dès que le traitement était discontinué, les symptômes reparaissaient. En désespoir de cause, elle consulta divers charlatans, entre autres une sage-femme qui lui introduisait, tous les jours, dans le vagin, de petits sachets de farine de lin, avec accompagnement de frictions sur le bas-ventre avec des pommades dites fondantes, et qui n'étaient autres que de la graisse de porc; mais toutes les médications auxquelles elle se soumit n'eurent d'autres résultats que de détériorer sa santé et de délabrer son organisation.

Enfin, ayant pris connaissance d'un de mes livres de la première édition, elle vint réclamer mes soins. Après qu'elle m'eut fait en détail le récit dont je viens de donner le résumé, je l'examinai et constatai une tuméfaction du vagin, du col de la matrice et un relâchement des ligaments, le voile du palais rouge, tuméfié, vu au microscope (fig. 1).

La descente de la matrice et la phlegmasie du col et du voile du palais expliquaient suffisamment les douleurs de la menstruation. Je promis à Mme X de la guérir en trois ou quatre mois au plus. En effet, par ma médication, je fis bientôt cesser les fleurs blanches et la constipation. En deux mois, la guérison était complète, et la malade pouvait se tenir debout et faire de longues courses, sans ressentir aucune douleur dans le bas-ventre. Ses règles vinrent régulièrement et sans coliques. Enfin, pour comble de satisfaction, elle devint enceinte six mois plus tard, et accoucha fort heureusement. Depuis son accouchement, sa santé s'est maintenue parfaite.

Réflexions. — Cette observation est fort intéressante pour trois motifs :

1° D'abord elle prouve l'inutilité des pessaires pour les chutes et les relâchements de matrice. En effet, ces corps étrangers, qu'on introduit dans le vagin pour soutenir la matrice, outre qu'ils n'atteignent que très-imparfaitement le but qu'on se propose, sont une cause d'irritation incessante et même parfois de violentes inflammations; ils exigent des soins de propreté extrême et en définitive ne sont qu'un palliatif, puisque, dès qu'on cesse leur emploi, le mal reparaît dans toute son intensité.

2° Elle donne l'explication de la douleur et des coliques qu'éprouvent nombre de femmes à l'époque de leurs règles. Ces douleurs et ces coliques tiennent à deux causes : à ce que le sang est trop épais, a trop de consistance, de plasticité, et qu'il se coagule dans la cavité de la matrice atteinte de phlegmasie. Les coliques, dans ce cas, ne sont qu'un diminutif des douleurs de l'accouchement, et indiquent les contractions et les efforts de la matrice pour se débarrasser des caillots sanguins; aussi souvent la cessation de ces coliques coïncide-t-elle avec la sortie d'un caillot de sang par le vagin. Une autre cause de ces tranchées utérines vient de l'étroitesse du col de la matrice. Cette étroitesse est surtout causée par la phlegmasie du col et de la matrice.

3° Enfin, cette observation, outre la guérison de la

phlegmasie et des fleurs blanches, etc., et le retour à la santé, nous montre la cessation de la stérilité par la dilatation du rétrécissement du col de la matrice, qui, dans le plus grand nombre de cas, est le seul obstacle à la fécondation.

OBSERVATION 15e. — Mme ... âgée de 30 ans, était accouchée à vingt-cinq ans du dernier de ses cinq enfants. Déjà, avant cette dernière grossesse, elle avait souffert longtemps dans le bas-ventre, dans les reins, et ne pouvait faire le moindre exercice sans voir redoubler ses douleurs. Après cet accouchement, elle eut une violente inflammation de bas-ventre qui la força de garder le lit pendant un mois. Après son rétablissement, elle conserva un écoulement qui devint bientôt rosé et d'une odeur insupportable. Elle ne distinguait le temps de ses règles que par l'intensité plus considérable de cet écoulement rosé. Amaigrissement prononcé, et teinte jaune paille du visage, irritabilité nerveuse extrême, perte de l'appétit, digestion longue et pénible, constipation opiniâtre. Dans l'opinion des parents de cette dame, elle était atteinte d'un cancer incurable de la matrice; c'était aussi l'avis de son médecin ordinaire. Dans cette occurrence, on alla consulter un chirurgien, qui proposa la cautérisation avec le fer rouge, comme le seul moyen d'enrayer la marche de la maladie. Cette opération fut renouvelée dix fois et détermina une violente inflammation qui retint la malade deux mois au lit; quand les suites de ces opérations furent dissipées, on constata que la tuméfaction et la phlegmasie et les douleurs étaient à peu près dans le même état. La malade ne voulut plus suivre ce traitement et me fit appeler. Je constatai sur le col de la matrice fortement engorgé l'existence de fongosités saignantes qui avaient envahi les deux lèvres et la cavité de l'organe. La malade était d'une faiblesse extrême et ne voulait plus entendre parler d'aucun traitement. Je me contentai d'un pansement qui m'avait déjà réussi dans plusieurs cas semblables et qui consiste à introduire tous les jours, sur la partie malade, un sachet composé de poudre de roses rouges et d'alun. En huit jours, il y avait déjà une notable amélioration de l'écoulement, dont la fétidité et la teinte rosée avaient disparu. Après quinze jours de ce pansement et d'injections chlorurées, je pus soumettre cette dame à mon traitement ordinaire, et la guérison fut complète en cinq mois.

Réflexions. — Depuis quelques années, on a beaucoup préconisé l'emploi du fer rouge dans le traitement des ulcères de la matrice. Ses plus fougueux partisans ont dû y renoncer en présence de son insuccès presque constant et des violentes inflammations consécutives. On peut voir, par opposition à ce procédé barbare, la bénignité du traitement auquel j'ai dû avoir recours, et son résultat promptement favorable.

Un fait très-remarquable, et qui depuis vingt ans ne s'est pas démenti, c'est que, par ma méthode, la guérison de la phlegmasie est radicale et que ces engorgements, ulcères, une fois guéris, semblent mettre les malades à l'abri de toute maladie ultérieure, soit à la matrice ou à tout autre organe.

Observation 16e. — Mme ... âgée de 40 ans, avait eu six enfants jusqu'à l'âge de trente ans. A la dernière couche, elle eut une hémorragie très-abondante qui mit sa vie en danger. Elle resta au lit pendant trois mois sans pouvoir se rétablir complétement. Pendant ce temps, ses idées s'exaltèrent, et on put remarquer un grand changement dans son intelligence. Elle était toujours préoccupée de son mal et de sa fin prochaine. Son esprit n'était rempli que des préparatifs de la mort. Incapable de suivre une conversation, elle y mêlait constamment des idées sur ses souffrances. On avait espéré que l'air de la campagne la rétablirait; elle y alla passer trois étés de suite sans la moindre amélioration. Enfin, on fit mander un médecin spécialiste pour les maladies mentales. Elle avait des fleurs blanches abondantes et des démangeaisons extérieures tellement vives, que la présence du monde était incapable de l'empêcher de porter la main au siége du prurit. Ces actes d'indécence étaient mis sur le compte du dérangement de son esprit. Le médecin dit qu'il ne pouvait la traiter qu'à son établissement, et là, pendant six mois, elle fut baignée et douchée tous les jours, sans le moindre résultat. Le docteur conseilla les bains de mer. Tous ces divers traitements furent inutiles.

On me fit appeler chez cette dame, et je pus constater un profond délabrement de toute l'organisation, dû à dix ans de souffrances continues. Dans le récit qu'on me fit des diverses phases de la maladie, je remarquai la persistance des fleurs blanches et surtout les démangeaisons, symptôme causé par la phlegmasie qui n'avait jamais eu le privilége de fixer l'attention des divers médecins qui avaient été appelés, préoccupés qu'ils étaient, avant tout, du dérangement des facultés intellectuelles. Après bien des instances, je pus obtenir de la malade qu'elle se soumit à l'examen, et je constatai une rougeur très-vive du voile du palais et du col de la matrice. Je prescrivis mes pilules antinerveuses, fis des injections de décoction de feuilles de noyer et saupoudrai les organes externes de la génération, matin et soir, avec la poudre d'alun et d'amidon. A l'intérieur, les toniques et une nourriture substantielle et réparatrice. En trois mois de ce traitement, j'eus la satisfaction de voir guéries non-seulement la maladie de matrice et les démangeaisons, mais aussi la prétendue maladie du cerveau. A mesure que l'affection phlegmasique s'améliorait, les idées de la malade devenaient de plus en plus régulières et stables, et six mois après le début de mon traitement, elle avait repris tous les caractères extérieurs de la plus brillante santé au physique et au moral.

Réflexions.—Cette observation présente, au plus haut degré d'intensité, un exemple de la réaction sympathique de la phlegmasie que les maladies de la matrice exercent sur le système nerveux. C'est un cas très-rare ; mais cependant il n'est presque pas de malade souffrant de la phlogose qui ne nous présente, en raccourci, pour ainsi dire, l'exemple de madame... Ainsi, les dames affectées de fleurs blanches sont tristes, moroses, d'humeur inégale, se fâchent ou pleurent pour le motif le plus futile ou même pour rien. Elles ont les nerfs agacés et souffrent de névralgies plus ou moins violentes à des intervalles assez rapprochés. Il est donc facile de comprendre que, s'il existe une faiblesse naturelle de l'intelligence, l'affection de la phlegmasie de la matrice, si elle reste quelque temps méconnue, pourra, par sa réaction sympathique sur le système nerveux et sur le cerveau, amener dans les facultés intellectuelles des désordres tels, que l'on arrive à comprendre comment des médecins ont pu commettre la méprise dont Mme... fut l'objet.

Je veux aussi faire porter l'attention du lecteur sur les démangeaisons qui tourmentaient si fort cette malade. Ce prurit se développe le plus souvent à la suite de fleurs blanches âcres, qui, baignant incessamment les parties extérieures, y produisent une irritation fort vive. Ce prurit idiopathique est chez quelques dames, surtout à l'approche des règles, porté au point de constituer un véritable supplice. Il provoque souvent l'onanisme, la nymphomanie, l'hystérie, la fureur utérine, les hallucinations nerveuses; il peut même, comme il en existe dans la science quelques cas, heureusement fort rares, pousser les malades au suicide. Consulté pour porter remède à une semblable affection, le médecin devra rechercher, avant tout, si l'on ne doit pas rattacher cette démangeaison à une névralgie de la vulve; j'en obtiens toujours la cessation par des applications topiques de diverse nature, telles que l'eau de Goulard, l'eau phagédénique jaune, la pommade camphrée opiacée, le chloroforme et même la cautérisation superficielle de toute la vulve avec la pierre infernale et mes pilules antinerveuses.

Observation 17e. — M. M... était d'un tempérament nerveux très-impressionnable. Bon, sensible, rempli de vivacité et doué d'une imagination active, il se livrait aux occupations de son commerce avec beaucoup de zèle. Il se maria à l'âge de 30 ans. Tout lui avait souri jusqu'alors, et il ajoutait encore à ses éléments de bonheur, il était fort agréable en société, loyal et expéditif dans les affaires, et très-minutieux dans son intérieur. Aucune maladie, aucun revers n'était venu entraver cette longue prospérité. La souffrance produisait chez lui deux effets bien différents. Tantôt il la supportait avec force et courage, et d'une manière vraiment admirable; tantôt il s'affectait vivement de la moindre chose, il se tourmentait d'une niaiserie, il la tournait et retournait dans tous les sens d'une manière pénible, sans que cela eût porté aucune atteinte apparente à sa santé.

Un an après son mariage, il fut atteint d'une attaque de fièvre nerveuse intense qui dura dix jours, le foie dépassait les fausses côtes au moins de quatre travers de doigt. La résolution de l'organe enflammé s'opéra, mais lentement; à mesure qu'on le voyait revenir à son volume ordinaire, la sensibilité du malade s'accrut, un rien l'impatientait, tout était pour lui une cause de souffrance et d'agitation. Les réflexions les plus sinistres vinrent l'assiéger au sujet de sa maladie du foie; il commença à s'occuper des obstructions et des squirrhes, et il entrevit un avenir de douleurs. Sa susceptibilité nerveuse, devenue plus grande, le rendit bien souvent malheureux, de façon que son caractère, tout en conservant ses bases de bonté et de franchise, devint très-inégal. Parfois il était très-gai, comme à son ordinaire; d'autres fois il était quinteux et bourru, et cela sans cause connue. Les changements de température avaient beaucoup d'influence sur lui, et il était aimable ou bizarre selon le vent qui soufflait. Dans ses moments d'humeur noire, il souffrait dans toutes les parties du corps plus ou moins, mais il éprouvait dans le flanc droit une douleur presque permanente, et qu'il attribua au foie. Depuis l'inflammation de cet organe, il était resté persuadé qu'une maladie de foie ne se guérissait pas, et malgré tous les raisonnements, cette pensée ne l'abandonnait guère, et toujours alors les souffrances nerveuses se concentraient sur ce viscère.

Dans ces moments d'exagération nerveuse, l'estomac participait ordinairement au malaise général, et la digestion ne se faisait pas ou se faisait très-mal. Un battement considérable dans la région épigastrique et du foie se faisait sentir. Alors une gastrite était sa maladie principale, et une gastrite était une maladie mortelle. La souffrance qu'il éprouvait, le malaise de l'appareil digestif augmentaient les appréhensions habituelles du malade.

Il s'établit aussi dans l'arrière-gorge un chatouillement incommode qui provoquait une petite toux sèche avec un raclement quelquefois assez violent, afin d'amener ce qu'il croyait sentir qui l'incommodait ; et il finissait par amener le plus souvent quelques mucosités incolores et quelquefois aussi une petite parcelle d'une mucosité consistante d'un blanc sale, quelquefois grise et tachetée de stries noirâtres, du volume d'un pois ou d'un haricot; il n'en fallut pas davantage pour éveiller chez lui l'idée qu'il était poitrinaire, et il se mit à lire quelques livres de médecine.

Alors, suivant la maladie qu'il avait lue ou étudiée, il était lui-même atteint de cette maladie, parce qu'en s'en faisant l'application, les souffrances de ses nerfs s'exaspéraient dans le point sur lequel il fixait son attention. Cependant ce malade avait beaucoup de bon sens. Il convenait, lorsque je le lui avais démontré, qu'il n'avait pas la maladie qu'il s'était imaginée, mais il n'en persistait pas moins à soutenir que les souffrances qu'il éprouvait étaient réelles, et qu'il ne s'était trompé que dans les conséquences qu'il en avait tirées. Son imagination demeurait tranquille pendant quelques semaines ou même quelques mois, et il n'était plus tourmenté que par des souffrances qu'il appréciait à leur juste valeur; mais à la moindre variation de température, surtout au mois de juillet et d'août, les mois de novembre et de décembre, mars et avril, de nouvelles douleurs se présentaient, et il se livrait à toutes les angoisses d'une nouvelle affection dont il s'exagérait à la fois les souffrances et les suites. Trois organes principaux fixèrent seuls pendant longtemps son attention, l'estomac, le foie et les poumons; aussi, maladie du foie, gastrite et phthisie pulmonaire furent les noms dont son imagination égarée habilla alternativement les phénomènes qu'il éprouvait.

Un an après, M. M... fut atteint d'une attaque de fièvre nerveuse intense, à laquelle il faillit succomber, et qui ne présenta de particulier que l'irritation nerveuse et l'engorgement du foie qui dépassait, comme la première fois, de quatre à cinq travers de doigt les fausses côtes. La résolution de l'organe enflammé s'opéra, mais bien plus lentement que la première fois, et une douleur aiguë extraordinaire se fixa dans la vessie sans qu'il y eût aucune apparence de fluxion. Le malade se rétablit, mais les nerfs en devinrent plus irrités; ses souffrances étaient, à l'en croire, et plus vives et plus souvent réitérées. Sa petite toux fut augmentée.

Il parut plusieurs fois éprouver de l'amélioration ou plutôt du calme avec ma médication; l'appétit se soutenait, excepté pendant la maladie intercurrente, et surtout lorsque l'état nerveux se fixait sur l'estomac et occasionnait une véritable gastralgie momentanée.

Malgré cette suspension de souffrances, malgré cette alimentation satisfaisante, le malade ne reprenait pas d'embonpoint et de nouvelles souffrances, de nouvelles craintes amenaient bientôt un amaigrissement plus grand.

Six mois après une attaque de fièvre nerveuse, dont je pus arrêter les progrès le troisième jour, il ressentit des douleurs dans le foie, dans les régions lombaires, et il lui sembla parfois éprouver une sensation particulière de cuisson dans la vessie et dans le canal de l'urètre. Alors aux idées de ses maux ordinaires se joignit la pensée d'un catarrhe vésical ou d'un calcul. L'examen attentif des urines me fit découvrir que ses sensations ne le trompaient pas complétement, de petits graviers furent rendus à plusieurs reprises. Il avait donc la gravelle; mais rien ne confirma l'existence d'un calcul ni celle d'un catarrhe. Cette nouvelle affection devint un nouvel aliment à l'imagination de M. M... Dès lors, son imagination n'eut presque plus de repos. Sans cesse occupé de ses souffrances, il les exagérait par l'attention qu'il leur prêtait, par l'analyse qu'il en faisait, et par les applications qu'il en déduisait. Son caractère devint de plus en plus irritable; soit que les souffrances se fissent sentir plus fréquemment ou d'une manière plus durable, soit que son imagination plus malade caressât davantage ses idées favorites, il n'eut presque plus de moments de calme. Tantôt il se livrait à une sorte de rage et de désespoir, le plus souvent il se laissait aller à un accablement sombre et farouche, dans lequel il se peignait une fin prochaine, et toujours par l'une des cinq maladies qu'il s'imaginait avoir tour à tour, son moral devint peu à peu aussi malade que le physique. Son caractère aussi fut tout à fait bizarre et fantasque. Rien ne lui plaisait, tout le révoltait et lui faisait ombrage, les soins les plus empressés étaient souvent les plus mal reçus, et parfois il pleurait sur le malheur qu'il avait d'être ainsi et sur ses torts envers tout le monde.

Il se retira du commerce. Toujours occupé de ses souffrances, il exagérait de plus en plus l'irritabilité nerveuse qui les lui occasionnait. Il n'est pas besoin de dire qu'il consulta successivement presque tous les médecins de la localité, et même quelques-uns de Paris et d'autres villes environnantes, et que le désir qu'il avait de guérir lui faisait accueillir avec empressement tout ce qu'on lui prescrivait comme un remède à ses maux. Leur inefficacité trop tôt reconnue le plongeait dans des souffrances plus grandes, parce que ses lueurs d'espérance s'évanouissaient, et qu'en excitant son imagination déçue, elles exaltaient ses nerfs malades et ses souffrances. Enfin, l'état de dépérissement faisait des progrès.

Trois mois après, il fut atteint d'une attaque de fièvre nerveuse, pendant laquelle il fut pénible au delà de ce qu'on peut se figurer. Cependant il se rétablit, pour quelques jours seulement, et ensuite les attaques de fièvre revenaient tous les jours. Cruellement tourmenté par de cruelles souffrances nerveuses par tout le corps, il se mit sérieusement en tête qu'il avait la pierre. Vainement plusieurs médecins lui démontrèrent la fausseté de cette idée, il persista et fit venir un lithotriteur célèbre de Paris. Les explorations réitérées auxquelles on se livra pour satisfaire à ses désirs irritèrent vivement le canal de l'urètre et la vessie. Une inflammation vive en fut la conséquence, et le retentissement qui se fit sentir dans cette économie si irritable et si irritée en fut déplorable. M. M... succomba en quelques jours, et fut délivré d'une vie à laquelle il tenait beaucoup et qui était pourtant un martyre perpétuel depuis au moins dix ans.

Réflexions. — Toutes les prédispositions à la phlegmosie et aux maladies nerveuses se trouvent réunies chez M. M... : tempérament nerveux, imagination vive et tenace, et facile à se tourmenter de peu de chose. La cause occasionnelle ou déterminante de la maladie ne paraît pas ici bien démontrée. Heureux dans son commerce et son ménage, il n'éprouvait aucune peine morale, aucun chagrin qui pût agir sur son moral. Tout lui souriait, tout semblait aller au-devant de ses désirs. La maladie a débuté par une attaque de fièvre nerveuse intense et des douleurs nerveuses et une tuméfaction du foie. La résolution de l'organe enflammé s'opère très-lentement et incomplétement. A la suite de plusieurs autres attaques de fièvre nerveuse et de fluxion sur le foie, il restait un dépôt inévitable de la bile, de lymphe de sang pour y causer le trouble et réagir insensiblement sur les autres organes pour y causer la douleur.

Par l'analyse des phénomènes, nous trouvons ce crachement d'une matière muqueuse presque concrète et d'un gris blanc provenant des glandes du voile du palais, car il était rouge tuméfié. Cette constipation opiniâtre, qui indique à la fois une faiblesse dans la fibre musculaire intestinale, est un défaut de sécrétion bilieuse et intestinale; la nutrition est pervertie, puisque, malgré une alimentation convenable, le malade n'a pas cessé de maigrir.

Quoi qu'il en soit, M. M... a succombé. Voilà une mort survenue par l'effet de la phlegmasie et surtout par les désordres de la fièvre nerveuse. La phlegmasie et sa fièvre sont donc des maladies dangereuses. Le pronostic à en porter est donc grave. Nous le penserions ainsi si nous le formulions d'après ce malade.

Mais attendons pour établir une opinion générale, ne nous hâtons pas d'édifier, comme on le fait souvent aujourd'hui, une théorie sur une statistique d'un fait. Mais rien ne nous empêche de rechercher quelle peut dans ce cas avoir été la cause de la durée et de la terminaison de la maladie. Dans ce cas, la constitution était nerveuse et d'une grande mobilité, d'avance on pouvait prévoir que ce malade avait une prédisposition aux affections nerveuses et surtout à la phlegmasie, et que cette prédisposition n'attendait qu'une occasion pour faire éclore la maladie. En outre, les causes ont été morales et continues. Mais la disposition à la phlegmasie n'en existait pas moins, et il l'a transmise à ses deux filles qu'il avait eues à l'âge de 22 à 24 ans avant de se marier, dont l'une, morte phthisique, avait déjà beaucoup de souffrances nerveuses, et l'autre lutte contre une chlorose qui la talonne de près. Nous pouvons donc déjà regarder la phlegmasie et surtout sa fièvre nerveuse comme très-fâcheuse lorsqu'elle survient chez des personnes prédisposées et par des causes morales continues. Chez M. M... le désir de guérir était tout-puissant, et ce désir, au milieu de souffrances souvent renouvelées, lui faisait changer dans les remèdes tous les moyens propres à produire quelque effet. A part les maladies intercurrentes, la médication a été toujours simple; la distraction, l'occupation, les voyages, un bon régime, ont été les moyens toujours conseillés, et si quelquefois il a pris des remèdes calmants, cela a toujours été avec modération et pour combattre des symptômes spéciaux. Malgré cette thérapeutique sage et conseillée par tous les hommes consciencieux auxquels il s'est successivement adressé, la maladie a fait des progrès que la mensongère homéopathie n'a pas pu arrêter. Ce fait n'est pas favorable non plus à notre médecine, il pourrait la compromettre si la médecine elle même ne connaissait pas ses limites et son impuissance.

Je ne parlerai pas des complications, parce que les maladies qui sont survenues pendant le cours de la phlegmasie ont été des maladies concomitantes ou intercurrentes et non de véritables complications, puisqu'elles ont parcouru leur marche comme chez d'autres malades, et que leur traitement n'a différé que bien légèrement et qu'après leur guérison la phlegmasie n'en a pas moins persisté.

Observation 18°. — Mme J., âgée de 32 ans, était d'un tempérament nerveux, très-impressionnable; bonne, sensible, remplie de vivacité et douée d'une imagination active, elle se livrait aux occupations de son ménage et de son commerce d'épicerie-rouennerie, avec beaucoup de zèle. Elle se maria à l'âge de 21 ans. Tout lui avait souri jusqu'alors. Elle devint enceinte, et depuis dix ans, suite de couches, elle est souffrante, quoique conservant toujours l'apparence extérieure d'une très-bonne santé, le jour; mais, arrivée à dix heures tous les soirs jusqu'à deux ou trois heures du matin, il lui survenait des crises nerveuses indéfinissables, suivies de contractures spasmodiques par tout le corps souvent fort aiguës, s'irradiant sous forme de crampes ou d'élancements suivant le trajet des principaux nerfs des membres. Pour avoir un peu de soulagement, Mme J. était obligée de marcher fort dans sa chambre pendant quatre à cinq heures; arrivée à trois heures du matin, elle pouvait se coucher et s'endormir jusqu'à huit heures du matin; elle pouvait déjeuner et travailler comme si elle n'avait rien eu. Elle a reçu les soins de plusieurs médecins pendant dix ans sans avoir pu obtenir aucun soulagement.

Le premier jour de mon traitement antinerveux, Mme J. éprouva un soulagement notable, et la guérison radicale après avoir pris trente de mes pilules antinerveuses dans l'espace de trois mois.

Réflexions. — Voilà une observation qui mérite de nous occuper un instant. Une apparence de bonne santé le jour, le soir une fièvre nerveuse et des souffrances, sous toutes les formes, qui ne duraient pas moins de trois à cinq heures, et depuis dix ans.

La contracture spasmodique, quelquefois brusque dans son début, est plus ordinairement annoncée par un état tout particulier de fatigue et de brisement, et une sensation d'engourdissement, de fourmillement, de picotement dans les membres. Bientôt, il survient de la gêne dans les mouvements des membres, de la roideur dans les articulations, tantôt d'un seul côté, tantôt des deux à la fois; par intervalles, des spasmes ou crises nerveuses rapides et subites traversent les muscles; des douleurs vagues, souvent fort aiguës, s'irradiant sous forme de crampes ou d'élancements, suivant le trajet des principaux nerfs du bras ou se fixant dans les articulations du poignet et des phalanges. Les doigts se fléchissent peu à peu vers la paume de la main, les muscles qui occupent la région antérieure de l'avant-bras se dessinent sous forme de masses dures et saillantes; l'avant-bras est légèrement fléchi sur le bras; le poignet est incliné en avant, ou dans des cas fortement étendu; les doigts sont fléchis dans l'articulation métacarpo-phalangienne, ils se trouvent ainsi rapprochés de la main; mais par un mouvement en quelque sorte inverse, les phalanges conservent entre elles les rapports qu'elles ont dans l'extension, les doigts sont roulés et écartés les uns des autres, ou, comme le pouce, ramenés vers la paume de la main. La maladie peut être bornée aux membres supérieurs, et souvent plus marquée d'un côté que de l'autre; mais il n'est pas rare de voir les membres supérieurs pris successivemeut des mêmes accidents. La jambe et le pied sont dans une extension forcée, les orteils au contraire sont fortement fléchis; la contracture s'étend dans quelques cas aux muscles du ventre et de la région dorsale, au cou, aux lèvres, à la mâchoire, aux muscles de l'œil; les moindres mouvements imprimés aux parties contractées excitent, en général, les plus vives douleurs. Il en est de même d'une constriction exercée sur le membre et de l'impression de la chaleur ou du froid qui exagèrent ou réveillent les contractures et les élancements (Trousseau, Tardieu). Il survient quelquefois un gonflement œdémateux avec une rougeur diffuse bleuâtre, jaunâtre autour des articulations ou même loin de toute articulation par tout le corps. Chez les enfants, les contractions spasmodiques alternent parfois avec des convulsions cloniques, quelques malades sont pris aussi de vomissements et diarrhées; mais on peut voir, dans les accès les plus violents, de la céphalalgie et des vertiges en même temps qu'un sentiment de constriction dans la région précordiale. C'est dans ce cas que des congestions partielles se font vers la face, vers les yeux ou quelque organe intérieur. Un symptôme encore plus caractéristique s'ajoute assez fréquemment à la contracture spasmodique et lui donne une forme toute spéciale, c'est la paralysie. A l'engourdissement qui marque le début de la maladie, succède une faiblesse particulière. Quelquefois, avant que la roideur et la contraction des muscles se manifestent, les mains ne peuvent saisir un objet, les bras ne peuvent le soutenir; les membres inférieurs fléchissent sous le poids du corps, et la progression est impossible. La sensibilité est en même temps obscurcie, quelquefois complétement abolie, de telle sorte que les malades ne peuvent régler leurs mouvements d'après la résistance qu'indiquerait le toucher. Comme la contracture, la paralysie peut se limiter à une moitié du corps ou à une région circonscrite; mais quelquefois elle envahit successivement la presque totalité des muscles du corps.

Nous avons vu, avec MM. les professeurs Trousseau et Tardieu, une femme récemment accouchée, s'éteindre, dans l'espace de six jours, de contracture des membres affectés de spasmes au cou et aux muscles respirateurs, sans qu'aucune lésion matérielle, aucune complication ait pu rendre compte de cette terminaison funeste. Le plus ordinairement, quoique persistant plus longtemps que la contracture dont elle suit la marche paroxystique et même tout à fait intermittente, la paralysie se dissipe graduellement sans laisser de traces. Les malades commencent à marcher plus facilement, à se mieux servir de leurs mains, à sentir les corps lourds et volumineux; mais pendant quelque temps encore ils ne peuvent saisir les corps légers d'un petit volume. La cessation de ce dernier symptôme est le signe d'une complète guérison (Delpech).

Les spasmes suivent également cette marche rétrograde, et la terminaison des paroxysmes est marquée par la décroissance des douleurs et la contracture musculaire qui disparaissent plus ou moins lentement, en remontant des extrémités aux troncs nerveux dont elles suivent le trajet; mais souvent, loin de décroître les phénomènes morbides font au contraire des progrès assez rapides. Le spasme et la paralysie s'étendent des muscles des membres à ceux de la poitrine. Les malades se plaignent d'une dypsnée horrible, ils ne peuvent articuler aucun son, et ils ne tardent pas à succomber, soit par une syncope qui les emporte subitement au milieu d'une pleine et entière connaissance, soit par une asphyxie plus ou moins lente. La mort chez les enfants est presque toujours précédée de convulsions cloniques générales très-intenses.

La contracture spasmodique est constituée par des accès dont la durée varie depuis quelques minutes jusqu'à plusieurs heures, plusieurs mois et même plusieurs années; mais les récidives sont très-fréquentes, et la maladie se reproduit avec une sorte de périodicité après un intervalle plus ou moins long, tous les ans, par exemple, vers la même saison, le printemps ou l'hiver, sans que la santé soit beaucoup altérée, hors le temps des attaques de la fièvre nerveuse plus ou moins intense qui caractérise cette maladie.

Observation 19e. — Mme..., âgée de 30 ans et d'une forte constitution comme le sont tous les habitants de l'Auvergne, quitte son pays natal pour venir se fixer à Paris. Elle a été mère de plusieurs enfants, et ses couches n'ont rien présenté que de très-naturel. Pendant ses grossesses et pendant l'intervalle de ses régles elle jouit d'une santé parfaite en apparence, quoique éminemment phlegmasique. Mais, trois ou quatre jours avant l'apparition des menstrues, elle éprouve une tristesse profonde, occasionnée par une plénitude, une pesanteur et une tuméfaction dont l'abdomen devient le siége.

Cet état s'accompagne de fièvre nerveuse, de douleurs vagues dans différentes parties du corps; il n'a rien d'alarmant, mais il réagit d'une manière si grande sur le système nerveux cérébral et sur l'appareil ganglionnaire, que cette malade présente alors tous les signes d'un accès de fièvre nerveuse intense et de contracture spasmodique au plus haut degré. Le sang se met à couler, et vingt-quatre heures après, tout ce cortége effrayant de la phlegmasie et de maladie nerveuse s'évanouit. L'habitude qu'on a de les voir se terminer ainsi, fait qu'on n'emploie rien contre eux.

Cette disposition est fort curieuse; pendant les trois ou quatre jours de souffrances la malade n'est capable de rien; ce qui la contrarie grandement, parce qu'elle est à la tête d'un établissement qui en souffre beaucoup. Pendant l'intervalle de santé, elle prend la ferme résolution de surmonter ses souffrances et de chasser les idées noires qu'elles lui inspirent. Cela a toujours été impossible; son attaque de fièvre nerveuse est revenue aux mêmes époques pour trois ou quatre jours.

Je fus appelé auprès de Mme ... Elle était en proie à des douleurs extraordinaires dans les membres inférieurs et un bras ; souvent des contractures spasmodiques, des crampes. Il y avait tuméfaction et sensibilité très-grande au toucher, le moindre mouvement lui arrachait des cris aigus, et même sans bouger elle éprouvait des douleurs comme de déchirements dans les membres; il y avait des nodus autour des articulations malades et raideur arthritique; depuis un an, l'imagination malgré ces souffrances atroces conservait toute son intégrité; la malade souffrait et se plaignait, mais elle ne donnait point d'interprétation fâcheuse à ce qu'elle éprouvait. Une potion fortement diacodée et quelques toniques de même nature firent cesser cet état de souffrance comme par enchantement; il s'est reproduit une seconde fois un mois après; j'ai redonné la même potion et le remède spécifique pour la fièvre nerveuse intense qui a soulagé la malade immédiatement, et ensuite je lui ai fait suivre le traitement de mes pilules antinerveuses pendant huit mois, et depuis lors la guérison s'est très-bien maintenue.

Réflexions. — Nous avons ici une femme qui, sans chagrin, sans affection morale aucune, éprouve une attaque de fièvre nerveuse tous les mois au moment où la congestion sanguine mensuelle s'opère sur l'utérus, et surtout le bas-ventre et les membres, au moment où les viscères entrent dans une sorte de turgescence et d'éréthisme. Ces organes sont donc seul malades. Les phénomènes qui ont lieu dans les systèmes nerveux, dans les contractures des muscles et la tuméfaction des articulations sont et ne peuvent être que le produit d'une réaction causée par la phlegmasie. Bien loin de reconnaître des causes morales ou une nourriture trop succulente, la malade se fortifie d'avance l'imagination, elle cherche à la prémunir contre cette réaction tout à fait physique et vitale; ainsi tout concourt à nous faire rejeter toute cause métaphysique dans ce cas. Cela est si vrai que dans les deux dernières attaques de fièvre nerveuse, la réaction s'est opérée sur le système nerveux cérébral et ganglionnaire pour causer les contractures spasmodiques des muscles des membres inférieurs et un bras, et causer la tuméfaction des articulations et les nodus. Ce qui est précieux, il me semble, et tout à fait péremptoire, et propre à répandre le plus grand jour sur la question et porter la conviction avec lui.

Observation 20e. — Mme G... est âgée de 35 ans, douée d'une bonne constitution. Elle exerce une profession qui, sans être pénible, exige qu'elle soit presque toute la journée à son magasin. Sa santé était assez robuste, et en quatorze ans je ne lui avais vu d'autres maladies que dix couches très-heureuses. Elle avait bien éprouvé quelques chagrins occasionnés par différentes pertes dans le commerce; mais son esprit courageux les lui avait fait supporter avec résignation, et son activité les lui avait fait bientôt réparer; elle prit un peu plus d'embonpoint, ses règles angmentèrent de quantité, peu colorées, tachant le linge comme de la sérosité; elle se trouva peu à peu incommodée par des maux d'estomac, vomissements presque tous les jours, le soir une fièvre nerveuse légère, migraine, et chaque jour davantage. Elle avait la face rouge, la tête lourde, l'estomac plein, la digestion difficile et l'appétit était perdu. Elle crut devoir combattre cet état pléthorique par des pilules purgatives. La pléthore fut dissipée, mais il s'établit un état nerveux extraordinaire. Dans le repos et au lit, la malade n'éprouvait que de légères douleurs; mais le moindre mouvement lui en réveillait d'atroces. Elle ne pouvait bouger la tête sans y éprouver des douleurs vives et une sorte d'étourdissement qui lui faisait perdre momentanément l'usage de tous ses sens; elle ne voyait plus, elle entendait à peine et elle ne sentait presque pas le contact des corps extérieurs et même les pincements. Ce n'était point une syncope, car le pouls battait toujours de même. C'était une espèce de vertige qui se dissipait aussitôt que la tête reposait sur l'oreiller. L'estomac ne pouvait rien supporter, la moindre goutte de liquide était rejetée avec des efforts très-pénibles et très-douloureux. La respiration était libre; cependant la malade toussait, et chaque secousse de toux ébranlait la tête et les muscles du cou de manière à faire crier. Elle crachait peu, et les crachats étaient glaireux et quelquefois un peu gris et consistants. La circulation s'exécutait régulièrement, mais elle sentait fréquemment des palpitations ou des battements dans le cœur, dans la région épigastrique, dans les membres ou ailleurs. La constipation était opiniâtre, les membres étaient raides, surtout les pieds et les mains, avec un sentiment douloureux; il lui semblait qu'ils étaient fixés par des cordes tendues et que ces cordes dures et sèches faisaient du bruit lorsqu'elle se remuait. Cet état singulier agit bientôt sur l'imagination, elle ne se contenta pas de traduire ses sensations et ses souffrances, elle les commenta à sa manière, et chacune d'elles se transforma en une ou plusieurs maladies à la fois ou successivement. Les raisonnements n'y pouvaient rien; elle sentait bien son mal, disait-elle. Sa confiance dans son médecin lui faisait exécuter ponctuellement tout ce que je lui conseillais. Tout fut mis en usage : peu à peu elle put remuer la tête sans éprouver ces menaces d'évanouissement, ces douleurs si vives sous forme de crampes dans les muscles du cou, des bras et des jambes; elle commença à supporter quelques bouillons légers, ses membres furent moins douloureux, ses palpitations devinrent moins fortes et moins fréquentes; enfin au bout d'un mois elle avait repris sa santé, et ses idées étaient revenues à leur état naturel. Elle reprit ses occupations et elle fut six mois dans un état satisfaisant. Six mois après, à l'entrée de l'hiver, Mme G... vit se reproduire la même fièvre nerveuse; il était évident qu'il fallait la combattre, mais la malade tomba dans un état difficile à peindre. C'était un mélange de syncope incomplète et de crises nerveuses avec des contractures spasmodiques dans les jambes, les bras, avec des douleurs atroces soit dans la tête, les membres, les articulations. Les calmants et les antispasmodiques n'empêchèrent point cet effet de durer au moins vingt-quatre heures. Lorsque le calme fut un peu rétabli, Mme G... tomba dans le même état de souffrance et d'immobilité que dans le précédent paroxysme, et bientôt la fièvre nerveuse intense et les contractions spasmodiques vinrent caractériser de nouveau la maladie. Rien ne put en entraver la marche tant qu'il y eut les souffrances et les sensations de toute espèce qui torturèrent la malade. Cette attaque ne fut que passagère comme la précédente : elle dura un mois, et elle se dissipa avec la fièvre nerveuse intense et les contractures spasmodiques.

Trois mois s'écoulèrent dans un état de santé convenable. Alors au mois d'août recommencèrent les phénomènes de la fièvre nerveuse intense et des contractures spasmodiques si inquiétantes que je ne pus me dispenser de demander une consultation avec M. Trousseau qui suivait la malade avec moi. Pour la troisième fois, les accidents nerveux se réveillèrent avec la même intensité et les mêmes caractères que les deux premières fois. Trois mois s'écoulèrent encore dans cet état de bien-être. Pour la quatrième fois, les accidents de la fièvre nerveuse se reproduisirent comme les années précédentes et firent des progrès; il y eut impossibilité de remuer le corps, sans éprouver des douleurs vives et des contractures spasmodiques par tout le corps. Cette crise nerveuse dura quarante jours.

Trois mois encore après une nouvelle attaque eut lieu et de la même manière et dura deux mois. Une sixième attaque parut commencer avec les mêmes symptômes de fièvre nerveuse et de contractures spasmodiques. Je cédai aux indications du savant professeur de Paris, qui avait prescrit un régime alcalin depuis dix mois, qui consistait en : lait, un litre par jour, bouillon de poulet ou de veau, un grand bain par semaine, tisanes laxatives. Ce régime alcalin et débilitant fit bientôt apparaître d'autres symptômes nerveux, la tête lourde, un bruit continuel dans la tête et la surdité, un mal de gorge et un enrouement, et la tuméfaction rouge du voile du palais qui caractérise la phlegmasie; une toux par quintes, une diarrhée qui alterna avec la constipation, et tous les désordres de la gastroentéralgie que nous avons étudiés, et des milliers de taches sous forme d'ecchymose par tout le corps, bleuâtres, jaunâtres. Je prescrivis le sirop diacode à haute dose, cinq onces dans les 24 heures, et le remède que j'ai l'habitude de donner contre la fièvre nerveuse intense. Quelques accidents nerveux eurent lieu, mais l'impossibilité de remuer et les désordres de la fièvre nerveuse et surtout les contractures spasmodiques ne se présentèrent pas; et huit jours après la malade put reprendre ses occupations.

Deux mois après, une nouvelle attaque de fièvre nerveuse nous fit craindre de nouveaux accidents nerveux; je n'hésitai pas à prescrire ma médication antinerveuse, et cinq onces de sirop diacode à prendre une cuillerée à bouche toutes les trois heures dans un demi-verre de vin. A peine y eut-il quelques phénomènes nerveux et la malade ne cessa pas de sortir. Ensuite elle continua de prendre un jour trois pilules tous les huit à quinze jours pendant six mois, et depuis dix ans Mme G... se porte bien.

Réflexions. — Voilà une observation qui mérite de nous occuper un instant. Une attaque de fièvre nerveuse se manifeste sans une cause appréciable, un état nerveux vient la compliquer et lui succéder (les contractures spasmodiques); enfin cette maladie se reproduit périodiquement tous les trois ou quatre mois : au printemps, au mois d'août et à l'entrée de l'hiver, et cela sept fois de suite. Une fièvre nerveuse est facile à concevoir, rien n'est plus commun ; des accidents nerveux à la suite d'une phlegmasie s'expliquaient facilement : on en observe très-souvent; mais des accidents aussi intenses, aussi graves que ceux qu'a éprouvés Mme G... sont rares.

On se demande d'abord comment le printemps, le mois d'août et l'entrée de l'hiver ont pu coopérer à la production de la fièvre nerveuse suivie d'accidents aussi graves, tandis que maintenant les mêmes saisons ne produisent aucun effet. Il est constant que les changements de saison et les variations de température ont une influence particulière sur les malades atteints de l'une des mille maladies nerveuses, surtout les plus intenses, la migraine, l'asthme, la goutte, les névralgies, le rhumatisme, etc., maladies causées par les désordres de la phlegmasie dans les membranes muqueuses des intestins et par réaction de voisinage sur les nerfs grand sympathique et pneumogastrique, et sur l'encéphale. Mes recherches ont été fructueuses, j'ai constaté la phlegmasie du voile du palais, et tous les jours ce symptôme de maladie me fournit des preuves constantes et capables de faire naître la fièvre nerveuse intense qui cause tous les désordres variés à l'infini que nous avons constatés. Mme G... a éprouvé plusieurs fois des

SYMPTOMATOLOGIE DE LA PHLEGMASIE.

La phlegmasie occasionne un si grand nombre de phénomènes en apparence, et si disparates, qu'on aurait de la peine à croire qu'ils appartiennent à la même maladie, si par leur analyse physiologique on ne remontait à leur source commune et si on ne démontrait leur origine organique. Quoique les faits soient les mêmes dans tous les temps, dans tous les pays et dans toutes les doctrines, cependant on ne peut pas se dissimuler que l'opinion de l'auteur n'ait eu une grande influence dans leur choix et dans la manière de les envisager et d'en expliquer le développement et l'enchaînement.

Chaque auteur s'est appliqué à recueillir plus spécialement ceux des faits qui sont les plus favorables à sa doctrine et les plus faciles à en recevoir les interprétations systématiques. Les humoristes n'ont rien négligé de tout ce qui pouvait concourir à mieux faire établir leur opinion sur les viciations du sang, les chaleurs qu'il était supposé occasionner, etc. Ils n'ont pas eu non plus beaucoup de peine à expliquer tous les phénomènes, en faisant remarquer la distribution du sang partout. Quel que soit le mode de viciation admis, le résultat hypothétique est toujours le même.

Nous voyons ceux qui ont placé le siége de la maladie dans l'estomac accueillir avec confiance les flatuosités, les ardeurs, les gonflements, les renvois dont cet organe est le siége, les mauvaises digestions, etc., et faire ensuite jouer un grand rôle au chyle mal élaboré, aux crudités ou aux réactions sympathiques de ce viscère.

Mais laissons cette explication systématique, de plus longs détails ne nous apprendraient rien de plus, et abordons l'étude des phénomènes de la phlegmasie.

Mais n'oublions jamais que la véritable science du médecin est d'apprendre à connaître les maladies et à les distinguer pour pouvoir apporter à chacune le remède qui lui convient. Afin de mettre de l'ordre dans l'énumération des phénomènes, nous les classerons selon les appareils fonctionnels dont ils émanent.

Sensations. — Nous placerons en tête les sensations douloureuses et bizarres que le malade éprouve, parce que c'est toujours par elles que la maladie commence, quelle qu'en soit la cause hygiénique ou pathologique. Ce sont des douleurs qui se font sentir, tantôt et le plus souvent, dans un point ou un organe encore malade ou qui l'aura été, et dans lequel une surexcitation nerveuse aura survécu à la maladie primitive; tantôt dans différentes parties du corps successivement ou simultanément. Ces douleurs varient infiniment dans leur intensité et dans leur nature. Tantôt c'est une douleur simplement aiguë, d'autres fois c'est une douleur lancinante, quelquefois c'est une grille de fer qui serre et déchire les fibres, c'est un étau qui les presse, ou bien c'est un fer rouge ou des coups de marteau. Un malade me disait, ces jours derniers, que deux forces tiraient son cerveau en sens opposé et le déchiraient. D'autres ont, disent-ils, les cheveux même douloureux; mais cette sensation dépend du tissu dermoïde dans lequel ils sont implantés et ils comparent la peau de leur crâne à une pomme cuite ou à une chair meurtrie. Ces sensations douloureuses sont quelquefois générales, quelquefois elles se localisent sur un seul point très-variable, et alors c'est la tête qui en est le siége le plus fréquent. Et là encore elles présentent de nombreuses variétés, car tantôt elles occupent la tête en totalité, d'autres fois elles n'en occupent qu'un point très-limité, tantôt fixe, tantôt mobile; le front, les tempes, le sinciput, l'occiput peuvent indistinctement en être le siége, elles peuvent passer facilement de l'une à l'autre de ces parties; enfin elles peuvent aussi d'un moment à l'autre varier d'intensité et de caractère.

Les sensations que le malade éprouve ne sont pas toujours des douleurs : ce ne sont souvent que des bizarreries excessivement incommodes. Les malades accusent de sentir, l'un des crampes ou des contractures spasmodiques dans les membres, l'autre des douleurs rhumatismales ou nerveuses, un autre un froid glacial tantôt fixe et le plus souvent aux membres, cet autre une sensation de chaleur variable, fixe ou mobile comme celle du froid; quelques malades prétendent avoir la tête vide ou remplie d'air, d'eau, d'autres croient avoir du mortier dans le ventre. J'en ai vu plusieurs se plaindre d'avoir chaque fibre de leurs muscles attachée à un fil qui les tirait ainsi en sens inverse. En outre de ces sensations, on rencontre parfois des phénomènes nerveux, qui, pour être moins constants, n'en appartiennent pas moins à la maladie. Ainsi, on voit quelquefois des vomissements nerveux tourmenter les malades pendant plus ou moins longtemps, disparaître et quelquefois revenir pour disparaître encore, et faire rejeter, avec des efforts plus ou moins pénibles, tantôt une matière visqueuse et blanchâtre, tantôt une plus ou moins grande quantité de bile. On observe souvent un hoquet fatigant, qui n'a rien de grave ni d'inquiétant.

Indépendamment des sensations nerveuses générales que nous avons signalées et qui peuvent se montrer partout, il en est de particulières à chaque organe des sens.

Il y a des éblouissements et différentes illusions d'optique. Tantôt la sensation de la lumière est plus vive, quelquefois même douloureuse. D'autres fois, le malade ne semble voir les objets qu'à travers un voile, quelques-uns même perdent momentanément la vue. Dans quelques circonstances, la vue de certains corps ou de certaines couleurs n'est supportée qu'avec beaucoup de peine. Quelquefois des douleurs variables se font sentir dans les yeux.

Les malades éprouvent dans les oreilles des sifflements, des bourdonnements, des battements, des explosions, des bruits de rivière, de pluie, de cloche, etc. L'ouïe acquiert quelquefois une sensibilité exquise telle, que le moindre son, le moindre bruit est entendu et même parfois douloureux, tandis que d'autres fois l'ouïe devient dure et sensible, même paralysée momentanément. Ces phénomènes peuvent se manifester indépendamment de ceux de la vision, ou coïncider et même alterner avec eux.

Le sens de l'odorat est aussi quelquefois émoussé, ou même paralysé; mais le plus souvent il acquiert une sensibilité plus exquise. L'odeur la plus faible est sentie vivement et quelquefois même douloureusement, au point d'occasionner des douleurs de tête et même des crises nerveuses. Rien n'est plus fréquent que les hallucinations de ce sens. Très-souvent il donne la sensation d'odeurs qui n'existent pas, le plus ordinairement ce sont des odeurs désagréables, telles que celle de la fumée du sabot, du cheval brûlé, etc. Dans quelques circonstances les malades se passionnent pour ces odeurs puantes, et les recherchent avec empressement.

Le sens du goût présente aussi ses anomalies. Quelquefois émoussé et presque impassible, il acquiert d'autres fois une délicatesse excessive; quelquefois même il est perverti, et alors ou bien il dénature la véritable saveur des corps, ou bien il donne des sensations de saveurs qui n'existent pas, ou bien enfin il fait appéter les substances les moins salubres, les moins nutritives et les plus dégoûtantes.

Le toucher ne présente pas moins de bizarreries. Tantôt la peau acquiert une sensibilité vive qui lui permet de supporter à peine le moindre contact sans en éprouver les plus vives douleurs. D'autres fois, elle devient presque insensible, ou bien la sensation des corps n'est pas bien nette, et elle semble se faire à travers un autre corps plus ou moins épais, enfin elle est aussi le siége d'illusion ou d'hallucination sensoriales, et elle fait éprouver des fourmillements, des grimpements, des chaleurs brûlantes, des sensations de froid glacial. Son degré de sensibilité varie d'un instant à l'autre; elle sera douloureusement affectée par la moindre impression du froid ou de la chaleur ou de l'électricité atmosphérique, et quelques instants après elle y sera insensible. L'exaltation de la sensibilité n'est pas toujours générale, elle semble quelquefois une sorte de concentration qui s'opère sur un point ou sur un organe au détriment de tous les autres. Tandis qu'un organe éprouve des sensations vives et même douloureuses, les autres paraissent engourdis et presque insensibles : on dirait que la sensibilité abandonne tous les organes pour se réfugier dans un seul.

Phénomènes intellectuels et cérébraux. — A ces phénomènes nerveux se joignent toujours plus ou moins promptement des désordres intellectuels qui viennent caractériser la réaction du voisinage de la phlegmasie sur les nerfs sensitifs et sur l'encéphale. Les sensations douloureuses fixent l'attention du malade, et bientôt il n'est plus capable de s'occuper d'autres choses que de ses souffrances et de ses maux. Cette disposition nouvelle de son intelligence change aussi son caractère; il devient morose, ombrageux, méticuleux, acariâtre, bizarre et quinteux. Aujourd'hui il vous fera l'accueil le plus gracieux, et demain, sans raison, l'accueil le plus maussade et le plus rebutant : parfois même il se tourmente de tout, tout lui fait ombrage, tout le fatigue et lui donne de l'humeur, parce que ses sens exaltés et viciés ne lui transmettent que des sensations pénibles et douloureuses. Ce qui lui faisait plaisir jadis devient pour lui un sujet de peine et de fatigue; quelques-uns se croient dans l'impossibilité à cause des étourdissements et des douleurs arthritiques dans les articulations qu'ils éprouvent. Toujours occupé de ses souffrances, le phlegmasique en calcule toutes les nuances, il analyse tous les actes de sa vie, comme Sydenham; il pèse et il dose ce qu'il boit et ce qu'il mange, et ce qu'il rend par les crachats, par les urines, par les selles et par les sueurs, pour y chercher des motifs de crainte et d'espérance.

Les facultés intellectuelles se conservent plus ou moins bien; elles sont quelquefois un peu affaiblies par la longueur des souffrances et surtout par les désordres causés par la fièvre nerveuse; quelquefois aussi on les a vues acquérir un développement qu'elles n'avaient pas auparavant, et qu'elles perdaient avec la guérison.

Ainsi l'imagination, quoique toujours occupée de sa santé et de ses souffrances, varie souvent sur la nature et sur le siége de sa maladie. Il se persuade quelquefois qu'elle est nouvelle, extraordinaire et même inconnue.

Toujours avide de remède il en demande à tout le monde; s'il adopte fortement une idée, il a souvent recours aux médicaments les plus désagréables, les plus ridicules même, pourvu que leur action paraisse se concilier avec le succès qu'il en attend ou avec ses opinions.

C'est dans l'emploi du moindre remède que son imagination méticuleuse se montre dans tout son jour; il s'en fait expliquer la composition plusieurs fois jusqu'aux moindres détails. Quelquefois il redoute la dose d'une fleur bien innocente, il en calcule le degré de température et le mode de préparation; d'autres fois, il avale avec sécurité les médicaments les plus héroïques. Il n'est pas moins singulier dans son régime alimentaire, soit pour la quantité, soit pour le mode de préparation. Sa confiance médicale est souvent incertaine et versatile; par moment il accordera au savetier de sa loge la préférence sur le médecin le plus instruit, mais au milieu de cette tendance polypharmaque, il est toujours désespéré, il ne cesse de prédire sa longue maladie et d'avoir l'air de désirer la mort, quoiqu'il la redoute par-dessus tout, voyez avec quel plaisir il reçoit l'assurance qu'il ne mourra point et que sa maladie n'est pas dangereuse; lorsque vous lui analysez les phénomènes de sa maladie de manière à le convaincre de la vérité de ce que vous lui dites, ses traits s'épanouissent à mesure qu'il vous fait répéter ces paroles consolantes. « Vous croyez donc, docteur, que je n'en mourrai pas, vous dit-il avec une expression de cœur admirable; vous croyez qu'il n'y a rien de grave dans ma maladie. Votre assurance est toujours nouvelle » Nous en avons vu se laisser conduire à bien tant qu'on les trompait et qu'ils ne se doutaient pas qu'on ne fît rien pour leur guérison, et ne plus vouloir se prêter à rien dès qu'on les avertissait du succès qu'on obtenait. Nous en avons vu d'autres ne voulant rien manger qu'à l'insu de tout le monde, et dérober leur nourriture, parce qu'ils prétendaient ne pouvoir plus rien digérer. Devenus timides à l'excès, les phlegmasiques atteints d'encéphalite fuient la société, ils se méfient d'eux-mêmes autant que des autres, et appréhendent de faire des choses qu'ils faisaient hardiment autrefois. Continuellement occupés de leurs souffrances, ils s'effrayent du plus petit malaise qu'ils ressentent; intimement persuadés qu'ils ont une maladie mortelle, l'amitié n'a plus pour eux les mêmes charmes, ils deviennent plus ou moins égoïstes et presque indifférents pour les personnes ou les choses qu'ils affectionnaient le plus.

Dans la description que le phlegmasique fait de ses maux, il emploie les expressions les plus pittoresques et les plus bizarres. Voici ce que m'écrivait un malade: « Mon corps est un foyer ardent, mes articulations et mes nerfs des charbons embrasés, mon sang de l'huile bouillante, tout sommeil est anéanti, je souffre le martyre. » Voici en quels termes m'écrivait un autre malade: « Je suis privé d'intelligence, de sensibilité, je ne sens rien, je ne vois ni n'entends; je n'ai aucune idée, je n'éprouve ni peine ni plaisir. Toute action, toute sensation m'est indifférente; je suis une machine, un automate incapable de conception, de sentiments, de souvenirs, de volontés, de mouvements; ce qu'on me dit, ce qu'on me fait, mes aliments, tout m'est indifférent. » C'est depuis la plante des pieds jusqu'à la racine des cheveux qu'il éprouve des douleurs atroces; elles décentralisent en quelque sorte l'intelligence et la reportent sur tous les points de l'économie.

Mais indépendamment de ces actes intellectuels, la tête est le siége de phénomènes physiologiques pour ainsi dire matériels; la circulation cérébrale se fait rarement avec régularité; aussi les carotides battent avec violence, surtout après la plus légère contrariété ou un travail intellectuel très-modéré; la digestion les augmente beaucoup aussi; les battements se font sentir aux temporaux et souvent à toute la tête; ils s'accompagnent fréquemment d'un bouillonnement très-pénible, d'autres fois d'une sensation de chaleur ou de froid continue, ou se manifestant par bouffées et bien souvent aussi d'étourdissements qui menacent le malade d'une chute imminente aussitôt qu'il se lève pour marcher, ou au moindre mouvement de côté.

Tous ces phénomènes tiennent à une sorte de phlegmasie, soit des artères, soit des veines et de l'encéphale; mais il n'en est pas toujours ainsi, surtout vers la fin de la maladie. Au lieu d'être exaltées ou déviées, les fonctions intellectuelles portent quelquefois l'empreinte de la faiblesse; les malades ne peuvent ni lire ni écrire, ni soutenir la conversation; tout travail qui exige un peu d'attention est au-dessus de leur force, c'est un état phlegmasique de tout l'organisme, il n'y a plus de crise, il n'y a plus de fièvre nerveuse intense, plus d'attaques régulières, la nature fatiguée de l'énergie qu'elle a déployée d'abord n'a plus la force de réagir, tous les organes ont été attaqués, le phlegmasique ne peut presque plus se remuer; *ut etiam cum ambulet quiescere videatur*.

Les sentiments affectueux diminuent aussi; mais ils ne s'éteignent pas tout à fait, l'amour du malade obscurcit, mais ne détruit pas entièrement l'amitié; quoique dominant, l'égoïsme n'est pourtant pas complet. Dans cet état de faiblesse ou de diminution d'activité intellectuelle, les malades sont souvent tourmentés par une idée plus pénible encore que les souffrances; ils s'aperçoivent que leur intelligence perd de son activité et de sa justesse, et ils craignent de perdre la raison; cette crainte est pour eux un supplice déchirant. Alors aussi le cerveau a une grande tendance à éprouver des faiblesses, des pertes de connaissance ; plusieurs malades se plaignent alors d'avoir des attaques nerveuses. Mais ces désordres ne sont que des sensations cérébrales; la circulation et la digestion ne sont pas troublées et ne font rien craindre de semblable.

Les phlegmasiques aiment le repos et ils voient arriver le plus souvent avec plaisir le moment de se coucher. Le sommeil est quelquefois naturel, mais bien souvent aussi il est pour eux l'occasion de nouvelles souffrances ; il est fréquemment troublé par des rêves pénibles, par une agitation inquiète ou des insomnies bien cruelles, ou bien par des accès de cauchemar, des frayeurs, des réveils en sursaut avec suffocation, de fracas de toute espèce; mais le plus souvent il y a insomnie, et pendant leurs longues veilles, les malades, livrés à eux-mêmes dans le silence des nuits, exagèrent leurs maux et s'en occupent davantage en s'en affectant et surtout en s'irritant de leur insomnie contre laquelle ils prennent quelquefois des narcotiques.

APPAREIL MUSCULAIRE. — L'appareil musculaire ne présente que des effets bien secondaires. Les faiblesses et les lassitudes dont les malades se plaignent ne sont le plus souvent et pendant bien longtemps que des sensations nerveuses, mais vers la fin elles deviennent réelles et les membres inférieurs surtout éprouvent une sorte d'engourdissement ou de paralysie et de raideur qui gênent les mouvements. Ils accusent fréquemment aussi des crampes, des spasmes, des tremblements, des contractures, etc. Une sensation de faiblesse et d'anéantissement dans la région épigastrique empêche les malades de faire des efforts, de marcher vite, de respirer librement et même de parler haut et longtemps.

APPAREIL DE LA DIGESTION. — Après l'appareil cérébral et des articulations malades, celui qui dans la phlegmasie souffre le plus c'est l'appareil de la digestion. Tous les observateurs sont d'accord là-dessus. D'une extrémité à l'autre, tout est vicié dans cet appareil. La bouche est sèche par défaut et viciation de la salive; la petite quantité de liquide qui se forme est ordinairement écumeuse et fade, et quelquefois cependant d'une acidité remarquable, elle ne suffit pas pour humecter la bouche. La langue est souvent naturelle, très-souvent aussi elle se couvre d'un enduit blanchâtre et jaunâtre très-tenace, qui occupe principalement sa base et sur lequel les malades fixent beaucoup leur attention. L'arrière-gorge est rouge, tuméfiée, sèche, tapissée d'une mucosité épaisse tenace, qui pour être expulsée exige un raclement presque continuel et très-pénible. L'appétit est tantôt diminué, même perdu, et d'autres fois plus vif, même bizarre; le goût est dépravé et le plus souvent il ne reçoit plus des aliments la sensation agréable qu'il avait l'habitude d'en recevoir. La soif est en général assez intense.

L'estomac est le siége d'une foule de phénomènes très-variés. Après le repas, les malades se plaignent d'un sentiment de gêne, de plénitude dans l'épigastre; cette région est le siége d'une douleur plus ou moins aiguë, et d'une sensation d'action et de tension qui s'étend dans les hypocondres, et qui bien souvent en a imposé pour une gastrite chronique ou pour toute autre phlegmasie de l'abdomen. Ce malaise augmente le plus souvent pendant la digestion, et il est assez ordinairement soulagé par le dégagement d'une grande quantité de gaz; quelquefois aussi l'ingestion des aliments a soulagé; dans quelques cas rares, l'estomac acquiert une sensibilité si exquise, qu'il transmet la sensation de ce qui se passe dans son intérieur, comme si cela avait lieu sur l'organe du toucher; la présence des aliments y est sentie comme elle le serait sur la main. Il se fait habituellement un grand dégagement de gaz dans la cavité de l'estomac et quelquefois des intestins, il en résulte ces flatuosités incommodes dont se plaignent les malades, un sentiment de tension non moins incommode, et des renvois continuels de gaz insipides qui se succèdent avec une rapidité étonnante. Les fluides gazeux distendent quelquefois particulièrement les intestins, et font éprouver, dans des points très-variés, la sensation de tumeur qui pourrait en imposer à un examen peu attentif; des tumeurs analogues se forment quelquefois aussi par la crispation de la fièvre nerveuse dans différents points de l'intestin. Les vomissements sont rares; lorsqu'ils ont lieu, le malade ne rend que par une sorte de régurgitation une petite quantité d'aliments ou un peu de mucosité ou de bile épaisse et quelquefois noire. Ce qui avait accrédité chez les anciens l'opinion que l'atrabile était la cause de la phlegmasie et des maladies nerveuses.

La digestion est rarement bonne; le plus souvent elle est troublée, elle se fait avec peine et elle s'accompagne de borborygmes, de flatuosités, de bâillements réitérés, de rapports insipides ou nidoreux et ardents, et de rots fréquents; elle détermine un sentiment de malaise et de chaleur dans les entrailles et dans les reins. La constipation est opiniâtre et elle occasionne des hémorroïdes douloureuses, ou bien elle les irrite et les exaspère si elles existent; elle alterne quelquefois avec la diarrhée.

APPAREIL DE LA CIRCULATION. — L'appareil de la circulation présente aussi des phénomènes bien caractéristiques, il y a souvent des palpitations de cœur; elles sont quelquefois continues, d'autres fois elles ne se font sentir que momentanément et à des intervalles plus ou moins éloignés ; l'exercice les soulage presque toujours ; il y a quelquefois plusieurs contractions assez précipitées, et il en manque une brusquement. Ce phénomène se renouvelle de temps en temps. Le pouls est fréquemment naturel, quelquefois très-lent, petit, inégal ; du reste il varie beaucoup pendant la longue durée de la maladie, et quelquefois d'un instant à l'autre, et pour la cause la plus légère, ou même sans cause connue. Un des phénomènes les plus constants que la circulation présente dans la phlegmasie c'est le battement artériel qui se fait sentir dans l'épigastre, au tronc cœliaque ou dans ses divisions. On remarque aussi quelquefois des battements dans d'autres parties du corps sur le trajet des troncs artériels, mais ces battements n'ont rien de constant ; ils ne sont ni aussi fréquents ni aussi durables que ceux de la cœliaque, ils sont en quelque sorte fugaces, ils apparaissent un moment et disparaissent le moment après pour reparaître autre part ou même pour ne pas reparaître du tout ; cependant ils sont quelquefois très-fatigants pour les malades auxquels il semble que leurs vaisseaux sont rompus.

On observe parfois un phénomène opposé à celui des battements. C'est une diminution, une faiblesse dans les contractions du cœur, qui est telle quelquefois que les malades tombent en syncope ou sont menacés d'y tomber.

L'évacuation menstruelle ne joue qu'un rôle bien secondaire dans cette maladie. Elle peut ne pas être troublée du tout, la suppression devient une circonstance aggravante capable de causer divers accidents qu'il est essentiel de combattre.

Nous en dirons autant de toute autre hémorragie habituelle, épistaxis, hémoptysie, hématémose, hématurie, etc.

Appareil de la respiration. — La respiration ne joue pas un rôle bien important ni bien marqué dans la phlegmasie. Cependant, lorsque la maladie fait des progrès, elle ne lui reste pas entièrement étrange, il survient cette gêne asthmatique de la respiration et des serrements spasmodiques dans les parois de la poitrine. Il y a ordinairement une petite toux sèche ou férine. Cette fonction peut présenter quelques autres variations de gêne ou d'oppression, qui résultent de la modification presque générale, mais qu'on peut regarder comme des signes de phlegmasie.

Les malades éprouvent quelquefois une constriction dans la région du larynx. Il y a quelquefois une mutite ou une aphonie complète. Ces phénomènes du larynx sont quelquefois assez intenses pour simuler une maladie idiopathique de cet organe, et induire en erreur le médecin qui n'écouterait pas les plaintes du malade.

Sécrétions. — Plusieurs sécrétions sont viciées. Il y a sécheresse de la bouche et de la gorge, avec sécrétion d'une salive particulière et d'une mucosité écumeuse et tenace dans le pharynx, le larynx, le voile du palais; il s'y forme un *mucus* spécial, d'un gris noir et d'une consistance ferme, qui le fait paraître comme un petit bloc taillé ou coupé à pic. D'autres fois les malades rejettent, par vomiturition ou par regorgement, une matière glaireuse, tantôt claire comme une solution de gomme, tantôt épaisse comme du blanc d'œuf. C'est tantôt le matin, tantôt pendant la digestion, que les malades rendent cette matière, que nous regardons comme le produit d'une sécrétion vicieuse des organes digestifs. Ce n'est pas seulement à la bouche, c'est presque partout que la quantité des matières sécrétées a diminué. La poitrine est sèche selon l'expression des malades, leur haleine est très-variable; le plus souvent elle est altérée le matin. Chez quelques-uns elle est aigre ou fétide, lorsque les aliments sont plutôt putréfiés que digérés dans l'estomac. Ce viscère et les intestins ne fournissent pas un *mucus* aussi abondant que de coutume; les aliments en sont moins bien dissous, moins bien digérés et plus difficilement évacués, ce qui occasionne la constipation opiniâtre. Dans les premières voies s'opère la sécrétion anormale des gaz qui forment les flatuosités, les vents et les borborygmes, que les malades regardent bien souvent comme la cause unique de leurs maux; ce qui avait porté Sydenham à admettre une sorte de phlegmasie sous le nom de phlegmasie tympanique.

La peau est sèche et rude, elle ne se couvre presque jamais d'une sueur générale; mais on voit quelquefois des sueurs partielles ruisseler à la tête, à l'épigastre, aux doigts, et la peau devient terne, jaunâtre ou brune enflée.

On a vu des malades avoir de fréquentes pollutions nocturnes qui ont le double inconvénient d'agir physiologiquement sur l'économie en l'épuisant et en augmentant l'éréthisme du système nerveux, et moralement sur l'imagination qui s'en tourmente beaucoup et qui s'en désespère.

Chez la femme il survient bien souvent une perte blanche abondante qui la mine et augmente l'irritabilité; si elle est encore réglée, la quantité du flux menstruel diminue ordinairement ou même elle est totalement supprimée.

Nutrition. — La nutrition s'altère peu à peu à mesure surtout que les fonctions digestives sont plus dérangées. Le corps du malade diminue, s'effile, il présente tous les caractères d'un amaigrissement progressif, ou il devient obèse, les membres s'étiolent, les articulations sont toutes couvertes de nodosités, la peau perd sa couleur et sa fraîcheur et elle devient terne, les membres sont plus raides et semblent faire entendre une sorte de brisement dans les ligaments des articulations. Les membranes séreuses synoviales presque desséchées sont moins souples, il semble à beaucoup de malades que leurs fibres ainsi durcies vont se casser. On entend un bruit analogue à celui d'un parchemin qu'on froisse. Cependant, lorsque la digestion s'exécute bien, l'embonpoint et la fraîcheur se conservent et avec eux l'expression de la physionomie. C'est dans ces cas surtout, qu'on est bien disposé à qualifier les maladies de chlorose, chlorose rouge.

Tous ces phénomènes sont en général plus intenses le soir et la nuit que le matin; ils sont aussi beaucoup plus prononcés après le repas. Nous devons dire qu'ils ne se présentent pas avec le même degré d'intensité chez tous les malades. Le plus souvent ils sont tellement développés, qu'ils semblent absorber tous les autres phénomènes et constituer à eux seuls la maladie. Cette prédominance justifie bien l'opinion de ceux qui ont placé le siége des maladies nerveuses dans l'appareil digestif, mais ils ne sont pas toujours aussi prononcés et quelquefois même ils paraissent ne pas exister, ainsi qu'Hippocrate, le premier, en avait fait la remarque.

Phénomènes circulatoires. — Le cœur de même que l'estomac peut présenter ou ne pas présenter ses anomalies fonctionnelles, des battements artériels peuvent avoir lieu ou ne pas se manifester sans que leur présence ou leur absence puisse rien faire conclure sur leur valeur intrinsèque et isolée. Ils peuvent manquer, ils ne sont donc pas des signes pathognomoniques; mais ils ne manquent jamais tous constamment, les anomalies de la vie organique ou de son organe, le système nerveux ganglionnaire se dévoilent de quelque manière; si ce n'est par l'appareil digestif ni par l'appareil de la circulation, ce sera par d'autres phénomènes qui dépendent par exemple de quelques viciations de sécrétion, etc. Ainsi de même que pour l'appareil cérébro-nerveux, il n'est pas nécessaire qu'un phénomène existe à l'exclusion d'un autre dans un accès; de même aussi dans l'appareil de la vie organique, il n'est pas nécessaire non plus que ce soit absolument tel ou tel phénomène qui ait lieu dans l'un et l'autre, il suffit que l'anomalie qui les caractérise dans cette affection se traduise par un plus ou moins grand nombre de phénomènes dépendant de son influence. Un seul peut suffire quelquefois à l'œil exercé, pour révéler l'altération physiologique d'un appareil malade. J'ai vu bien des phlegmasiques, et j'ai vu constamment se manifester cette double lésion cérébrale et organique ou ganglionnaire. D'où je conclus que les appareils des deux vies sont compromis par la réaction de la phlegmasie du voile du palais, et qu'il est essentiel qu'ils fassent connaître leur lésion par quelqu'un des phénomènes qui leur sont spéciaux. Il n'est pas indispensable qu'ils soient tous produits, il suffit de quelques-uns bien caractérisés. D'après tout ce qui précède, il est évident que tous les signes n'ont pas une égale valeur, que beaucoup d'entre eux peuvent manquer sans que la maladie cesse d'être ce qu'elle est, enfin qu'il n'en est aucun qui, pris isolément, puisse être donné comme un signe pathognomonique, mais qu'il suffit bien souvent de l'un d'eux pour la caractériser.

La physionomie de la face, ce miroir de l'âme et des souffrances, reflète souvent ce qui se passe à l'intérieur, souvent aussi elle conserve, au moins pendant longtemps, toute sa fraicheur et son expression naturelle, ce qui contraste assez avec les plaintes et les douleurs des malades. Cependant vers la fin, lorsque surtout la digestion ou quelque autre fonction importante ne s'exécute pas avec régularité, les traits sont tirés et grippés; ils dépeignent les souffrances du malade. Le teint perd sa fraicheur, il devient terne et jaune; il ne faut pas croire non plus que l'altération du teint soit l'indice de quelques-unes de ces lésions, elle n'est le plus souvent que le résultat du trouble longtemps prolongé de la digestion et de la viciation consécutive de la nutrition et suite des désordres et de la fièvre nerveuse.

J'ai cherché à faire connaître tous les signes de la phlegmasie et à en déterminer la valeur réelle, mais je n'ai pas la prétention de les avoir tous décrits, la chose serait impossible, tellement ils sont nombreux et variés; il n'est pas une partie du corps qui ne puisse devenir le siége de quelque phénomène, il n'est pas de formes qu'ils ne puissent rejeter, mais en les réunissant par groupes, nous avons voulu obvier à l'inconvénient de cette omission, afin qu'on pût rattacher à quelqu'un d'eux les symptômes dont nous n'avions pas fait mention.

PRONOSTIC DE LA PHLEGMASIE.

Peut-on, sur l'histoire que nous avons tracée de la phlegmasie, en établir *à priori* un pronostic bien certain? cela paraît impossible si l'on veut la présenter d'une manière générale, et plus encore si on consulte les annales de la science pour se guider.

Cependant les auteurs s'accordent généralement à regarder cette maladie comme incurable ou très-difficile à guérir. Hippocrate avait observé que lorsqu'elle était ancienne, elle était plus difficile à guérir : *antiquos morbos difficilius curari quam recentes*, vérité généralement reconnue et confirmée par Tardieu. Quoique les symptômes en soient plus alarmants que dangereux, a dit Sydenham, elle résiste à tous les remèdes et épuise enfin la patience la plus éprouvée des médecins et des malades. Juppet pense qu'elle n'est dangereuse que lorsqu'elle donne lieu à d'autres maladies fâcheuses, surtout la fièvre nerveuse intense. Tous les jours l'observation nous confirme cette possibilité de la guérison, depuis surtout que M. Tardieu a tracé le pronostic de cette maladie. Ainsi le pronostic est en général beaucoup plus favorable et moins décourageant qu'on ne le disait autrefois; c'est sans doute à cause de la longueur de la maladie que Sydenham l'appelait plaisamment l'enfer des malades et le purgatoire des médecins.

En général les théories ont eu peu de part au pronostic que les auteurs ont porté de la phlegmasie et des maladies nerveuses. Cependant le rôle qu'ils ont fait jouer aux humeurs, aux âcretés, aux vapeurs, aux altérations organiques des différents viscères, a fait établir quelques distinctions basées sur la manière dont ils expliquaient l'influence de cés causes sur la marche et la terminaison de la maladie. Ces explications hypothétiques ne conduisant à aucun résultat avantageux, je ne les mentionnerai pas.

Nous n'essayerons d'exposer notre pensée que parce que nous la faisons découler de l'observation des faits : il y a des phlegmasies qui sont chroniques et même incurables. Elles ne sont malheureusement que trop nombreuses. Ce sont les cas de cette nature qu'avait sans doute observés Sydenham, lorsqu'il formulait le pronostic fâcheux qu'ils en ont porté. D'autre part, il y a des phlegmasies et des maladies nerveuses même les plus intenses, la gastro-entéralgie, l'asthme nerveux, l'hystérie, la chlorose, la goutte, la migraine, etc., qu'on a le bonheur de guérir. Elles sont en assez grand nombre pour justifier le pronostic favorable. On ne peut donc pas être exclusif. La maladie guérit quelquefois, et d'autres fois elle ne guérit pas. Peut-on prévoir les cas favorables et les cas fâcheux ? Sur quoi pourrait-on se baser pour asseoir son jugement ? voici ce que nous pouvons dire d'une manière générale. Toutes les fois que la phlegmasie sera constitutionnelle, soit d'origine, soit consécutivement, la maladie sera beaucoup plus grave. Presque toujours alors elle est interminable, et ce long mourir, qui ne finit jamais, fait, comme l'a dit Tardieu, le désespoir des médecins et des malades. Quelquefois même elle se termine d'une manière fâcheuse. Mais lorsque la phlegmasie est accidentelle, et qu'elle n'est point entée sur une constitution éminemment prédisposée à la maladie, on doit toujours conserver l'espérance d'une guérison plus ou moins prochaine. On sent combien devra varier encore le pronostic suivant l'ancienneté de la maladie qui aura pu déjà la faire passer à l'état chronique ou constitutionnel, suivant le degré d'intensité, suivant aussi que la position de fortune sera assez heureuse pour permettre, sans inquiétude pour l'avenir, l'emploi de tous les moyens hygiéniques et thérapeutiques nécessaires à la guérison. On doit aussi tenir compte de l'âge du malade. Les jeunes gens, dont le système nerveux est sensible et ayant devant eux un long avenir, guérissent plus facilement et plus parfaitement que les personnes avancées en âge, chez lesquelles il n'y a plus qu'un système nerveux et des membranes muqueuses glacés.

Le pronostic serait donc assez facile à porter si la phlegmasie était toujours simple et régulière dans sa marche; mais comme une foule de complications pathologiques viennent se joindre à elle et l'entraver, elles aggravent nécessairement le pronostic; il sera de même aggravé lorsque des circonstances extérieures étrangères à la maladie viendront agir sur elle pour l'entretenir ou pour la renouveler.

Lorsque la phlegmasie sera guérie les rechutes seront assez fréquentes. Elles seront d'autant plus faciles que la maladie aura duré plus longtemps et qu'elle aura laissé des désordres dans les organes de la nutrition et le système nerveux cérébral dans un plus haut degré de susceptibilité. Alors les moindres impressions seront senties vivement et péniblement exprimées; les peines morales, les nourritures alcalines, les changements de température agiront avec force et feront craindre une attaque de fièvre nerveuse intense.

DIAGNOSTIC DE LA PHLEGMASIE.

Par diagnostic nous entendons la connaissance des signes propres à faire distinguer une maladie, non-seulement dans ses phases diverses, dans ses formes multiples, dans ses variétés, mais encore dans les rapports qu'elle pourrait avoir avec quelques autres individualités pathologiques. En conséquence le diagnostic se trouve dans l'histoire même des phénomènes de la maladie, dans leur juste appréciation pour les convertir en signes, et dans l'étude de leur marche. Il suffirait de les comparer avec ceux des autres types morbides, pour trouver le véritable diagnostic.

Cependant, comme la phlegmasie a plusieurs fois été confondue avec quelques affections, avec lesquelles elle présente des affinités et des analogies plus ou moins grandes, je sais que, pour les faire mieux saisir, il aurait fallu entrer dans des détails que ne comporte pas ce travail. Il eût fallu faire ressortir toutes les nuances différentielles de chaque maladie nerveuse, et surtout les nuances qui séparent les symptômes en apparence semblables; car chaque maladie imprime son cachet à chaque phénomène. Aussi nous aurions vu que la tournure de la fièvre nerveuse et celle de la fièvre intermittente ont chacune une physionomie particulière. Nous aurions vu aussi la mobilité nerveuse, la bizarrerie de sensations des maladies nerveuses. Et là, encore, nous aurions trouvé des motifs pour établir de plus en plus cette distinction, et pour diriger le traitement d'une manière spéciale, tout en puisant ses ressources dans la même classe de moyens. Disons, pour en finir, qu'un des caractères principaux de la phlegmasie est d'exister avec une fièvre nerveuse plus ou moins intense.

DURÉE ET TERMINAISON DE LA PHLEGMASIE.

Nous connaissons les phénomènes et la marche de la phlegmasie; déjà même nous avons parlé plusieurs fois de sa durée, mais d'une manière individuelle et jamais d'une manière générale. Il est vrai qu'il est impossible d'indiquer une durée commune à une maladie qui présente, sous ce rapport, des différences si grandes. Rien ne peut être fixe; tantôt une attaque nerveuse d'un jour ou d'un mois sera toute sa durée, tantôt quelques accès plus ou moins rapprochés la représenteront. C'est le cas le plus ordinaire de notre seconde variété; tantôt elle se prolongera indéfiniment, soit parce que la constitution y est une prédisposition permanente, soit parce que la cause se renouvelle sans cesse, ou se trouve inhérente aux dispositions physiologiques du malade, comme nous l'avons vu dans les observations. . . . . Ainsi la phlegmasie et sa fièvre ne peut pas nous permettre de préciser sa durée; elle variera à l'infini selon la cause, la durée ou le renouvellement de la cause, et surtout selon les prédispositions individuelles de la constitution. Rien n'est aussi variable; si on croit les avoir suivies d'un côté, elles vous échappent d'un autre.

Quoique l'âge n'apporte pas de bien grandes différences dans la durée de la phlegmasie, et surtout de l'intensité de la fièvre nerveuse, cependant elle va en diminuant à l'époque de la ménopause, et presque toujours alors, les malades, qui ont été bien longtemps tourmentés par les attaques, cessent de l'être, ou le sont beaucoup moins, ou bien les accès diminuent de fréquence et d'intensité. Les malades alors subissent la loi commune de décrépitude ou de diminution, et l'étude de la physiologie, aux différentes époques de la vie nous apprend qu'à l'âge de retour, le système nerveux éprouve chez tous les individus une diminution de sensibilité bien remarquable.

La phlegmasie peut se terminer de plusieurs manières: elle peut guérir, elle peut passer à l'état chronique, elle peut se convertir en une autre maladie, enfin elle peut se terminer par la mort. Telles sont les quatre terminaisons que nous avons observées, et que nous avons retrouvées dans les observations des auteurs.

A. La guérison est longue, difficile et même impossible dans la phlegmasie constitutionnelle. Quelques auteurs ont même douté qu'elle pût jamais s'obtenir. Cependant nous en avons recueilli quelques faits, qui sont une exception consolante faite à la sentence désespérante de ceux qui l'ont déclarée incurable. Mais, en revanche, la phlegmasie accidentelle guérit facilement et radicalement. C'est donc aux variétés que nous avons reconnu qu'il faut attribuer cette différence dans la terminaison. Et c'est pour les avoir méconnues que les auteurs ont émis à cet égard des opinions contradictoires qu'il nous est ainsi bien facile d'apprécier. Il serait possible aussi que le traitement plus pharmaceutique qu'hygiénique des anciens contribuât à retarder ou même à empêcher la guérison. Mais aujourd'hui que la médecine d'observation et surtout la médecine physiologique sont bien comprises, tout porte à croire que désormais on comptera un bien plus grand nombre de solutions heureuses.

Nous n'avons pas besoin de revenir sur la marche que suit la phlegmasie lorsqu'elle avance à la guérison. Nous ferons cependant remarquer que celle-ci devient plus difficile, pour ne pas dire impossible, lorsque la maladie est arrivée à la troisième période ou degré, lorsque surtout elle a occasionné ces altérations organiques qui entretiennent et accroissent la maladie et décident une terminaison fâcheuse.

La phlegmasie ne suit pas toujours cette marche lente et méthodique dans sa terminaison heureuse. Quelquefois une vive attaque de fièvre nerveuse la termine brusquement.

Lorsque le malade est guéri d'une attaque de fièvre nerveuse, il est rare qu'il reprenne bientôt une santé parfaite; la phlogose laisse des traces qui durent longtemps et quelquefois même toujours. Le cerveau et le système nerveux conservent une susceptibilité très-grande; la cause la plus légère, les écarts les plus innocents suffisent pour réveiller des souffrances; les variations atmosphériques se font surtout sentir d'une manière extraordinaire et le malade conserve par conséquent les plus grandes prédispositions à retomber. Cette remarque devient importante à cause des conseils hygiéniques qu'elle doit engager à donner aux convalescents, pour la conduite qu'ils ont longtemps à tenir.

B. La phlegmasie passe très-souvent à l'état chronique. C'est l'apanage ordinaire de celle qui est constitutionnelle. Elle devient toujours chronique, de quelque manière qu'elle doive se terminer plus tard. Quant à la phlegmasie accidentelle, deux circonstances peuvent favoriser son passage à l'état chronique: ou bien il existe une prédisposition antérieure à la maladie, alors, pour peu que la cause se prolonge ou se renouvelle, la phlegmasie, trouvant tous les éléments de l'état constitutionnel, s'identifie avec eux et devient chronique; ou bien, sans qu'il y ait de prédisposition antérieure, lorsqu'une cause incessante physique ou morale entretient le cerveau et le système nerveux dans un état perpétuel de malaise pathologique; ou bien, lorsqu'à une première cause de la maladie s'est jointe une seconde, puis une troisième, mais surtout lorsque des récidives d'attaques de fièvre nerveuse intense se succèdent assez souvent, alors le dépôt de lymphe plastique causé par la phlogose et la stase du sang sur un organe de la nutrition, l'estomac, les intestins, le foie, le cœur, les reins, les poumons, la matrice, la vessie, le rectum, soit sur l'appareil cérébro-nerveux ou l'encéphale, sans cesse irrité par la stase du sang et de la lymphe plastique, pssse à l'état nervoux chronique. Celle-ci présente ensuite tous les phénomènes de bizarreries, de calme, de surexcitation, de désordres que nous avons signalés, et dont il n'est plus permis de calculer la durée et l'issue.

C. La phlegmasie peut se terminer par une autre

maladie, la plus fréqnente est la gastrite chronique. L'altération des fonctions digestives, d'abord purement vitale, c'est-à-dire l'effet d'une viciation nerveuse concomitante ou sympathique, peut finir par déterminer, et détermine en effet, souvent, la fluxion phlegmasique de l'organe et de la membrane irritée. Les mauvaises digestions deviennent aussi des causes suffisantes d'irritation de la membrane muqueuse gastro-intestinale. Ainsi provoquée et entretenue, cette irritation passe à l'état de phlogose et enfin à l'état chronique. La gastrite n'est alors qu'une complication, ce qui est très-ordinaire. Quelquefois aussi, en modifiant, en changeant le mode de sensibilité de l'estomac, la gastrite change la modification nerveuse générale et avec elle les troubles qui en étaient la conséquence; alors, mais alors seulement, il y a conversion de la phlegmasie ou terminaison par une autre maladie. Celle qui est la plus fréquente encore, c'est le dérangement de l'intelligence ou l'encéphalite, phlegmasies qui étaient autrefois à peine indiquées dans les cadres nosologiques, mais que l'on décrivait sous les noms de fièvre nerveuse, fièvre pernicieuse, fièvre cérébrale, fièvre ataxique, etc. En d'autres termes, c'est l'aliénation mentale. Ce mode de terminaison est un des plus fréquents et des plus fâcheux. On le conçoit facilement, lorsqu'on fait attention que dans la phlegmasie, soit gastro entéralgie, soit asthmatique, hystérique, chlorotique, goutteuse, la migraine, les névralgies, même l'hypocondrie, etc., il y a une viciation intellectuelle assez grande pour avoir été regardée comme une monomanie, dans laquelle l'idée fixe est la santé. Ce sont des sensations anormales diverses qui la provoquent et l'entretiennent. Lorsque, par leur action soutenue, ces sensations ont épuisé toute l'énergie de l'organe de l'intelligence ou lorsqu'elles en ont vicié les actes pendant si longtemps que cette manière d'agir est devenue pour lui une habitude ou une combinaison avec l'organisation; alors les sensations peuvent cesser, et l'imagination n'en continue pas moins à délirer. Ou bien, si l'organisme est épuisé par la durée des souffrances, l'imagination passe à une sorte de démence pusillanime dont il est plus difficile encore de la guérir. Ou bien, enfin, ce qui est plus rare, l'excès des sensations et des idées bizarres la convertira en manie avant qu'il y ait ni épuisement, ni habitude contractée; dans ces cas, la manie prend la forme et le caractère de ce que les auteurs ont appelé manie hypocondriaque. En signalant ce mode de terminaison de la phlegmasie, Broussais (*De l'irritation et de la folie,* tome II, page 347) la regarde comme l'incubation non cérébrale de la folie ; selon lui, elle se joint alors à la gastrite chronique, et il existe une irritation qui tend à affaiblir la raison : l'irritation cérébrale et l'irritation gastrite, que nous avons représentées dans les gravures.

D. La terminaison par la mort est assez rare, surtout lorsque la maladie est récente; lorsqu'elle a lieu, elle se fait longtemps attendre. Elle survient de deux manières : ou bien les malades, épuisés par la longueur des souffrances, arrivent au dernier degré de marasme ; une sorte de paralysie ou plutôt des engourdissements généraux ont lieu, et les malades s'éteignent pour ainsi dire sans agonie; ou bien, et c'est le cas le plus ordinaire, une maladie secondaire se déclare et devient une complication aggravante qui gêne des fonctions importantes, accélère la marche de la maladie vers une terminaison fâcheuse.

Nous n'avons pas cru devoir faire un chapitre particulier pour les rechutes. Cependant nous les admettons et nous en avons cité plusieurs observations, et les auteurs en citent également. La maladie, reparaissant, se manifeste par les phénomènes qui lui sont propres, et elle recommence sa marche comme auparavant. Elle fait craindre seulement d'être plus intense; il est facile de concevoir que la phlegmasie est la pâture de la fièvre nerveuse et laisse une grande prédisposition à recevoir plus vivement les impressions qui viennent agir sur nous et faire développer une seconde fois la maladie. Il en est de la susceptibilité du système nerveux comme de celle de tout autre organe qui, lorsqu'il vient d'être guéri d'une inflammation par exemple, conserve longtemps encore une grande susceptibilité et une grande disposition à contracter une nouvelle attaque de fièvre nerveuse intense.

MARCHE DE LA PHLEGMASIE ET DES MALADIES NERVEUSES.

Les symptômes que nous venons d'étudier n'existent point *ex abrupto* dans la phlegmasie et les maladies nerveuses; ils se développent progressivement et en suivant, comme dans toutes les maladies, un ordre et des phases qu'il est bien essentiel d'étudier aussi.

Prodromes.

La phlegmasie a bien souvent ses prodromes ou ses signes avant-coureurs. Ils ne sont pas les mêmes dans tous les cas. Pour éviter toute espèce de confusion, il importe de les distinguer suivant les circonstances qui donnent naissance à l'une des mille maladies nerveuses.

Dans quelques cas rares, la phlegmasie est longtemps annoncée par la prédisposition constitutionnelle la plus avancée. Ainsi, bien longtemps d'avance, la bizarrerie et la singularité des crachats mousseux, glaireux, grumuleux, des bruits ou bourdonnements dans les oreilles, des troubles de la vue, des douleurs nerveuses partout le corps, le passage du chaud au froid, des emportements pour un rien, des idées méticuleuses feront craindre la phlegmasie. Lorsqu'une des causes indiquées et surtout une cause intellectuelle ou morale vient agir sur la personne douée de cette constitution, les bizarreries augmentent, son caractère devient plus pénible, sa morosité est souvent plus continue. Le malade souffre et se tourmente de tout; plongé dans ses souffrances, il s'isole et tout lui est à charge; alors se manifestent les effets de la fièvre nerveuse légère dans l'économie. La circulation se ralentit, il s'opère une concentration sanguine sur les gros vaisseaux profonds, et la circulation en est gênée. La respiration devient plus lente, elle hématose en conséquence moins bien le sang; celui-ci devient plus noir et par conséquent moins propre à fournir aux organes une excitation et une alimentation convenables. Cette lenteur de la circulation se fait remarquer principalement dans le système de la veine porte, dans les viscères abdominaux; de là l'embarras qui survient dans les fonctions dont ils sont chargés, de là surtout la fréquence des hémorroïdes chez les phlegmasiques. L'appareil de la digestion en reçoit une atteinte bien prononcée. Le malade perd l'appétit, il mange peu, et le plus souvent la digestion se fait mal, et elle s'accompagne de tout le cortége des phénomènes qui ont lieu alors, pesanteur et tension de l'estomac, renvois, éructations, vomissements, dégagement plus ou moins considérable de gaz par le haut. La tristesse, la morosité qu'occasionnent toutes ces causes, ne suffisent pas pour constituer la phlegmasie, il faut qu'il s'y joigne d'autres phénomènes, ils sont la conséquence de la réaction de la phlegmasie sur les nerfs sensitifs, profondément offensés sur les appareils de la circulation, de la digestion, du voile du palais et de l'encéphale. Il est constant que le dérangement de ces fonctions vienne fournir une pâture à la fièvre nerveuse plus ou moins intense. Le système nerveux devient chaque jour plus irritable et plus irrité. Sa susceptibilité devient une source continuelle de sensations, d'abord provoquées par des excitations extérieures ou intérieures, et bientôt idiopathiques et dues à des nerfs malades. C'est alors que le malade, livré à toutes ses sensations, les analyse à sa manière, crée autant de maladies qu'il y a de sensations.

Mais toutes les phlegmasies ne naissent pas de la même manière, il en est un grand nombre dont la cause agit d'abord sur d'autres organes ou sur d'autres appareils que sur le voile du palais. Que cette cause ait déterminé une maladie inflammatoire ou une simple modification vitale ou nerveuse dans l'organe ou l'appareil qui en est le siége, le résultat est à peu près le même. Ou bien la maladie n'est d'abord que nerveuse, et l'on conçoit comment, par l'harmonie physiologique qui unit tout l'arbre sensitif, le système nerveux entier se trouve bientôt surexcité et vient prendre part à la maladie locale en la rendant en quelque sorte générale. Les fonctions de l'organe ou de l'appareil qui était le siége primitif de la névrose sont troublées, et ce trouble vient ajouter au malaise général, vient fournir une nouvelle série de phénomènes propres à agir à la fois sur le cerveau et sur le système nerveux. L'influence de ces phénomènes sera d'autant plus grande que les fonctions dont ils émanent sont plus importantes.

Lorsqu'au lieu d'une névrose c'est une maladie organique qui est la cause de la phlegmasie, elle agit aussi de deux manières : d'une part elle irrite le système nerveux local et général, elle en augmente par conséquent la susceptibilité, et elle détermine bientôt des sensations variables qui amènent la maladie des nerfs. D'autre part, elle dérange les fonctions de l'organe qui en est le siége, et quelquefois celles d'autres organes auxquels s'associe le premier. C'est de cette manière qu'agissent les engorgements du foie, de la rate, de l'épiploon, etc.

De toutes ces maladies, celles qui exercent l'influence la plus grande sur la production de la phlegmasie et des maladies nerveuses, sont les affections de l'estomac et surtout les affections nerveuses, la gastro-entéralgie. Comme nous l'avons dit bien des fois, il y a dans cette affection, non-seulement la réaction nerveuse qui est immense, mais encore les effets du trouble de la digestion dont les conséquences ne sont pas moins puissantes. A mesure que le système nerveux devient plus malade, à mesure que la digestion ou toute autre fonction s'exécute moins bien, le cerveau ressent les douleurs des nerfs et souffre du dérangement des fonctions; il se vicie, il ne s'occupe d'abord que des sensations qu'il reçoit. Peu à peu il les combine, en calcule les suites. De cette tendance, qui n'a encore rien que de très-naturel, ses sensations exaltées et viciées sont souvent transformées en crainte de maladies graves, et plus tard en maladies.

Il arrive souvent que les accidents de la gastro-entéralgie ou de toute autre affection paraissent s'amender pour reparaître bientôt avec plus d'intensité, et de manière à réagir avec plus de promptitude et plus d'efficacité sur les membranes muqueuses du voile du palais, sur le système nerveux et sur l'encéphale, de façon qu'on pourrait regarder cette suspension passagère comme le prélude de l'invasion d'une attaque de fièvre nerveuse plus ou moins intense.

PHLEGMASIE CONFIRMÉE.

Tels sont les prodromes ou l'invasion de la phlegmasie; lorsqu'ils ont duré plus ou moins longtemps, la maladie se dessine franchement, et la maladie nerveuse causée par la phlegmasie a lieu. Ce premier degré varie beaucoup dans sa durée. Dans la première circonstance surtout, ces prodromes peuvent durer longtemps, parce que la réaction de la phlogose est longtemps à se faire sur le système nerveux, et plus longtemps encore sur les organes de la digestion. Aussi, on voit tous les jours des hommes bizarres, et possédant toutes les qualités de la prédisposition, ne devenir phlegmasiques qu'au bout de plusienrs années, et même ne jamais le devenir, si des précautions hygiéniques préviennent l'altération des autres fonctions et surtout de la digestion. Il est vrai qu'il faut que ces souffrances trouvent une constitution et un système nerveux prédisposés, afin de pouvoir déterminer la modification qui la constitue. Car, ainsi que nous l'avons déjà dit, des souffrances bien vives peuvent durer une éternité sans causer la phlegmasie et surtout la fièvre nerveuse intense.

Lorsque la maladie est déclarée, elle est la même, quelle qu'en ait été la cause. Cependant, malgré l'identité des phénomènes, le caractère de la maladie et sa marche ne permettent pas de confondre entièrement celle qui est le résultat d'une prédisposition constitutionnelle avec celle qui est occasionnée par une circonstance accidentelle.

PHLEGMASIE CONSTITUTIONNELLE.

Dans la première, que j'appellerai constitutionnelle, le malade éprouve toutes les douleurs nerveuses que nous avons signalées; il éprouve les douleurs de tête quelquefois les plus bizarres, il l'a enflée, vide, le cerveau est sec ou rempli d'eau, il est déchiré ou distendu, il éclate. S'il s'agit du cœur, il est desséché, paralysé, désorganisé, il est rempli d'air ou d'eau, anévrismatique; à l'estomac, il est atteint d'une gastrite. Le caractère du malade devient singulier, il est impatient, tout l'irrite ou lui fait ombrage. Malgré la confiance qu'il affecte d'avoir dans son médecin et dans la médecine, il va toujours demandant des remèdes et il n'en fait aucun, ou bien il en commence beaucoup et n'en achève point. Il veut guérir et il n'a pas le courage de faire ce qu'il faut pour cela ; il est incapable de persévérance et d'une résolution forte et durable. (Observation....)

Les organes des sens sont bien souvent exaltés, et ils

deviennent sensibles à la moindre impression de la part de leurs incitateurs respectifs. J'ai vu plusieurs malades acquérir une délicatesse d'ouïe si grande qu'ils entendaient à des distances très-éloignées. Cette exaltation va quelquefois jusqu'au point de rendre les impressions douloureuses; elle va plus loin encore, elle vicie les sensations et lui fait rendre infidèlement les impressions reçues. Plus tard enfin, elle va jusqu'à faire naître dans les organes des sensations illusoires, qui ne leur sont point communiquées par les agents extérieurs. Tantôt et le plus souvent, ce sont des bruits de cloche, de détonation, de musique, de chants d'oiseaux, etc. Tantôt c'est le sens de l'odorat qui, d'un instant à l'autre, transmet des sensations d'odeurs variées, dont il n'y a point d'agent à l'extérieur.

Tantôt aussi le goût se perd ou se dénature; le plus souvent il y a dégoût complet pour les aliments; quelquefois, mais rarement, il y a une sorte de boulimie ou de besoin insatiable de prendre des aliments; d'autres fois, par une sorte de pica, le malade désire des substances non alimentaires, ou par une espèce de malaise, il appète des aliments de mauvaise qualité. Enfin, les malades éprouvent même quelquefois la sensation de saveur indépendante de tout corps sapide. Ces espèces d'hallucinations des sens sont analogues à celles des autres nerfs de l'économie. A une époque plus avancée, et lorsque la maladie est devenue plus intense, ce n'est plus une simple viciation dans la sensation, c'est un engourdissement, une torpeur, une sorte de paralysie; les impressions ne sont reçues que difficilement. Quelquefois cette sorte de paralysie n'est que momentanée; elle paraît un moment pour se dissiper un moment après. Ce sont l'ouïe, l'odorat et le goût qui en sont plus spécialement frappés, tantôt ensemble, tantôt isolément.

Des palpitations se font sentir au cœur, à l'épigastre et partout ailleurs avec une intensité très-variable, selon les sujets et suivant une foule de circonstances.

Elles vont quelquefois jusqu'à menacer de la syncope, et même jusqu'à produire des sortes de défaillance, dans lesquelles il y a rarement perte complète du sentiment. Beaucoup de malades se figurent que leur cœur ne bat plus, ou qu'ils n'ont plus de circulation et que la vie va s'éteindre.

Chez ces malades, la digestion se vicie plus ou moins, et surtout plus ou moins rapidement. En général, ils perdent l'appétit, et lorsqu'ils mangent, c'est plutôt avec dégoût qu'avec plaisir, parce qu'ils ne trouvent pas toujours aux aliments leur véritable saveur. Quelquefois cependant, il y a caprice dans l'appétit, nous avons vu des malades manger abondamment. Mais ce qui est assez fréquent, c'est de les voir choisir de préférence des aliments bizarres ou indigestes. La digestion devient lente et difficile, elle s'accompagne d'un sentiment de tension et de pesanteur dans l'épigastre. Pendant qu'elle s'opère, il y a quelquefois des régurgitations, des nausées, des éructations bruyantes, insipides. Le dégagement des gaz est quelquefois si considérable et si rapide qu'on entend un bruit continuel et fatigant dans l'épigastre; il en est presque de même dans l'intestin, où les borborygmes sont par moment continuels. Cependant l'abdomen ne se tuméfie pas, il reste plutôt déprimé; ce qui prouve que ces bruits tiennent moins à la quotité des vents qu'à la disposition physiologique de la phlegmasie du canal intestinal.

Enfin le malade éprouve une constipation qui devient de plus en plus opiniâtre, et qui, parfois, ne cède pas même aux lavements purgatifs, et contre laquelle on est obligé d'employer des moyens mécaniques pour extraire les matières.

Presque toujours le malade éprouve une petite toux sèche avec expectoration d'une matière muqueuse blanche et écumeuse d'une part, grise, épaisse et rugueuse d'autre part. Cette toux n'offre jamais rien d'inquiétant : il n'y a que le malade qui y voit souvent le signe de la phthisie pulmonaire; parfois aussi il se plaint d'avoir la poitrine serrée et comme billonnée, et de ne pouvoir pas prendre sa respiration.

Les mouvements musculaires deviennent plus lents et plus raides. Bien souvent le malade n'ose pas bouger, il lui semble qu'il va tomber, le matin surtout, ou bien les mouvements lui sont douloureux. Cette inaction, jointe à une mauvaise alimentation, lui fait perdre ses forces; il diminue chaque jour l'étendue de sa promenade et de ses exercices; il maigrit; son corps, en s'amincissant, prend une physionomie particulière. Tout en lui, l'expression de la face et des yeux, l'attitude et la manière d'agir indiquent la maladie qui le consume.

Le malade vit longtemps dans cette position, avec des alternatives fréquentes d'améliorations et de rechutes de fièvre nerveuse, sans que la maladie ait cessé pour cela d'être continue. Les diminutions passagères dans l'intensité des accidents ne constituent pas une véritable intermittence, lors même qu'il y a un soulagement assez grand pour que le malade se regarde comme guéri. Cependant nous reconnaissons des attaques de fièvre nerveuse causées par la phlegmasie intermittente, nous en avons cité plusieurs obs... Mais alors il n'y a pas seulement diminution des accidents et soulagement, leur disparition est complète et les accès de fièvre nerveuse sont réguliers et parcourent des périodes déterminées. Pendant la suspension momentanée et partielle des attaques, le malade reprend ses habitudes. J'ai remarqué que son embonpoint ne revenait pas complétement, tandis qu'il revient tout à fait pendant les intermittences de la phlegmasie périodique.

Les rechutes ou les attaques de fièvre nerveuse que le malade éprouve sont plus ou moins intenses, et elles les affaiblissent toujours davantage. Les rémissions deviennent moins complètes et moins longues, et les forces reviennent moins. En conséquence, plus la maladie avance, plus les rechutes de fièvre nerveuse sont inévitables et plus le malade s'affaiblit. Les mouvements deviennent moins faciles, les jambes plus raides finissent souvent par ne pouvoir presque plus supporter le malade, il y a une sorte de paralysie.

L'état de l'intelligence et du cerveau se modifie de plus en plus suivant les désordres causés par l'attaque de fièvre nerveuse. Toujours souffrant, le malade entretient son organe intellectuel dans un état fonctionnel exaspéré et pénible. La viciation de l'intelligence devient plus grande, elle s'identifie davantage avec l'organisme et elle en devient inséparable, aussi ses idées deviennent plus bizarres; le malade ne s'occupe presque plus d'autre chose; c'est bien souvent alors une véritable manie. S'il mange, il écoute son estomac digérer; s'il boit un verre de vin à la fin du repas, comme Sydenham il calcule tous les instants de la digestion; s'il met la main sur la région précordiale, il s'effraye des battements précipités de son cœur. Un mal de tête léger, un peu d'étourdissement sont une apoplexie commençante, le malade cherche alors partout des remèdes à ses maux. Tantôt il se livre aux charlatans les plus déhontés, aux sorciers les plus ridicules, aux diseuses de bonne fortune, aux magnétiseurs et aux somnambules. Ainsi par conseil ou par combinaisons, il adopte quelquefois systématiquement un plan de traitement tantôt débilitant, tantôt excitant; mais le plus souvent il varie à chaque instant et son plan et ses moyens, de cette manière il se fait un mal réel, il altère son tempérament et sa constitution. Bien souvent il se jette dans une dévotion outrée, il fait ou veut faire des pèlerinages, des neuvaines, etc. Il cherche aussi à obtenir de la divinité ce que la science humaine n'a pas pu lui donner. Les hallucinations sensoriales et intellectuelles deviennent plus habituelles; la raison se trouble, la mémoire se perd; les facultés intellectuelles semblent s'éteindre, et le malade passe à un état d'enfance sénile anticipée. Bien souvent aussi cet état est accru par des désordres causés par la fièvre nerveuse. Il s'opère de fréquentes congestions vers l'encéphale; le travail morbide qu'elles occasionnent amène quelquefois soit l'encéphalite, soit de petites attaques apoplectiques; diminution dans les fonctions cérébrales, par conséquent diminution croissante des facultés intellectuelles, et faiblesse toujours croissante aussi dans l'action des sens et des muscles.

Si un organe essentiel, tel que le poumon, le foie, le cœur, l'estomac, la matrice, le cerveau, est devenu le point de départ, le foyer de la maladie, il arrive quelquefois que cet organe d'abord ne présentait aucune lésion, après avoir bien longtemps éprouvé les désordres de la phlogose et de la fièvre nerveuse. Cette lésion n'est rien ou presque rien au début; mais elle prend chaque jour de nouvelles forces par l'action d'une cause incessante, elle fait des progrès constants et finit par devenir une maladie grave qui achève d'ôter au malade le peu de force qui lui reste et termine ainsi une vie bien amère au milieu des souffrances de cette maladie nouvelle. C'est ainsi qu'une phlegmasie chronique des poumons ou de l'estomac, qu'une phthisie tuberculeuse, qu'un anévrisme, qu'un squirre ou pylore, qu'un catarrhe de la vessie, de la matrice, des reins, même le cancer et l'encéphalite, etc., se sont développés et ont décidé la terminaison de la maladie essentielle.

PHLEGMASIE ACCIDENTELLE.

Lorsque la phlegmasie est accidentelle, c'est-à-dire, lorsqu'elle est provoquée par la lésion pathologique d'un organe chez les personnes qui n'ont pas les prédispositions voisines des maladies nerveuses, cette distinction est bien essentielle; car une lésion pathologique peut n'être que l'occasion bien plus que la cause du développement de la phlegmasie qui n'attendait qu'une circonstance favorable pour éclater. Nous voulons parler ici de cette phlegmasie qui survient chez les personnes qui n'ont que cette prédisposition constitutionnelle commune à toutes les maladies nerveuses et chez lesquelles il faut en conséquence que la cause agisse puissamment sur l'organisme et sur le système nerveux et le voile du palais pour déterminer la phlegmasie.

Cette phlegmasie peut devenir constitutionnelle en se prolongeant par la durée ou la récidive de la cause et surtout des attaques de fièvre nerveuse; alors elle revêt toute les formes de la phlegmasie constitutionnelle. Mais le plus ordinairement elle conserve son caractère. Sa marche est régulière. Elle ne présente guère les alternatives d'amélioration ou de soulagement et de récidive. Elle se termine aussi beaucoup plus promptement. Mais lorsque, par sa durée et par l'enchaînement de toutes les causes que nous avons signalées, il arrive une attaque de fièvre nerveuse intense, alors, à la suite des désordres dans une organe, sa terminaison est tout aussi fâcheuse que lorsqu'elle est originellement constitutionnelle (Obs.). Quelquefois aussi elle passe à l'état chronique. Alors sa terminaison est plus promptement fâcheuse, parce que l'organe malade devient plus facilement le siége d'une altération organique dont les suites peuvent être et sont presque toujours dangereuses.

Lorsque le malade guérit, il commence à voir la salive moins visqueuse, le voile du palais moins tuméfié, ou toute autre partie du corps, le mal de tête ou toutes autres douleurs moins vives, la fièvre nerveuse moins intense, l'appétit se déclare et les nourritures sont bonnes. Lorsqu'il a fait ce premier pas, on peut tout espérer du traitement avec de la persévérance. Chaque jour ou chaque semaine il voit augmenter ces forces, il peut mieux régulariser son traitement et en diriger plus sagement les moyens. Ces progrès, fruits de plu sieurs mois d'attention, sont bien souvent détruits dans un instant par la moindre indisposition ou la douleur la plus légère. Mais le malade encouragé par les antécédents se laisse plus vite persuader de recommencer, et peu à peu il obtient un succès qui le dédommage de toutes les privations qu'il s'était imposées.

Deux choses doivent nous frapper dans la marche de la phlegmasie, telle que nous l'avons observée et que nous venons de la tracer : les différentes phases par lesquelles elle passe et les deux formes qu'elle revêt, et surtout la fièvre nerveuse qu'elle entretient.

DE LA FEMME.

Je ne dois pas passer sous silence la nuance particulière que le système nerveux paraît présenter dans la femme. Ils ont tort sans doute ceux qui la regardent comme un homme imparfait. Quelle que soit l'analogie qui les rapproche, il y a entre eux des différences telles qu'ils sont deux êtres bien différents, peut-être encore plus au moral qu'au physique. Cette différence, quoi qu'en ait dit Rousseau, est aussi marquée dans l'enfance que dans l'âge mûr. Déjà la délicatesse des traits, la faiblesse de l'organisation, la mobilité nerveuse, les goûts et le genre des amusements en font un être bien distinct.

Avec cette organisation plus délicate et plus frêle, la femme apporte en naissant plus de sensibilité nerveuse, plus d'impressionnabilité. Ce double caractère se développe avec elle et constitue sa vie tout entière, ses facultés intellectuelles et sa raison sont en harmonie avec cette constitution. Plus impressionnable et plus vive, elle s'instruit plus vite; sa raison et son jugement sont plus tôt formés, mais cette rapidité nuit à la solidité du jugement et le transforme en une espèce d'instinct, de tact ou de goût. Elle sent, et sans se donner la peine de réfléchir, son jugement est formé.

Il faut convenir que ce tact des sensations la sert bien souvent mieux que les longs raisonnements par lesquels l'homme fait passer quelquefois ses idées, parce que la sensation ne trompe jamais. Si elle ne permet pas toujours d'approfondir, elle est souvent un juge plus certain, tandis que le raisonnement vicie et dénature bien souvent la sensation en voulant l'approfondir. Aussi la femme ayant ainsi jugé rapidement ne peut plus s'occuper de rechercher les causes finales, tous les replis cachés d'un sujet. Elle est par conséquent peu propre aux travaux qui demandent beaucoup d'application et de raisonnements abstraits. Tout ce qui part des sensations et des sentiments, tout ce qui ne demande que la connaissance du cœur humain et de ses égarements est à sa portée, parce qu'elle voit et sent tous les rapports moraux. Mais pour la haute philosophie, mais pour les mathématiques, mais pour les sciences, elle y échouera constamment. Et lorsqu'elle embrasse avec enthousiasme un parti politique ou religieux, ce n'est pas parce qu'elle l'a raisonné c'est parce qu'elle l'a senti. L'opinion est devenue pour elle une passion, et la passion lui commande en tyran. Malgré cette disposition générale de la femme, malgré cette constitution qui lui est commune, elle présente cependant des nuances de tempérament et de constitution qui font que toutes les femmes ne se ressemblent pas et que chacune a son caractère comme ses traits particuliers, car, ainsi que le disait Mme de Staël, une sotte ne prend pas son éventail et ne se tient pas debout comme une femme spirituelle. Mais nous ne pouvons pas entrer dans ces détails.

Créée presque uniquement pour remplir la plus noble des fonctions, celle de perpétuer l'espèce, elle marche sans cesse à ce but, même à son insu. Plaire et aimer : voilà toute sa vie. Et dans cette carrière de sentiments, à combien de tribulations et de déceptions n'est-elle pas exposée ! Combien ces causes de tourments n'augmentent-elles pas, lorsqu'en acquérant le doux nom de mère, son cœur se partage ou plutôt s'identifie avec ses enfants! Ce sont à chaque instant des craintes nouvelles. La tendresse maternelle prévoit souvent les dangers de trop loin et dans son inquiète sollicitude elle s'en crée d'imaginaires qui ne lui donnent aucun repos, qui la tiennent toujours en alarmes et exaspèrent ainsi sa sensibilité déjà si active et si grande. Comment voudrait-on qu'un être, déjà si nerveux, pût, au milieu de mille causes d'excitation et de tourments sans cesse renouvelés, ne pas éprouver un accroissement de sensibilité et de mobilité nerveuse? Aussi voit-on cette moitié si intéressante de la société contracter la plus grande disposition aux affections phlegmasiques ou nerveuses, et l'on peut assurer que ce genre de maladies forme leur apanage presque exclusif, puisque au moins la moitié des femmes en sont plus ou moins atteintes.

Nous ferons observer cependant que cette disposition nerveuse n'est pas celle qui favorise le plus la phlegmasie encéphalite. Elle favorise plutôt la métrite et ses formes variées et nombreuses de phlegmasie et de maladies de matrice. Cela nous porte à faire une réflexion qui se présente à chaque instant dans la pratique de la médecine, c'est que les prédispositions aux maladies nerveuses, quelque analogie qu'elles présentent, ne sont pas toujours les mêmes. Elles ont chacune son cachet et en quelque sorte sa spécialité. Ainsi, une personne très-nerveuse sera rarement atteinte de fièvre nerveuse intense, malgré les causes les plus propres à la déterminer. Tandis qu'une personne moins nerveuse en apparence sera constamment atteinte de fièvre nerveuse intense, et pour la cause la plus légère. C'est à cette modification nerveuse spéciale qu'il faut attribuer la moindre fréquence de la fièvre nerveuse intense chez la femme. C'est surtout à la disposition normale de ses facultés intellectuelles que cette différence peut aussi être en grande partie attribuée. On conçoit, en effet, que cette mobilité nerveuse, que cette promptitude de jugement qui ne permet pas de s'appesantir longtemps sur le même objet, ouvre constamment la porte à de nouvelles sensations et à de nouveaux sentiments qui effacent ordinairement l'impression des précédents, de façon que ni les uns ni les autres n'ont le temps de produire des effets profonds et durables. Voilà pourquoi les névralgies et les crises nerveuses, l'hystérie entretenues par la phlegmasie sont si fréquentes, et la fièvre nerveuse intense qui caractérise l'attaque de goutte, d'asthme, d'encéphalite si rare. Cette mobilité expansive de la femme, ne lui permettant pas de s'appesantir autant sur ce qui peut lui causer des peines, affaiblit en elle le moi moral et par conséquent l'égoïsme, apanage presque exclusif de l'homme, et qui favorise si bien chez lui le développement de la fièvre nerveuse intense, parce que rien ne l'affecte à demi, lorsque cela touche à ses intérêts de quelque nature qu'ils soient, et que la phlegmasie elle-même et tout son cortége ne semblent qu'un égoïsme exagéré, ainsi que Broussais l'avait remarqué.

Mais n'exagérons point cette rareté de la fièvre nerveuse intense chez la femme. Elle y acquiert une prédisposition à une époque de la vie, lorsque surtout elle a payé tribut à la coquetterie, ce vice de la société, qui n'est que l'exagération du désir naturel de plaire. Alors les rivalités s'établissent, les jalousies les rongent. Il n'y a jamais de triomphe complet et durable, et ce qui devrait contribuer au bonheur de la vie, n'en fait plus que le tourment. Mais c'est bien pis lorsque l'âge de la retraite a sonné. Alors, les adorateurs portent leurs hommages à d'autres, et la coquette, ainsi délaissée, se plaint tantôt de son miroir, tantôt de la perte de la politesse et du bon ton d'autrefois.

Et du monde vieilli pleurant la décadence,
Elle croit que tout change, elle seule a changé.

Tant qu'elle peut se faire cette illusion, elle y trouve une consolation; mais le dépit augmente et le mal devient sans remède, lorsqu'elle s'aperçoit des progrès de l'âge, lorsqu'elle fait un retour sérieux sur le passé et qu'elle le compare avec l'avenir qui l'attend. Alors, doublement affligée, et n'ayant pas su se créer des ressources pour compenser des jours de triomphe qui ne reviendront plus, elle se livre sans réserve à toute l'amertume du souvenir d'un passé qui est bien loin, d'un présent qui l'afflige et d'un avenir qui la désespère. En faut-il davantage pour exalter une imagination déjà naturellement si faible, lui inspirer toute sorte de dégoûts et d'idées noires, et opérer ainsi une réaction sur toute l'économie en général et en particulier sur le système nerveux? Aussi, est-ce l'époque de la vie à laquelle la femme est le plus exposée à contracter la phlegmasie et l'une des mille maladies nerveuses qui en sont la suite. Pour en diminuer les chances, elle devrait se persuader qu'il faut changer de goût avec les années, qu'il ne faut pas plus déplacer les âges que les saisons, qu'il faut être soi dans tous les temps et ne point lutter contre la nature, et que les efforts qu'on fait pour intervertir l'ordre des choses usent la vie et sont le germe de mille maladies nerveuses, sans qu'il soit possible d'éviter sa destinée. Cette prédisposition augmente encore, lorsque arrive l'époque de la cessation des menstrues. Cette époque est bien nommée âge critique de la femme. En effet, le changement qui s'opère dans l'économie par la suppression de ce flux habituel y apporte un trouble si marqué, qu'il est bien souvent funeste à la santé. L'un des moindres inconvénients, c'est de produire une sorte de malaise général dans lequel le système nerveux joue le plus grand rôle. Cette influence est si connue, même des gens du monde, que nous ne nous y arrêtons pas. Il nous importait de la signaler comme la cause de prédisposition à la phlegmasie la plus puissante que peut présenter la femme. Cependant, ne nous le dissimulons point, malgré cette cause puissante de chagrin et d'irritabilité nerveuse, la femme est encore beaucoup moins sujette aux attaques de fièvre nerveuse intense que l'homme, C'est la métrite ou une sorte de crise nerveuse qui survient le plus souvent. Nous persévérons à en attribuer la cause à cette mobilité nerveuse particulière au sexe féminin, et surtout à cette aptitude à juger rapidement et par sentiment beaucoup plus que par raisonnement. Ainsi, la maladie nerveuse de la femme, quoique favorable au développement d'affections nerveuses en général, ne le devient d'une manière spéciale pour la phlegmasie que lorsque le dépit causé par l'âge du retour ou l'influence exercée par la cessation des règles impriment à l'économie une physionomie nouvelle, plus nerveuse qu'elle ne l'était auparavant.

Nous avons établi que le système nerveux, naturellement plus ou moins développé dans ses attributions, pouvait être modifié par différentes causes, et surtout par l'éducation, les passions et les vices de la société. Mais ces causes ne sont pas les seules. Il est un ordre de causes nombreuses qui n'apportent pas de moins grands changements dans l'état normal des fonctions nerveuses: ce sont les maladies.

Nous savons que par suite de l'enchaînement qui lie et harmonise toutes les fonctions, il ne peut pas arriver la moindre altération physique ou vitale d'un organe, d'un appareil ou d'un système, sans que tout le reste de l'économie s'en ressente plus ou moins. Or, ce retentissement peut s'opérer de plusieurs manières, ou par l'altération des liquides ou par la sensation des souffrances prise dans la partie malade et transportée partout au moyen des nerfs. C'est ce dernier mode de transmission qui est le plus commun; dans l'une et l'autre hypothèse, la maladie est, sinon propagée au loin, du moins irradiée pour produire des effets sensibles.

Il n'est donc pas étonnant que les nerfs, recevant les premiers la sensation de la douleur, puisqu'ils en sont les seuls agents de transmission au sensorium commun, soient aussi les premiers et les plus affectés. Dans les cas même où il n'y a pas de douleur, où la scène se passe primitivement dans l'altération des liquides, les nerfs en reçoivent encore la première impression, puisque seuls ils sont sensibles, et qu'ils distribuent la sensibilité à tous les autres organes, qui sans eux en seraient privés. Dès lors, on comprend comment, dans toutes les maladies, le système nerveux peut, sinon devenir malade lui-même, au moins acquérir un degré de susceptibilité ou d'irritabilité de plus; on sent combien ce degré doit varier selon les maladies, attendu qu'elles ne portent pas sur le système nerveux une égale influence. Il en est qui ne font qu'une impression légère, ou bien passagère, tandis que d'autres agissent avec énergie, et de manière à en modifier l'état normal. Ce n'est pas seulement la nature et le siége de la maladie qui amènent cette différence; elle est encore subordonnée à la durée de l'affection et aux dispositions idiosyncrasiques spéciales de l'individu. Rarement une maladie aiguë changera pour longtemps l'état normal du système nerveux. D'autre part, quelles que soient la violence et la durée des souffrances, elles n'auront aucune prise sur l'appareil nerveux de certaines constitutions phlegmatiques ou musculaires, tandis qu'elles causeront chez d'autres personnes des ravages nerveux incalculables. On peut donc jusqu'à un certain point prévoir d'avance quelles seront les maladies qui apporteront dans le système nerveux des modifications sensibles et durables, capables de favoriser le développement de la phlegmasie et de l'une des mille maladies nerveuses. Ce seront celles qui, d'une part, agiront longuement, et qui, d'autre part, feront éprouver au système nerveux une modification spéciale. Nous mettrons en première ligne toutes celles qui ont leur siége dans quelques parties de l'appareil céphalorachidien, et qui déterminent soit des souffrances vives et longues, soit des spasmes plus ou moins intenses et plus ou moins prolongés. Ainsi, les névralgies, quel qu'en soit le siége, lorsqu'elles se prolongent longtemps, finissent par imprimer à tout le système nerveux un état de malaise général, qui le rend plus impressionnable et qui le dispose à sentir péniblement toutes les impressions qu'il reçoit. Ainsi la névropathie produit le même effet. Ainsi, une affection locale, produite par une affection légère en elle-même, si elle se prolonge longtemps, ou si elle se renouvelle souvent, amène ordinairement une modification pareille dans la sensibilité cérébrale. Ainsi la phlegmasie des membranes muqueuses, comme nous l'avons représenté dans la première et deuxième gravure, peut opérer cette modification physiologique des nerfs, en modifiant d'abord le centre, origine et aboutissant de leurs actes. Viendront en seconde ligne les affections chroniques des organes ou des appareils qui sont placés dans le bas-ventre, et surtout de ceux qui coopèrent à la digestion. Les affections chroniques du canal digestif, du foie, de la rate et du pancréas ont le triste privilége d'être souvent la cause d'une prédisposition phlegmasique, et même quelquefois de la fièvre nerveuse. Ces affections agissent de deux manières. Comme toutes les autres affections, elles irritent ou agacent, pendant longtemps, les nerfs qui se distribuent dans la partie malade, et qui finissent par étendre et propager ce mode chronique d'éréthisme. En second lieu, ces organes, étant malades, n'apportent plus leur contingent d'action à la digestion, ou ne l'y apportent que dans un état de viciation, et mettent ainsi un obstacle au complément de cette importante fonction. Celle-ci alors ne peut plus fournir que des produits moins bien élaborés, qu'un chyle moins parfait. Or, ce liquide réparateur ne portant plus aux organes que des matériaux de mauvaise qualité, ceux-ci doivent souffrir de cette nutrition, et l'impression qu'ils en reçoivent est sentie d'abord par les nerfs, qui, ne se nourrissant pas différemment, y trouvent aussi des causes de viciation qui modifient leur impressionnabilité, et les disposent à être fatigués par les sensations et les impressions les plus simples.

Je ne crois pas utile d'entrer dans de plus grands détails sur ce sujet, quelque important qu'il soit. Ce que je viens de dire, et ce que j'en ai dit ailleurs, suffit pour faire comprendre la filiation par laquelle passent toutes les maladies, pour opérer, dans le système nerveux, la modification qui peut favoriser plus tard le développement de la phlegmasie et surtout de sa fièvre, lorsqu'une cause déterminante vient à son tour agir sur l'économie, et mettre en jeu ce système nerveux déjà si impressionnable.

Je dois cependant insister sur un fait bien remarquable et qui est de la plus haute importance. Nous avons dit que des souffrances vives et longtemps soutenues étaient les causes les plus ordinaires de la modification nerveuse, de cette exaltation névropathique et qui dispose à recevoir ensuite plus facilement les impressions qui agiront pour produire la maladie nerveuse : *dolores fiunt in sensu et in intellectu*, a dit Hippocrate. Cela est vrai en général, mais cela n'est pas vrai dans tous les cas. Tous les jours nous voyons des douleurs se prolonger à l'infini et rester fixées localement dans leur siége primitif, sans produire de ces réactions générales nerveuses qui constituent soit la névropathie, soit une simple exaspération de la sensibilité. Nous connaissons une dame qui, à la suite d'une luxation de l'humérus, qu'elle s'était faite à l'âge de douze ans, a conservé, vers l'angle de l'omoplate du même côté, une douleur très-aiguë qui depuis vingt-cinq ans n'a jamais cessé complétement, et qui est quelquefois assez forte pour l'empêcher de se servir de son bras et même pour la retenir au lit. Rien ne paraît à l'extérieur et la pression ne l'augmente pas. Elle a vainement employé tous les calmants intérieurs et extérieurs, tous les révulsifs, et plusieurs voyages à différentes eaux minérales. Elle n'en a éprouvé aucun soulagement marqué. Elle a été mère de trois enfants, et elle n'a jamais fait de maladies graves. Son état physique et moral n'en a éprouvé aucune influence. Toujours également bonne et prévenante, elle a le don d'être à la fois une excellente épouse, la meilleure des filles et la plus tendre des mères, et de remplir avec distinction dans la société les devoirs que son rang lui impose. Ces exemples ne sont pas rares.

Tous les jours, aussi, nous voyons des maladies chroniques torturer, pendant de longues années, les malheureux qui en sont atteints, et ne jamais amener cet état nerveux, cette constitution phlegmasique dont nous parlons. Tous les jours, enfin, nous voyons le cancer déchirer et dévorer le sein et les entrailles des malheureux qui en sont la proie, et leur causer des souffrances atroces pendant une éternité, sans que le système nerveux en soit ébranlé, sans qu'il passe à cette modification phlegmasique. Je n'en finirais pas si je voulais énumérer toutes les circonstances dans lesquelles des douleurs persistent longtemps sans exaspérer le système nerveux, sans le modifier. Ces faits sont bien constatés. Ils sont trop nombreux pour les révoquer en doute. Ils nous conduisent à nous demander s'il n'y aurait pas plusieurs espèces de douleurs, s'il n'y aurait pas des différences réelles dans les modifications que doivent nécessiter ces douleurs différentes. Oui il y a des douleurs différentes ou des manières différentes de les sentir. Oui ces douleurs produisent des effets bien différents, non-seulement suivant les dispositions idiosyncrasiques des sujets, mais encore selon leur nature particulière. Les auteurs ont déjà signalé ces différences en donnant des noms différents aux douleurs selon le mode de sensation qu'elles produisent. Ils en reconnaissaient surtout quatre espèces qu'ils nommaient tensive, gravative, pulsative et pongitive. On leur a ajouté successivement les douleurs divulsives, lancinantes, déchirantes, pertérébrantes, prurigineuses, brûlantes, algides, contusives, conquassantes, corrosives, fixes, vagues, erratiques, continues, intermittentes, etc. Cotugno et André, les premiers, spécifièrent pour la sciatique la nature particulière de la douleur. Chaussier, en sanctionnant ces modifications partielles, les généralisa, et, quel qu'en fût le siége, il les réunit sous le nom générique de névralgie, dénomination heureuse qu'on a généralement adoptée pour désigner un produit spécial de douleurs, sans chercher à les différencier autrement que par le siége qu'elles occupent. Cependant Bellingeri, dans un mémoire sur la névralgie de la face, en établit trois espèces, l'inflammatoire, l'irritative et la nerveuse; et il subdivise la première en sanguine, phlogistique et rhumatismale: division purement théorique, qui n'a pas reçu la sanction de l'expérience. Parmi les divisions de la névralgie, celle du docteur Valleix est la plus récente. (*Traité des névralgies ou affections douloureuses des nerfs*, 1841.) Il reconnaît d'abord deux sortes de douleurs névralgiques : l'une qui est fixe, gravative, contusive; l'autre qui ne se fait sentir que par moment et qui est lancinante. Les douleurs spontanées sont contusives et continues, ou par élancement, et elles peuvent donner lieu à des sensations diverses. Telles sont une sensation brûlante, ou de déchirement, ou de pulsation violente, ou d'étincelle électrique, ou de douleur perforante, ou d'arrachement, ou de torsion, de tension, de contusion, de piqûre, d'eau bouillante, de tiraillement, de pincement, en reproduisant ainsi la plupart des dénominations adoptées avant lui. L'auteur, il est vrai, n'ajoute pas une grande importance à ces diverses espèces de sensations, de douleurs, même dans le résumé général qu'il en fait à la fin de l'ouvrage; il les regarde toutes comme identiques et comme l'expression d'une maladie unique de la névralgie. Nous nous permettrons de signaler cette disposition comme une lacune dans un ouvrage d'ailleurs si riche de faits et de déductions positives.

Rien ne prouve mieux peut-être la différence de la

nature des douleurs que la différence des résultats obtenus par l'administration des agents thérapeutiques; car, si elles ne différaient pas, le même remède réussirait ou échouerait toujours. Or, l'observation nous démontre l'infidélité fréquente de tous les médicaments: presque tous ont été préconisés, comme nous l'avons étudié; ils ont tous obtenu des soulagements. Mais ils ont tous été impuissants à guérir la phlegmasie et les maladies nerveuses, et cela dans des cas parfaitement semblables.

Pourquoi cela? C'est parce que les remèdes mal saisis, mal préparés, soit en tisanes, pommades, onguents, emplâtres, soit en sirops ou pilules composées de médicaments même bons, mais surtout mal associés, mal administrés, incapables de guérir les taches causées par la phlegmasie que nous avons représentées dans les figures, soit au voile du palais, à l'estomac, les intestins même, à la valvule iléo-cœcale ou porte des apothicaires, c'est pour cela que les anciens auteurs ont accusé l'anatomie pathologique et surtout les médicaments d'impuissance, et, comme nous l'avons dit plus haut, ce sont les médecins qui se sont trompés et ont trompé les autres.

Il résulte des nombreuses observations citées par les auteurs qu'elles ne constituent pas toute la phlegmasie ou l'une des mille maladies nerveuses, et qu'elles peuvent exister bien des années sans les occasionner. Il faut donc, comme nous ne cesserons de le répéter, qu'il y ait des prédispositions cérébro-nerveuses différentes occasionnées par la réaction de voisinage, par les taches de phlegmasie sur un nerf ou sur un autre que nous avons représentées dans les figures, pour qu'il y ait en même temps des douleurs de nature différente, pour opérer des effets si différents.

Ces considérations nous conduiraient-elles à reconnaître des modifications nerveuses toujours identiques, et par conséquent à établir que celui qui devient phlegmasique ne le devient que parce que sa constitution originelle et spéciale l'y prédisposait ? Non, sans doute : car nous avons vu que les modifications nerveuses pouvaient changer sous l'influence de causes diverses. J'ai éprouvé sur moi-même des changements de sensations et de douleurs bien sensibles. De ce fait et de tant d'autres, il résulte que les sensations nerveuses ne sont pas toujours les mêmes et qu'elles peuvent être modifiées bien des fois. En conséquence, il ne faudrait pas conclure qu'une disposition qui existe aujourd'hui existera demain, et que telle autre disposition qui ne paraît pas exister ne se développera jamais. C'est de cette manière qu'on peut expliquer pourquoi des individus souffriront de longues années, sans avoir la moindre atteinte de phlegmasie, et pourront plus tard devenir atteints de l'une des mille maladies nerveuses, sous l'influence d'une douleur beaucoup moins grande et moins longue. Pourquoi cela ? L'expérience démontre ces variétés de modification ; c'est en vain qu'on en chercherait la raison dans la constitution plus nerveuse. Nous avons vu plusieurs personnes, les plus éminemment nerveuses, supporter ainsi de longues souffrances sans contracter la prédisposition phlegmasique et de sa fièvre nerveuse. Il y a là un *quid ignoti* que nous ne chercherons pas davantage à expliquer.

Toutes les fois qu'une cause physique, pathologique ou morale agira sur l'homme de manière à le faire souffrir et à pervertir ou augmenter l'irritabilité nerveuse, elle amènera la phlegmasie d'autant plus facilement, que déjà sa constitution y sera physiologiquement prédisposée, et qu'elle présentera les conditions physiques et morales les plus propres à lui faire recevoir des impressions pénibles, ou, si l'on veut, les plus favorables au développement de la maladie. Il ne s'agit maintenant, pour trouver la solution de la question physiologique, que d'étudier comment ces causes agissent sur l'économie, et par quel enchaînement d'actes physiologiques directs ou indirects se manifestent tous les phénomènes des maladies nerveuses. L'analyse que nous avons faite de chaque observation en particulier nous a mis sur la voie; nous n'avons plus qu'à reprendre ces analyses partielles et isolées, et à les coordonner de manière à en former une théorie générale qui fournisse l'explication que nous cherchons.

Rappelons qu'il existe dans l'économie animale deux systèmes nerveux, que chacun de ces deux systèmes préside à un ordre particulier d'actes ou de fonctions, et que leur état normal peut tantôt présenter une disposition originelle, tantôt être modifié par différentes causes, principalement par les vices des digestions et par les maladies, et devenir ainsi plus apte à contracter les maladies nerveuses.

ÉTIOLOGIE DE LA PHLEGMASIE.

On a toujours regardé comme très-importante l'étude des causes des maladies. C'est de la cause, en effet, que dépend bien souvent la forme, le caractère, la marche et la terminaison d'une affection; c'est aussi bien souvent contre la cause que doivent être dirigés les moyens ou une partie de ces moyens, afin de pouvoir mieux combattre l'effet, en en détruisan d'abord la cause, d'après ce vieil adage : *sublatâ causa, tollitur effectus*, qu'il ne faut pas cependant prendre à la lettre, parce que bien souvent l'effet devient cause à son tour, et persiste par lui-même et par les actes qu'il occasionne; mais il n'en prouve pas moins toute l'importance qu'on a toujours ajoutée à la connaissance des causes. Le tableau des causes de la phlegmasie est immense. Cette maladie de tous les pays, de tous les temps, de toutes les saisons, de toutes les températures, commune à l'un et à l'autre sexe, mais qui n'affecte indistinctement ni tous les âges, ni toutes les classes de la société, ne laisse rien à désirer sous le rapport de son étiologie. Toutes les causes capables de la produire ont été observées et signalées ; avouons toutefois que, selon l'opinion adoptée, selon aussi la position de l'observateur, elles ont souvent exercé une grande influence, non-seulement sur l'explication de la cause, mais encore sur le genre de causes qu'on devait adopter. Cette influence va fixer un moment notre attention.

Quelle que fût la cause efficiente de la phlegmasie, les humoristes ont toujours trouvé le moyen de la faire agir, d'abord sur le sang, pour produire les fermentations, etc., qui causent ensuite la maladie.

Il n'a pas été moins facile à ceux qui ont placé la cause prochaine dans l'estomac de rapporter toutes les causes occasionnelles à cet organe essentiel.

Ceux qui ont reconnu le foie, la rate, ou toute autre viscère du ventre, ou cette cavité, sans désignation d'organe, pour le siége et la cause de la phlegmasie, n'ont pas été plus embarrassés; ils ont aisément démontré l'enchaînement des causes avec les organes et le développement des phénomènes.

Il en est de même de ceux qui ont fait jouer un si grand rôle à la veine porte. Qu'on lise Sthol, Georget, Fabret, on verra avec quelle facilité toutes les causes de la maladie viennent agir sur le système nerveux abdominal.

Les théories médicales n'ont pas eu seules de l'influence sur l'étiologie; les localités, les nourritures ont aussi contribué à faire donner, par certains auteurs, une couleur particulière aux causes qu'ils ont admises. C'est ainsi qu'on a attribué, en Angleterre, la fréquence des maladies nerveuses aux brouillards et à l'humidité de l'atmosphère, comme si ces qualités n'existaient pas en Hollande à un degré même supérieur, sans y causer de maladies nerveuses.

Le philosophe, le littérateur, le mathématicien, le prêtre, le général, le juge, l'administrateur, le médecin, l'avocat, le commerçant, l'homme laborieux, le cultivateur, le fainéant, l'avare, le prodigue, etc., deviennent également la proie de cet ennemi redoutable. Ce qui agrandit encore le domaine de la phlegmasie, c'est qu'elle naît de tant de causes diverses, prend tant de formes différentes, produit des symptômes si étranges et quelquefois si disparates que son histoire est une sorte de protée ou un abrégé de toutes les maladies : il y en a bien peu, en effet, que les maladies nerveuses ne puissent simuler. Ses caractères extérieurs offrent de telles variétés, de telles anomalies, qu'il n'y a peut-être pas deux faits qui se ressemblent parfaitement, et qu'on ne peut en donner des idées nettes qu'en en multipliant les observations particulières.

§ 1. — *Causes prédisposantes de la phlegmasie et des maladies nerveuses.*

Les prédispositions sont les unes originaires et les autres acquises.

Les prédispositions originaires ou héréditaires sont celles qu'on tient de ses parents et qu'on apporte en naissant. On conçoit comment un embryon, dont l'organisation est encore si molle et si délicate, peut, à cet âge où la vie commence, recevoir toutes sortes d'impressions, et en contracter une modification nouvelle qui s'identifie avec l'organisation et en détermine la constitution : recevant tout de sa mère, cet embryon contractera donc aisément toutes sortes de prédispositions pathologiques, selon la qualité des matériaux nutritifs qu'elle lui envoie. C'est de là que proviennent une foule de maladies nerveuses dont on apporte le germe en naissant. Ainsi, une mère déjà nerveuse et irascible, ou atteinte de la chlorose, de névralgies, de rhumatismes, etc., transmettra à sa jeune créature un sang déjà modifié par sa constitution et sans cesse agité par des emportements nerveux ou par des crises nerveuses; imprégné, formé et nourri par ce sang, le petit être en recevra donc une organisation spéciale, une constitution nerveuse. Ce fait a été constaté par tous les auteurs, et entre autres par Hippocrate, Sydenham, Grisolle, Tardieu, etc. : il y a donc une constitution nerveuse, une sorte de diathèse originelle, acquise par le fait de la mère.

A cette prédisposition se rattache tout ce qu'on a dit de l'hérédité. Cette transmission se conçoit facilement du côté de la mère à l'enfant, par la raison que nous venons de donner : le développement de la prédisposition originaire. Mais l'hérédité paternelle est plus difficile à expliquer; aussi a-t-elle été niée par quelques auteurs. Cependant le fait est certain; chaque jour en fournit de nouvelles preuves pour l'expliquer. Il faut supposer que, dans la fécondation, la portion de germe fournie par le père emporte avec elle toutes les dispositions physiologiques de son organisation. Quelle que soit la justesse de l'explication, le fait existe; il ne peut pas être révoqué en doute. Les auteurs les plus recommandables le reconnaissent. Nous-même nous avons encore sous les yeux mille exemples : des pères goutteux, chlorotiques, asthmatiques, ont fini par passer à l'encéphalite plus ou moins intense causée par la phlegmasie, et de leurs enfants, qui ont 5, 10, 15 ans, ont déjà dans leurs caractères et dans les douleurs nerveuses la même maladie que leurs pères, même plus intense.

En naissant, l'enfant apporte sinon une prédisposition déterminée du moins une aptitude très-grande à recevoir toutes les impressions. Si ces impressions persévèrent longtemps ou si elles se renouvellent souvent, elles impriment à l'économie un cachet particulier qui en modifie la constitution. Les causes qui peuvent opérer ce changement dans l'organisation agissent avec d'autant plus d'efficacité que l'enfant est plus jeune.

Voilà pourquoi on ne saurait trop ajouter d'importance au choix du lait qu'il doit téter; voilà pourquoi on ne saurait trop surveiller la conduite de la mère ou de la nourrice, au physique comme au moral, afin de ne point l'exposer à donner un lait sans cesse vicié par des écarts de régime ou par des maladies nerveuses. Ce n'est pas seulement dans l'enfance que les vices de de l'hygiène exercent leur influence; on les voit agir, plus lentement peut-être, mais avec non moins de certitude, dans un âge plus ou moins avancé. Les écarts du régime alimentaire déterminent de deux manières une prédisposition phlegmasique qu'il est facile de comprendre; ou bien par la privation, ou par la dyspepsie phlegmasique; ou bien par des nourritures alcalines surexcitant l'estomac et les sucs gastriques alcalins, et consécutivement le système nerveux et les membranes muqueuses agissent directement sur le voile du palais, sur les nerfs sensitifs pneumogastrique et grand sympathique, et le cerveau. Méditez les gravures

Les passions de toute espèce, même celle de l'étude, les ambitions politiques ou commerciales bien plus puissantes, à mesure qu'on avance dans la vie, tyrannisent les individus et sont les causes les plus ordinaires de la prédisposition qu'acquièrent les constitutions en devenant plus impressionnables.

On a regardé certains médicaments, et surtout les purgatifs, les remèdes âcres, les délayants ou alcalins et les narcotiques comme propres à disposer quelquefois la phlegmasie. Cela peut être, mais ce n'est pas en vertu d'une qualité spéciale, c'est par une action qu'il est facile d'apprécier. Les purgatifs, les remèdes âcres ou alcalins administrés sans nécessité et d'une manière abusive, surtout chez les personnes nerveuses et irritables, ne peuvent, d'une part, qu'ajouter à l'irritabilité nerveuse générale et disposer ainsi l'économie à recevoir plus facilement les impressions des causes actives de la phlegmasie; d'autre part, qu'à fatiguer les voies digestives et rendre la digestion plus difficile et le chyle de moins bonne qualité. Ce n'est qu'en affaiblissant l'appareil digestif, en rendant par conséquent la digestion pénible et laborieuse, que l'abus des délayants peut déterminer une prédisposition à la phlegmasie. Les opiacés agissent également sur le tube digestif, qu'ils paralysent ou dont ils affaiblissent l'activité; de plus, ils exercent sur le centre du système nerveux cérébral une influence thérapeutique, dont les effets peuvent conduire à une prédisposition à l'encéphalite.

On a regardé certains climats comme beaucoup plus favorables que d'autres à l'action des causes de la phlegmasie et des maladies nerveuses. Ainsi, l'Angleterre semble jouir de ce privilége. On a généralement regardé l'air brumeux et humide de cette contrée comme la cause de cette prédisposition.

On a été beaucoup plus partagé sur l'influence de la chaleur et du froid, ou des pays chauds et des pays froids. Les opinions contraires ont été soutenues avec ardeur par des hommes célèbres. Vanswieten, Bosquillon pensent que les pays méridionaux, et principalement l'Espagne, la Grèce, l'Italie, etc., disposent davantage à la phlegmasie et aux maladies nerveuses, et que, par la même raison, la saison chaude de l'été y dispose beaucoup plus que la saison froide de l'hiver, et surtout que les saisons tempérées du printemps et de l'automne; tandis que Juppet pense tout le contraire. Chacun explique le fait qu'il a observé, en attribuant un effet nuisible sur l'économie.

De ce que la fièvre nerveuse intense, qui caractérise l'attaque de chlorose, de crises nerveuses, d'asthme, de goutte, etc., ne se manifeste guère que dans l'âge mûr, entre dix et cinquante ans, faut-il conclure que cette époque de la vie est une prédisposition à cette maladie? Je ne le pense pas. Il me semble que ce serait jouer étrangement sur la valeur des mots; car, à ce compte, tout individu qui aurait cet âge serait sans exception disposé à la phlegmasie et à la fièvre nerveuse. Or, nous savons que, pour qu'elle se développe, il lui faut d'autres causes, soit prédisposantes, soit efficientes. Si cette période de la vie y est plus exposée, c'est parce qu'alors l'homme est dévoré par les passions de toute espèce; c'est parce qu'il est souvent victime des excès, ou le jouet des caprices de la fortune; c'est parce que son activité intellectuelle est plus grande, et qu'elle s'occupe avec plus de ténacité de ce qu'il entreprend de modifier ou d'approfondir; c'est enfin parce qu'alors les sensations sont plus profondes, plus durables, et parce que les maladies occasionnent plus facilement des douleurs qui modifient la sensibilité des nerfs. Dans l'enfance, au contraire, les impressions sont vives et la fièvre nerveuse est légère. Elles ne laissent pas de traces durables. Du berceau à la tombe chaque âge éprouve les modifications organiques qui sont la conséquence de la marche irrévocable de la vie et de ses progrès, et qui, sous le nom d'années climatériques, rendent plus aptes à certains actes physiologiques et plus disposés à certains actes pathologiques. Voilà pourquoi, chez le vieillard, la sensibilité presque éteinte, l'activité intellectuelle presque anéantie, et nourrie du passé bien plus que de l'avenir, le rendant moins apte à contracter la phlegmasie et la fièvre nerveuse, il arrive à l'enfance et à la démence sénile bien plus qu'aux perversions des souffrances nerveuses, parce qu'il reçoit plus difficilement les impressions nouvelles.

Les causes morales sont celles qui résultent de toutes les passions qui viennent agiter la chétive existence de l'homme. Elles peuvent toutes conduire à la phlegmasie quand elles sont extrêmes; mais, celles qui l'occasionnent plus facilement sont les passions tristes, les passions contrariées et les déceptions de tout genre. Ainsi, la perte de quelques parents, d'un enfant chéri, d'une épouse adorée, d'un bienfaiteur, les revers de fortune, un amour malheureux, les tourments de l'ambition et ses espérances déçues, l'amour du pouvoir, des honneurs, de la célébrité, des emportements journaliers, les tortures de l'envie ou de la jalousie, les échecs et les froissements de l'amour-propre d'un artiste, d'un savant, d'un négociant ou d'un spéculateur; les tourments politiques, les terribles effets des invasions étrangères, les exils, les proscriptions, les dénonciations odieuses, etc., sont autant de causes et de causes fréquentes de la phlegmasie ou d'une attaque de fièvre nerveuse. Le pauvre corps humain, dit M. Réveillé-Parise, une fois possédé du démon moral de la passion, est en proie aux plus cruelles agitations, et il y succombe souvent. Un désir violent, continu, profondément enclavé dans l'esprit, ne laisse ni repos, ni répit au patient qui en a reçu l'atteinte. L'état psychologique morbide détermine promptement l'état morbide organique. Une vive douleur de l'âme passe bientôt dans toutes les veines du corps, s'imprime dans tous les nerfs, se glisse dans tous les muscles, la circulation s'accélère ou s'arrête. La passion modifie jusqu'à la température du corps. Le désir allume notre sang, l'aversion le refroidit, l'épouvante le glace. Combien ces effets sont encore plus nuisibles lorsque le cœur est tiraillé par ces passions honteuses qui l'abaissent jusqu'à la fange, tandis que son intelligence brille d'une lumière divine, qui lutte contre ce jeu dévorant qui couve dans les replis des entrailles et les incendie! Les physiologistes n'ont donc pas eu tort de considérer les passions comme de véritables maladies nerveuses. Ils ont aussi constaté que leurs ravages étaient d'autant plus grands qu'elles exerçaient leur fureur sur des sujets plus sensibles et plus irritables au moral comme au physique. Les peines morales exercent peut-être la plus fâcheuse influence. Les trophées de Miltiade empêchaient Thémistocle de dormir, et le marasme de l'envie consume les auteurs.

Un moraliste a dit que les causes des maladies nerveuses ne resteraient jamais ignorées si l'on pouvait fouiller dans les intestins, le cerveau et les replis des membranes muqueuses et du cœur; que c'était dans ces replis qu'il fallait chercher l'origine d'une foule de névroses. Dans cette étude approfondie on apprendrait même à connaître quelle névrose donne naissance plutôt que telle autre; si les unes occasionnent plutôt la gastro-entéralgie, la chlorose, la goutte, l'asthme, l'encéphalite. Si les unes occasionnent plutôt la névralgie, la démence, la folie, on verrait que l'avarice, l'égoïsme, l'ennui, la colère causent plus facilement les crises de l'hystérie, même les attaques d'asthme, etc. Ainsi l'état particulier dans lequel se trouve le voile du palais, dans un état de phlogose, par l'effet d'une réaction de voisinage sur les nerfs sensitifs, la moelle épinière et l'encéphale, n'est pas encore la maladie nerveuse; mais il l'y dispose, et il la détermine souvent. Le cerveau augmente d'abord son énergie, son activité, sa vie. Ces attaques de fluxions et de fièvre nerveuse intense déterminent chaque fois un afflux de sang dans l'organe, soit dans une articulation, soit dans le foie, les reins, la matrice, les poumons, le cœur, le cerveau, etc.; dans les premières attaques, ces fluxions se dissipent plus ou moins complétement, l'organe se libère, l'équilibre se rétablit. Mais plus tard, à la suite de plusieurs attaques de fièvre nerveuse intense et de fluxions dans le même organe, les vaisseaux dilatés et gorgés par la fluxion ne se rétablissent pas complétement; suite du dépôt de lymphe, l'organe reste engorgé et indisposé. Plus tard enfin la congestion est permanente, et l'organe et surtout le cerveau affecté. C'est à ces fluxions sanguines et au dépôt de lymphe qu'il faut attribuer les désordres dans les poumons, la phthisie pulmonaire dans le foie, l'hépatite, le cerveau, l'encéphalite, la migraine, les névralgies si nombreuses, et le froid aux pieds continuel qu'éprouvent les phlegmasiques, et la pâleur de leur corps, et la peau enflée, et l'affaiblissement progressif de leurs muscles. Ces organes modifiés agissent de deux manières sur l'économie : d'une part, ils modifient l'action nerveuse en général, ils rendent la sensibilité plus vive, ils augmentent la susceptibilité et l'irritabilité; d'autre part, ils opèrent sur le cœur une réaction puissante, qui en modifie l'action, soit en la ralentissant, soit en la pervertissant, soit encore en encombrant les cavités du cœur par la tuméfaction. Ils agissent aussi sur l'estomac d'une manière bien évidente : l'appétit se perd, la digestion se fait mal, des douleurs nerveuses se font sentir par tout le corps. Ainsi se manifestent tous les phénomènes nerveux qui s'associent à la phlegmasie.

Toutes les observations que nous avons recueillies confirment cette succession dans le développement des phénomènes de la phlegmasie.

Dans certaines localités, lorsque, par une cause quelconque, la quantité du sang a été diminuée, les organes en éprouvent un double malaise : d'une part, ils ne reçoivent pas les matériaux nutritifs suffisants ; d'autre part, ils n'en reçoivent plus une incitation normale satisfaisante; ce double effet produit sur tout le système nerveux une impression pénible qui l'irrite et en modifie la sensibilité.

C'est de cette manière qu'agissent les hémorragies abondantes et les évacuations sanguines poussées trop loin, comme l'exigeait naguère le traitement énergiquement antiphlogistique de la doctrine physiologique. Je tiens d'un médecin militaire, qui pendant longtemps a fait un service dans un hôpital où le médecin principal exténuait ses malades par des saignées excessives, que beaucoup de ses malades, pâles et languissants, tombaient dans un état de phlogose d'où on ne les ramenait pas toujours. L'épistaxis, l'hémoptysie, le méléna, la menstruation, les saignées peuvent donc être placés au nombre des causes de la phlegmasie.

Les sécrétions sont des causes fréquentes de phlegmasie. Tantôt ce sont des sécrétions naturelles qui sont augmentées, diminuées ou viciées dans leurs produits ; tantôt ce sont des sécrétions artificielles ou pathologiques qui éprouvent les mêmes modifications.

La simple viciation dans la qualité des liquides ne peut guère par elle-même exercer d'influence sur l'économie. C'est la maladie de l'organe, qui l'a viciée, qui peut et doit réagir; mais une sécrétion excessivement abondante rend le système nerveux plus irritable; en épuisant l'économie, elle devient ainsi une cause d'énervation qui finit par amener les crises nerveuses. Un excès d'allaitement, une salivation abondante, des sueurs excessives, une diarrhée chronique, une dyssenterie intense, des évacuations biliaires énormes et la leucorrhée ont bien des fois occasionné la phlegmasie; ce n'est pas seulement en agissant sur le système nerveux et sur l'économie, que l'évacuation immodérée devient nuisible, souvent elle agit d'abord sur l'estomac, et c'est ensuite ce viscère malade qui réagit.

Mais de toutes les sécrétions, celle dont les abus occasionnent les effets les plus pernicieux, à l'homme comme à la femme, c'est la sécrétion spermatique. Aussi les excès des plaisirs de l'amour, soit avec les femmes, soit par la masturbation, sont-ils une cause d'énervation des plus grandes et par conséquent une cause fréquente de phlegmasie.

Le suppression ou la diminution d'une sécrétion habituelle a été regardée comme une cause de phlegmasie. Ainsi la suppression des lochies a souvent apporté dans l'économie un trouble, qui, en modifiant le système nerveux, est devenu la cause de la phlegmasie... Obs...

Certaines localités favorisent le développement de la phlegmasie parce qu'elles renferment un plus grand nombre de causes capables de la produire. Ainsi, dans les grandes villes, la vie y est plus sédentaire, les excès des liqueurs alcoliques et les renversements de fortune et autres affections pénibles de l'âme, l'abus de la bonne chère, un air plus insalubre, sont les causes qu'on y rencontre plus souvent. Il ne faut pas croire pour cela que la campagne en soit exempte. On ne s'en étonnera pas, si l'on envisage que les habitants de la campagne sont plus exposés aux excès de la fatigue, aux intempéries de l'air, aux suppressions de la transpiration, aux passages brusques et sans précaution d'une chaleur excessive à un froid rigoureux; à une nourriture grossière, insuffisante et peu tonique; et que, lorsqu'ils boivent du vin, c'est avec profusion et de manière à le rendre non plus tonique et salutaire, mais nuisible.

Enfin certains médecins favorisent davantage le développement de la phlegmasie à cause de la méthode débilitante par une quantité de tisanes émollientes alcalines, et rendent les convalescences longues, parce qu'alors les voies digestives affaiblies donnent bientôt lieu aux gastralgies et aux autres phénomènes nerveux qui amènent la phlegmasie. Quelques autres médecins ont la funeste habitude de faire un usage inconsidéré des purgatifs et de déterminer ainsi l'excitation locale des premières voies et l'excitation nerveuse générale, qui sont le premier pas vers la phlegmasie et l'une des mille maladies nerveuses.

Répétons enfin que, parmi ces causes, il en est qui sont plus propres à favoriser ou à déterminer la phlegmasie. Disons aussi qu'une cause est tantôt isolée et tantôt multiple, et que, dans ce dernier cas, son action plus ou moins intense se combine pour arriver au même résultat. Faisons encore une remarque bien importante : c'est que les causes agissent rarement d'emblée; leur action n'est pas instantanée; elle est toujours lente, soit qu'elle se réitère ou qu'elle soit continue et qu'elle persévère longtemps. Celui dont une altération organique viscérale tourmentera l'existence depuis longtemps et aura déjà vicié la digestion, sera bien plus vite phlegmasique que l'homme heureux, jovial, d'une bonne santé et surtout d'une constitution forte et athlétique.

HISTOIRE THÉRAPEUTIQUE DES AUTEURS.

La médecine et la pharmacie sont nées en même temps, et furent longtemps confondues. Les plus anciens ouvrages de médecine paraissant dus aux Chinois, on attribue à l'empereur Chin-Nong, mort 2,700 ans avant Jésus-Christ, le premier livre médical; c'est ensuite en Égypte, puis dans l'Inde qu'il faut chercher les commencements de notre art, qui furent d'abord entre les mains des jongleurs et des prêtres. C'est dans les temples qu'on apportait les malades, c'est sur les murs de ces temples qu'on écrivait les remèdes qui avaient réussi ; leur administration était toujours accompagnée de conjurations et de prières.

Nous savons trop peu de choses sur ces premiers jours de la medecine, pour que des recherches si ténébreuses soient intéressantes, et d'ailleurs, ce qui nous reste ne nous laisse pas regretter beaucoup ce que nous ne connaissons pas. On écrivait sans ordre à la suite les uns des autres, les symptômes qui avaient le plus frappé l'observateur, et on mettait en regard les remèdes employés, avec ces mots : « Il guérit. » Rien d'ailleurs n'était plus vague que le choix des moyens thérapeutiques, il était impossible de débrouiller dans la guérison ce qui appartenait à la marche régulière de la nature et ce qui pouvait dépendre de l'administration du remède.

La médecine ne prit vraiment un caractère sérieux et scientifique qu'avec Hippocrate. Si nous ne considérons le père de la médecine que sous le rapport de l'observation empirique des médicaments, il est bien difficile de le juger. Ses ouvrages contiennent de nombreuses recettes ; toutes les affections y peuvent trouver quelques remèdes; mais on ne saurait se prononcer avec assurance sur leur valeur réelle ; car la synonymie de plusieurs d'entre eux a subi de nombreux changements, dont il est difficile de suivre la filiation. Cependant on doit dire qu'un grand nombre d'entre eux sont encore utilement employés aujourd'hui, mais un autre titre non moins grand à l'admiration, c'est qu'Hippocrate ne conseille point de remèdes mystérieux; ceux qu'il désigne, il les choisit non par une superstition absurde, mais parce qu'il croit à une action physiologique marquée. Nul n'a mieux fait sentir que lui le ridicule des pratiques superstitieuses de tous les temps et n'a mieux fait valoir, dans ses écrits, l'application de la raison et de la philosophie à la médecine.

Les méthodistes, qui commencèrent par Thémisson, disciple d'Asclépiade, voyaient toutes les parties de notre corps ou trop tendues (strictum), ou trop relâchées (laxum), ou tendues d'un côté pendant qu'elles étaient relâchées de l'autre (mixtum) : de là toutes les maladies et la conséquence de considérer tous les remèdes comme des relâchants ou des resserrants.

Cœlius Aurelianus, celui des méthodistes que nous connaissons le mieux, décrit avec assez de soin la plupart des maladies nerveuses, qu'il distingue en aiguës et en chroniques. Quant il s'agit de procéder à leur traitement il s'attache à trouver des indications dans l'état général du corps, c'est-à-dire dans le strictum, le laxum et le mixtum ; il emploie alors comme moyens relâchants la saignée, les fomentations, les émollients, les cataplasmes ; comme moyens resserrants le froid, les substances astringentes. On voit que cette doctrine a laissé dans la thérapeutique de nombreuses traces de son passage.

Le plus illustre et le plus influent des successeurs d'Hippocrate fut sans contredit Claude Galien, de Pergame, qui vécut sous Trajan, Adrien, Antonin, et fut médecin de Marc-Aurèle, l'an 180 après Jésus-Christ. Esprit vaste, travailleur infatigable, toutes les parties de notre art furent soumises à sa puissante investigation et il imprima à la médecine une si grande impulsion que son nom régna en souverain dans toutes les écoles de l'Europe pendant plus de douze siècles. Sa thérapeutique générale est fondée sur deux maximes fameuses : 1° la maladie est quelque chose de contraire à la nature, elle doit être combattue par ce qui est contraire à la maladie (*contraria contrariis curantur*); 2° la nature doit être conservée par ce qui a du rapport avec la nature. Les disciples, les successeurs, les commentateurs de ce grand homme, noyèrent les bonnes idées du maître dans un déluge de déplorables arguties ; leur thérapeutique exagérant encore les défauts de la sienne prit pour base la polypharmacie la plus dévergondée. Toutes les plantes, tous les agents employés furent successivement mélangés, combinés sans mesure, et cette étrange manie fut poussée si loin que des substances énergiques furent associées par eux à des matières inertes et ridicules, et qu'ils ne savaient pas les distinguer ; et chose inconcevable, dans leurs commentaires ils attachaient beaucoup moins d'importance aux premières qu'aux dernières. Pour n'en citer qu'un exemple, nous dirons que dans la thériaque on avait admis l'opium, mais sans nullement soupçonner l'importance de cet héroïque médicament ; ils attachaient beaucoup plus de prix à la chair des vipères, qui venait se confondre dans cet électuaire fameux avec toutes les drogues de leur matière médicale.

Il faut cependant l'avouer, la polypharmacie des galénistes nous a légué plusieurs bons médicaments qu'on s'efforcerait en vain de remplacer par des substances simples ; le nombre, il est vrai, s'en est bien restreint depuis trente ans, mais il en est plusieurs qui restent encore debout et qui demeureront encore longtemps.

Les médecins arabes, livrés à la fois au culte de l'alchimie et à l'exercice de la médecine, commencèrent à se soustraire au joug de la thérapeutique galénique; d'un autre côté l'invasion de la syphilis en Europe, en 1497, rendit indispensable l'emploi de moyens nouveaux.

Les préparations mercurielles, que les Arabes avaient déjà opposées à la lèpre et aux scrofules, furent employées à l'extérieur par Widmann et par Jean de Vigo, en 1514 ; mais la routine des médecins du temps était si grande, qu'ils s'en tenaient encore à leurs vieux électuaires, et proscrivaient obstinément ces nouvelles conquêtes de la science.

Au milieu de ce conflit parut un homme né pour la lutte et qui, s'insurgeant contre les dogmes dominants des écoles, renversait d'un seul coup le vieil édifice de la thérapeutique. Ce n'était point seulement une émeute contre le galénisme, c'était une révolution; cet homme fut Auréole Théophraste Paracelse, né en 1493, à Schwitz, en Suisse. Après avoir étudié sous son père, médecin habile, il visita toutes les écoles de l'Europe, rassemblant ce qu'il y avait de bon dans la pratique des Arabes, çà et là les remèdes proscrits par les médecins, et qui, employés par les empiriques, réussissent souvent, très-versé dans la science que de son temps on nommait alchimie, il mit en usage un grand nombre de préparations nouvelles qu'il découvrit et qui changèrent la face de la thérapeutique. Il s'éleva plus d'une fois dans ses écrits et dans ses discours contre le principe de Galien : *contraria contrariis curantur*, il montra son impuissance dans les maladies nerveuses chroniques; il mit en pratique une médecine substitutive ou perturbatrice des plus énergiques, qui fut couronnée souvent des succès les plus inespérés dans la lèpre et les affections syphilitiques constitutionnelles, et dans plusieurs autres maladies rebelles. Paracelse souleva contre lui la tourbe des galénistes, il fut persécuté pendant sa vie, et calomnié après sa mort ; on le représenta comme un ignorant, un impie et un débauché; mais aujourd'hui, que plus de trois cents ans ont passé sur sa tombe, nous devons dire que pas un médecin n'a laissé des traces plus profondes de son passage dans la thérapeutique. Nous employons aujourd'hui à chaque instant les remèdes qu'il a mis en vogue, les préparations de mercure, dont il découvrit plusieurs, et qu'il employa le premier à l'intérieur, les composés d'arsenic, d'antimoine, de zinc, de fer, de plomb, d'alumine, les carbonates alcalins, les préparations d'opium. En voilà plus qu'il n'en faut pour assurer ses droits à l'immortalité. On a voulu le juger seulement d'après ses théories, quoiqu'il demandât à ne l'être que par les faits. On n'a pas fait assez la part des temps barbares où il vivait. Pour être compris et suivi, il était forcé d'employer le langage de son temps. L'alchimie, qu'il cultivait avec tant d'éclat, était alors compliquée d'idées astrologiques des plus bizarres dont il ne sut se défendre; mais on ne veut pas comprendre aujourd'hui que ce langage si extraordinaire, que ces rêveries d'astrologie n'étaient pour les hommes éclairés de ce siècle que de pures fictions que la barbarie du vulgaire les forçait d'employer ; et si on essaye de soulever le voile de ces métaphores, on peut y apercevoir le germe des idées les plus ingénieuses et les plus fécondes.

Cessons de répéter les calomnies des galénistes contre Paracelse; les hommes qui ont fait autant que lui pour l'humanité sont assez rares; les anciens les élevaient au rang des demi-dieux, et nous, nous les traînons dans la fange.

Théophraste Paracelse mourut à l'âge de quarante-huit ans; et laissa tous ses biens aux pauvres. On publia à Bâle, en 1575, une édition latine de ses œuvres en deux vol. in-8°. Parmi les hommes qui, comme Paracelse, cultivèrent avec éclat la médecine et la chimie, vint au premier rang Hermann Boerhaave, qui vécut deux siècles environ après lui. Il jouit de son vivant d'une si grande renommée, que, pour lui faire parvenir une lettre, il suffisait d'inscrire : A Boerhaave, en Europe. Il fit jouer un grand rôle, dans les maladies, au mouvement et à l'altération des liquides, ce qui la fait classer à la fois parmi les médecins physiciens et parmi les humoristes. Sa thérapeutique fut en général sage et bien raisonnée, il exerça une grande influence sur la médecine active de son temps. Plusieurs des préparations qu'il a employées sont encore préconisées; aujourd'hui les traces de son passage ne sont point effacées, et l'on peut encore puiser dans ses ouvrages comme dans une mine précieuse et de bon aloi.

Après Boerhaave, les doctrines des humoristes devinrent complétement envahissantes; elles exercèrent sur la thérapeutique une immense influence; nous trouvons encore, même dans les solidistes les plus exagérés de notre siècle, les traces de l'empire qu'elles ont exercé; des classes entières de médicaments sont basées sur les propriétés, admises souvent fort légèrement, de modifier la nature des humeurs. Les théories humorales ont certainement un fondement rationnel, une réaction complète s'opère en leur faveur; mais il faut qu'elles s'appuient sur des bases plus solides que celles sur lesquelles elles étaient établies, et dans cette voie la médecine ne peut faire un pas assuré sans le secours des chimistes. On peut en juger en méditant les gravures.

A côté de ces médecins à théories pratiquaient de sages observateurs qui mettaient toute leur gloire à reprendre et à continuer l'œuvre d'Hippocrate. S'ils ont quelques doctrines, ils n'y tiennent pas assez pour la préférer aux faits; ils n'expliquent qu'aprés qu'ils ont vu, ils n'agissent que d'après l'expérience. C'est dans cette illustre phalange que viennent se ranger Baillou, Sidenham, Baglivi, et une foule d'autres qui feront à jamais la gloire de la médecine. On leur doit l'acquisition et les notions précieuses sur une foule de médicaments nouveaux; ils ont examiné avec soin presque tous les moyens conseillés par les anciens, et par-dessus toutes les heureuses acquisitions que la thérapeutique a faites sous leurs auspices, on doit placer la connaissance des propriétés du quinquina.

Si nous cherchons maintenant à jeter un coup d'œil rapide sur les doctrines qui, dans notre siècle, ont exercé la plus grande influence sur la thérapeutique, nous devons nous arrêter quelques instants à celles de Brown et de Broussais.

Brown, doué d'une imagination des plus vives, admis d'abord par charité aux leçons des médecins d'Édimbourg, s'érigea bientôt en réformateur. Il prit pour base de sa doctrine la proposition suivante : « La vie ne s'entretient que par l'incitation, elle n'est que le résultat de l'action des incitants sur l'incitabilité des organes. » D'après ce principe il établit deux grandes catégories de maladies, suivant que dans l'économie, qu'il considère en masse, l'excitation était en plus ou en moins; et dans cette classification dichotomique, il avait fait la part bien inégale pour les états sthénique et asthénique, puisque trois cas au plus sur cent étaient rapportés à l'excès d'incitations. Avec de semblables règles le médecin employait sans cesse les stimulants les plus énergiques pour remédier à la faiblesse. Telle avait été en effet la thérapeutique dominante en Angleterre, en Allemagne, en Espagne et en Italie au moment où le brownisme s'y était propagé. En France, Pinel, exerçant sur la génération médicale de l'époque, une influence pour ainsi dire sans partage, avait empêché la doctrine de l'incitabilité de s'y introduire; mais en repoussant le dogme il lui avait certainement emprunté quelque chose, et il nous avait effrayés d'un monstre non moins redoutable que l'état asthénique, c'était l'adynamie, contre laquelle on prodiguait également les stimulants les plus énergiques. Plusieurs débris de la pratique de Brown et de Pinel restent encore debout; une foule de médicaments stimulants qu'ils ont préconisés sont remis en honneur, maintenant que la terreur que les stimulants inspiraient à l'école de Broussais commence un peu à se calmer.

Il nous reste à apprécier l'influence de ce réformateur fameux sur la thérapeutique de notre temps.

Broussais donna à sa doctrine le titre heureux de

médecine physiologique. Il reconnaît à la matière vivante une seule propriété fondamentale qui se manifeste par le resserrement, la contraction; c'est la contractilité. Cette propriété, il faut l'action des stimulants pour la mettre en jeu. Si la stimulation opérée par des modificateurs est renfermée dans des bornes convenables, la santé existe; mais si elle est trop forte ou trop faible, la maladie apparaît, trop faible il y aura débilité; mais pour Broussais, à l'opposé de Brown, c'est le cas de beaucoup le plus rare; trop forte il y aura irritation. L'effet d'un modificateur ne se borne pas à la partie qui en a reçu l'impression directe, l'irritation se propage d'un point à un autre par l'intermédiaire des nerfs, voilà les sympathies qui déterminent les phlegmasies secondaires.

Broussais s'efforce constamment de localiser les maladies; il ne reconnaît point ou très-peu d'affections générales, il rattache toujours les symptômes aux organes souffrants, il suit l'irritation partant d'un lieu déterminé et se propageant sympathiquement dans des parties limitées de l'économie; il y a, sous ce point de vue, une différence radicale entre les doctrines de Broussais et celles de Brown.

La doctrine de Broussais devait avoir et eut en effet une immense influence sur la thérapeutique. Le but le plus important pour les médecins de cette école est d'arrêter la marche des inflammations, et pour cela ils mirent en usage, avec la profusion la plus exagérée, tous les moyens dont dispose la médication antiphlogistique. Les émissions sanguines, l'abstinence, les boissons émollientes et alcalines: voilà le cortége obligé de cette médecine aux exigences de laquelle un très-mince formulaire pourrait suffire. Mais par contre, pour satisfaire à ses prescriptions, on épuisa bientôt tous les marais à sangsues de la France.

La médecine physiologique était déjà bien ébranlée pendant les dernières années de l'illustre réformateur; elle ne se soutenait plus qu'à l'aide de concessions. Si on admet des maladies déterminées par l'altération du sang, des fièvres qu'on ne puisse localiser, des spécifiques bien prouvés, et tout cela n'a plus besoin aujourd'hui de démonstration, la doctrine de Broussais sera frappée au cœur. Quoi qu'il en soit, l'influence que la médecine de Broussais exerça sur la thérapeutique fut si universelle que la plupart de ses adversaires eux-mêmes l'ont subie; mais, en tant que théorie exclusive, son règne est passé sans retour.

Il nous reste à examiner rapidement la doctrine homœopathique; elle s'est tellement avilie par les jongleries des charlatans, par les rêveries dont on s'est plu à l'entourer pour la rendre plus sacrée au public exploitable, par sa posologie de millionième de grain, que je n'en parlerais pas si elle ne présentait un principe particulier, qui se retrouve dans la pratique des médecins les plus sages de notre temps. La règle fondamentale sur laquelle elle s'appuie : *similia similibus curantur*, prise dans son acception rigoureuse, est fausse; car la plupart des maladies nerveuses sont déterminées par des causes spécifiques ; les homœopathes sont des médecins expectants qui laissent faire la nature, et qui n'emploient des remèdes que pour tromper le public; on peut en juger en méditant les gravures.

Les luttes que l'on avait engagées pour établir, pour défendre et pour détruire les doctrines reposant principalement sur l'anatomie pathologique, ont dû faire tourner vers cette branche des connaissances médicales toutes les forces vives des médecins de notre temps; mais aujourd'hui, que le combat est achevé, on commence à s'apercevoir que le mince bagage pharmaceutique des écoles de Pinel et de Broussais est loin de satisfaire à toutes les exigences des maladies, surtout nerveuses. On sent de toutes parts le besoin d'études plus sérieuses en pharmacologie que celle qu'a faite la génération médicale précédente; on commence à s'apercevoir que, pour être bon médecin, il ne suffit pas de connaître avec une rigueur mathématique les lésions cadavériques, la marche, les symptômes et la terminaison d'une maladie; que, s'il es indispensable de pouvoir constater les désordres occasionnés par elle, il est plus important encore de les prévenir. Le but, en définitive, est de guérir, et comme chacun veut l'atteindre, aussitôt qu'on a des malades à soigner, on cherche à connaître les moyens dont la science dispose pour s'opposer aux maux de l'humanité. C'est alors que le jeune médecin s'aperçoit combien ses études pharmacologiques ont été négligées; c'est alors qu'il déplore, pour ses successeurs, la transformation de cette chaire de pharmacologie de la faculté de médecine de Paris, où l'on devrait puiser des connaissances si indispensables à la pratique. C'est alors que le malade se lasse des remèdes qui ne le guérissent pas, ou qui, après l'avoir soulagé, ne préviennent pas les rechutes : il veut guérir, et pour cela il lui faut des remèdes. Le médecin est donc obligé d'en chercher de nouveaux. Il a dû alors les puiser soit dans les théories régnantes, soit dans les idées plus ou moins justes ou erronées qu'il se faisait de la maladie, soit dans une sorte d'empirisme qui pût lui faire découvrir un remède spécifique. Car la manie de tous les siècles a toujours été de chercher un remède pour chaque maladie. Lorsque pendant des mois et des années on a fait parcourir à un malade atteint de l'une des mille maladies nerveuses tout le cercle des moyens conseillés, on est bien pardonnable d'en rechercher de nouveaux. Certes, un remède efficace serait une grande conquête pour la médecine, a dit Tardieu; c'est alors que le médecin et le malade consultent avidement tous les formulaires; mais ce n'est pas là qu'ils peuvent puiser les principes qui leur manquent, il faut reprendre l'édifice par la base pour trouver le remède ainsi que les causes qui produisent la phlegmasie et l'une des maladies nerveuses. Pour répondre à ce besoin, je ne reculai devant aucun sacrifice et plusieurs figures d'anatomie sont venues compléter et rendre palpable aux intelligences les moins initiées aux connaissances médicales la description des maladies nerveuses, qui, j'espère, ne seront pas sans utilité.

TRAITEMENT DE LA PHLEGMASIE ET DES MALADIES NERVEUSES CHRONIQUES ET CONSTITUTIONNELLES.

A mesure que la phlegmasie a vieilli, l'état de l'encéphale a pris une prédominance plus grande, il s'est davantage identifié avec l'économie et il est en conséquence devenu plus opiniâtre. L'affection nerveuse n'a pas diminué pour cela; elle a fait les progrès que nous avons signalés cent fois, de façon que le malade n'éprouve presque plus de répit : ses nerfs sont toujours en souffrance, et son imagination toujours occupée de ses maux réels et de ceux qu'elle se crée. La maladie cependant reste la même; elle n'a point changé de nature; mais, devenue plus longue, elle a modifié l'organisation entière, et elle a fait une véritable constitution phlegmasique nerveuse. Cette disposition avancée peut arriver dans les cas mêmes où l'affection est le résultat d'une cause accidentelle, et chez les personnes qui s'y trouvent le moins disposées; mais elle sera bien plus facile et plus profondément enracinée, chez les individus qui déjà naturellement étaient doués d'une mobilité nerveuse très-grande et d'une imagination vive, singulière et bizarre. La maladie offre alors beaucoup plus de difficultés; mais elle n'exige pas un traitement opposé ou même différent. Seulement, elle sera plus rebelle et les moyens employés souvent ne deviendront guère que palliatifs. Or, la maladie devant durer longtemps, peut-être autant que le malade, il faudra savoir en ménager l'emploi, afin de pouvoir y revenir aussi souvent qu'il sera nécessaire de remédier à de nouveaux accidents, de s'opposer aux progrès du mal. Malgré cette perspective attristante, malgré le peu d'espérance de succès que l'on ait, il ne faut pas désespérer entièrement et renoncer à tout traitement méthodique et curatif. L'expérience nous fournit bon nombre d'exemples de guérison, même à cette période : ils suffisent pour nous encourager et soutenir notre zèle. Mais en même temps on ne se dissimulera pas les difficultés qu'on aura à surmonter et le temps qu'il faudra consacrer. Ce sont les mêmes moyens auxquels il faudra recourir; mais il faudra beaucoup plus d'adresse encore dans leur administration. Le malade, si souvent trompé, si souvent leurré par des promesses mensongères, devient plus difficile à se laisser persuader, plus prompt à se lasser et plus disposé à changer de médecin et à renoncer aux remèdes. Combien d'art et d'habileté il faut alors pour soutenir sa confiance et la conduire de moyens en moyens pendant une éternité! Le moral surtout exige beaucoup plus d'attention. Le malade croit impossible sa guérison; il faut, sous différents prétextes, détourner son imagination; pour cela il est bien essentiel que tout ce qui l'entoure seconde parfaitement les vues du médecin, qu'aucun mot imprudent, qu'aucune personne indiscrète ne vienne révéler au malade ce qu'on fait pour lui. Un instant détruirait le labeur de plusieurs mois; car rien n'est plus opiniâtre et plus entêté qu'un vieux goutteux, qu'un rhumatisant, qu'une névralgique avancée. Vous croyez avoir triomphé de ses souffrances, désabusez vous. Les plaisirs et les remèdes qui semblent être le fruit de quelque préméditation, le fatiguent et souvent le révoltent. Aussi, quand on entreprend la cure d'un semblable malade, prudence, persévérance.

Observation....

TRAITEMENT DES SYMPTÔMES.

Il me semble entendre un cri de réprobation s'élever contre ce titre. Ils sont passés, me dira-t-on, les temps où le médecin faisait la guerre aux symptômes sans s'inquiéter des organes lésés, où il courait après l'ombre pour négliger la maladie elle-même. Ce titre seul est un anachronisme, c'est un pas rétrograde. — Un mot d'explication devient nécessaire, afin de n'effaroucher personne. Les efforts que nous avons faits pour trouver les organes lésés et le mode de la lésion dans la phlegmasie et causer l'une des mille maladies nerveuses prouvent suffisamment que nous n'avons point l'intention de séparer les maladies de leurs agents, et de nous renfermer dans les abstractions du vitalisme. Nous admettons la toute-puissance de ce principe, mais nous l'admettons en tiers avec les tissus et les liquides. Il y joue un grand rôle bien important, mais ce rôle ne serait rien sans les instruments. Chaque maladie se traduit à nos sens par des signes appréciables. Sans eux la maladie n'existerait pas pour nous; elle ne serait rien. Nous devons donc faire la plus grande attention à tous les signes, symptômes et phénomènes de la maladie. Non-seulement ils la font reconnaître, ils lui donnent l'existence; mais ils en révèlent encore les phases différentes et les modifications nombreuses. Or, suivant ces phases, suivant ces modifications, tel ou tel phénomène, tel ou tel symptôme sera plus intense et dominera les autres.

Cette ombre, si l'on veut, de la maladie ne sera rien par elle-même; mais résultat ou effet patent de l'état de souffrance de l'organisme ou d'un organe, il décèle cette souffrance, de façon qu'en attaquant cette manifestation, c'est réellement l'organe malade qu'on attaque. Si donc nous nous servons de cette expression, c'est, comme on le voit, pour désigner un état dominant, une modification spéciale de l'organe malade; c'est pour éviter des périphrases, des circonlocutions toujours embarrassantes. Ainsi, quand nous dirons, par exemple, traitement de la douleur, la douleur ne sera que l'expression de l'état pathologique du nerf qui la fait ressentir. Il y a plus : dans une maladie aussi essentiellement nerveuse que l'est la phlegmasie, les désordres sympathiques sont fréquents et nombreux, et souvent assez graves selon l'intensité de la fièvre nerveuse. En général, symptômes, sympathies et fièvre nerveuse, tout disparaît à mesure que le traitement spécifique réussit, à mesure que l'affection essentielle avance vers sa guérison. Malheureusemt il n'en est pas toujours ainsi ; il y a souvent des désordres sympathiques ou des phénomènes assez intenses pour nécessiter des soins particuliers. Les connaître, les distinguer, apporter à chacun le remède qui lui convient, voilà la science du vrai médecin. Mais cette médication spéciale ne fera jamais perdre de vue le traitement spécifique ; elle sera une indication à part et rien de plus. Il ne faudra pas croire avoir combattu la maladie en calmant une douleur, une attaque de fièvre nerveuse; elle restera la même. Cependant le malade, délivré du mal qui le torturait momentanément, et qui seul faisait son supplice, est soulagé, il se croit même en voie de guérison. Vous pouvez profiter de cette circonstance favorable pour agir sur son moral et lui persuader de plus en plus que sa maladie n'a rien de grave ni d'alarmant, puisqu'on a pu triompher aussi facilement des accidents de la fièvre nerveuse qui l'avaient si fort effrayé. Quoique ces phénomènes aient tous une origine commune, et qu'ils soient tous l'effet de la viciation anormale des deux systèmes nerveux, ils ne sont pourtant pas les mêmes, ils sont, comme la maladie elle-même, excessivement bizarres et variés. Ils ne sont, au reste, que les phénomènes que nous avons étudiés en faisant l'histoire pathologique de la maladie : seulement, nous ne les regardons comme devant mériter une attention particulière dans le traitement, que lorsqu'ils sont exagérés assez pour tourmenter péniblement le malade. Nous n'essayerons donc point d'établir leur division en phénomènes ou symptômes qui appartiennent au système nerveux cérébral, et en ceux qui appartiennent au système nerveux ganglionnaire. Nous renvoyons à cette classification aux explications de la deuxième gravure, et nous allons les examiner successivement à mesure qu'ils se présenteront. Rappelons, avant d'aller plus loin, que ces accidents, loin d'empêcher le traitement spécifique, exigent, au contraire, leur combinaison avec lui, en tenant compte surtout des différents états d'éréthisme ou de faiblesse dans lesquels se trouve le malade, et qui, par conséquent, exigeront quelques modifications dans les moyens employés. Ainsi on leur associera les distractions, l'exercice, les jeux, les voyages, les nourritures toniques selon l'indication. C'est ici que la médecine morale, toute seule, échouerait infailliblement dans le plus grand nombre de cas. Celui qui voudrait s'y tenir ferait preuve d'une grande prévention ou d'un aveuglement inconcevable. Il est de toute nécessité de recourir en même temps aux moyens pharmaceutiques.

Le premier symptôme qui se présente est cette exaltation de la sensibilité cérébrale portée jusqu'à la douleur plus ou moins vive, selon l'intensité, de la fièvre nerveuse. Toutes les parties du corps peuvent en être le siége ; mais elle ne mérite d'être prise en considération que lorsqu'elle s'est fixée par sa fluxion sur un organe important, tel que la tête, l'œil, le cœur, les poumons, le foie, les reins, la vessie, les intestins. Partout le caractère, comme la violence de ce phénomène, varie infiniment, ainsi que les accidents auxquels il donne lieu. Tantôt elle est permanente et continue, souvent elle est périodique et régulière ou irrégulière, d'autres fois elle ne se développe que lorsque des circonstances morales ou physiologiques la provoquent. A l'estomac, elle prend le nom de gastralgie, et elle s'accompagne souvent de spasmes ou de crampes. Dans les intestins, elle constitue des coliques, des ileus nerveux avec tout leur cortége. Au cœur, c'est une cardialgie quelquefois si aiguë qu'elle gêne et suspend la respiration, ou produit des menaces de syncope, des irrégularités dans la circulation. A la tête, elle produira tantôt le clou hystérique, tantôt une sensation de douleur pulsative, de douleur térébrante de cercle qui presse la tête comme un étau, etc. Quelque nombreuses que soient ces variétés, elles partent toutes d'un même principe, d'une exaltation vicieuse de la sensibilité cérébrale. Elles doivent donc être toutes attaquées par des moyens analogues, par la médication spécifique. Ainsi, dans la gastralgie, avec ou sans crampes, on se trouvera bien de toutes les boissons tempérantes, des potions calmantes simples ou compliquées, des calmants anodins, etc., administrés en pilules, teinture, etc. L'opium et ses différentes préparations telles que : l'extrait d'opium, les sirops diacode ou de karabé, les sirops de morphine et de codéine, le laudanum de Sydenham, les gouttes noires de Rousseau pris dans un peu de vin m'ont paru posséder une vertu calmante instantanée très-puissante. Avant d'aller plus loin, je ferai une réflexion relative à l'emploi des opiacés. Ces médicaments diminuent les sécrétions et occasionnent ou augmentent la constipation. Comme elle est une des conditions les plus ordinaires de la phlegmasie on doit craindre de l'augmenter encore et de la rendre plus opiniâtre et plus ennuyeuse. Cette considération mérite qu'on en tienne compte dans l'administration de ces remèdes, et exige qu'on en soit très-sobre. Outre les opiacés, la pharmacie nous fournit encore un grand nombre de remèdes qui tous peuvent devenir très-avantageux dans différentes circonstances et qu'il est bon d'avoir à sa disposition, afin de les varier toutes les fois qu'ils cessent d'agir ou que l'estomac semble le demander. Ainsi, nous avons l'extrait de belladone, l'extrait et le sirop de jusquiame, celui d'aconit napel, de ciguë, le cyanure de potassium, l'acide hydrocyanique jouissant parfois d'une efficacité remarquable. Quoique le remède soit là appliqué directement sur le mal, il ne réussit pas toujours, et quelquefois même il réussira moins bien que si on l'administrait par une autre voie.

Voici la recette de l'emplâtre que Boerhaave employait avec tant de succès :

P.	Diabotanum.	30.
	Opium.	aa 1-50.
	Camphre.	aa 1-50.
	Baume de Pérou.	q. s.

Mêlez et étendez sur une peau pour l'appliquer sur l'épigastre.

On le renouvelle chaque fois qu'il tombe.

Ainsi, on les donnera avec avantage en lavements; on les appliquera en topiques de tous les façons sur l'épigastre et même sur le bas du dos : cataplasmes, fomentations, frictions, ouguents, emplâtres faits avec ces différents extraits. Je ferai observer que, pour être plus sûr de bien réussir, il ne faut pas craindre de forcer les doses. Un gramme d'extrait thébaïque, par exemple, réussira où quelques centigrammes avaient échoué pendant plusieurs jours. Pour rassurer ceux qui auraient quelque frayeur de doses aussi élevées, je dirai que de cette manière je n'ai jamais vu produire le narcotisme, quoique la douleur fût calmée. Cette médication topique offre encore l'avantage d'agir beaucoup moins sur l'intestin et de ne pas augmenter la constipation. La plupart de ces moyens, et surtout l'hydrochlorate de morphine, peuvent être encore administrés par la méthode endermique. Les effets en sont prompts et bien marqués; mais il faut se tenir sur ses gardes ; car le narcotisme est souvent la conséquence de doses un peu trop élevées, et je l'ai vu plus d'une fois devenir mortel par l'imprudence des malades.

Si la douleur est dans les intestins, c'est encore aux mêmes moyens qu'on aura recours. Dans le cas où les coliques seraient occasionnées par la constipation ou par la présence des matières bilieuses ou saburales, on aura recours aux minoratifs et surtout au tamarin, à la manne, à l'huile d'amandes douces, etc. On insistera également sur l'administration des lavements. Les bains aussi seront d'une grande utilité.

Enfin, dans les douleurs de tête, on ne pourra recourir qu'aux mêmes moyens calmants et révulsifs, etc. On ne se fait pas d'idée combien, dans ces cas, les applications opiacées un peu chargées sont efficaces. On aide leur effet par l'emploi des bains de pieds chauds et révulsifs ou calmants, des cataplasmes et des fomentations sur les membres inférieurs, et par les lavements aloétiques. Les poudres d'asarum, de valériane, etc., employées comme sternutatoires, ont quelquefois réussi à guérir des maux de tête opiniâtres. C'est pour atteindre le même but de révulsion qu'on prescrira quelques purgatifs et le calomélas, le sulfate de magnésie à faibles doses. Quelle que soit, en un mot, la partie du corps qui devienne le siége d'une douleur un peu vive, il faudra toujours la combattre, d'abord afin d'en prévenir les effets fâcheux sur le système nerveux, et en second lieu pour calmer et soulager le malade; car, *nihil molestat dolor*, et comme l'a encore dit l'oracle de Cos : *Divinum opus est sedare dolorem.*

Quoiqu'il n'y ait rien d'aussi commun que les spasmes ou contraction involontaire des muscles, notamment de ceux qui n'obéissent pas à la volonté, dans la phlegmasie et l'une des mille maladies nerveuses qu'elle occasionne, et que, pour les combattre, on n'ait besoin que de traiter la maladie elle-même, il en est cependant quelques-unes qui sont si intenses, qui affectent des organes si importants et dont le trouble est si grave, que nous ne saurions nous dispenser d'en parler en particulier. De ce nombre sont le vomissement, les palpitations, les syncopes, une gêne asthmatique de la respiration et le hoquet.

Lorsque le vomissement tient à l'irritation directe de l'estomac, je le regarde comme le phénomène nerveux le plus opiniâtre. La médication doit être toute adoucissante et calmante. Elle sera la même en conséquence que celle de la gastralgie. Le moyen qui m'a paru le plus avantageux dans ces cas, et que j'emploie le plus ordinairement, c'est de prendre trois fois par jour une tasse de bouillon gras ou maigre, dans laquelle on aura ajouté une cuillerée de sirop diacode et une de mes pilules. Je me suis très-bien trouvé de renouveler dix ou vingt fois par jour ce bouillon gras ou maigre, parties égales avec du vin. Mais si, avec le vomissement, il y a un état de faiblesse extrême, si le sujet est lymphatique, ou si le phénomène est purement sympathique et que l'estomac ne soit point dans un état de surexcitation, alors on pourra recourir avec avantage aux toniques et aux antispasmodiques; tels seront la limonade frappée de glace, le vin de quinquina, l'écorce de simaruba et la racine de colombo qui paraissent avoir très-bien réussi à plusieurs praticiens. Toutes ces variations dans les conseils prouvent qu'il faut les varier souvent et quelquefois même faire succéder les toniques aux calmants, et *vice versâ.*

Nous ne parlerons pas de quelques autres névroses dont l'estomac peut devenir le siége, tels que la malacie, le pica, l'anorexie, la dyspepsie, la boulimie. Elles se présentent rarement, le plus souvent d'une manière fugace; il est facile de se faire une idée de la manière de les combattre.

Le hoquet devient quelquefois si pénible chez les phlegmasiques qu'il est indispensable de le combattre par tous les moyens les plus convenables: mes pilules ont toujours réussi à l'arrêter. S'il résiste à ces moyens :

la glace, la potion de Rivière, les potions calmantes à haute dose pendant la rémission.

Les palpitations deviennent quelquefois si fortes et si pénibles qu'on est obligé de recourir à différents moyens pour les dissiper ; mes pilules tiennent le premier rang. La digitale ne leur cède guère ; on peut surtout lui associer l'hydrochlorate de morphine. Cette combinaison nous a procuré maintes fois des succès inespérés.

On se conduira de même dans certains cas de crampes qui se font sentir dans la région du cœur et même partout ailleurs. Mais on insistera davantage sur l'emploi des bains.

Quelques malades sont sujets aux syncopes. Elles ne se traitent pas différemment que dans les cas ordinaires, par la médication antinerveuse, par les odeurs fortes, l'eau froide, etc. Si elles sont l'indice d'une trop grande faiblesse, on cherchera à relever les forces moins par les toniques que par un bon régime que l'on fera suivre avec la plus grande prudence.

On voit quelquefois certains phlegmatiques atteints de l'une des mille maladies nerveuses éprouver une gêne de respiration comme asthmatique, une sorte de suffocation qui les fatigue beaucoup et qui est tantôt permanente et tantôt paroxystique. Si elle devient trop grande, il faut la combattre, et pour cela les moyens que nous avons employés contre l'asthme nerveux sont aussi ceux auxquels on aura recours.

Observation...

Si les malades dorment quelquefois convenablement et même beaucoup, plus souvent ils éprouvent une insomnie opiniâtre qui les fatigue et qui ne contribue pas peu à entretenir ou même à exaspérer la maladie, en laissant trop longtemps l'imagination du malade seule et livrée à elle-même pendant la monotone obscurité de la nuit, que cette insomnie soit le résultat directe de l'atonie nerveuse, ou qu'elle soit occasionnée par une sorte d'explosion qui se fait sentir dans la tête chaque fois que le malade s'endort, ou par des vertiges, des éblouissements, des tintements, des bruits de courants d'air, ou ce vague pénible désigné sous le nom d'ivresse nerveuse; elle doit être combattue, et les moyens sont toujours les mêmes. Il n'est pas besoin de dire que lorsque l'insomnie dépend d'une cause particulière, telle que douleur, spasmes, constipation, etc., c'est cette cause qu'il faut combattre.

Parmi les phénomènes qui tourmentent le plus les malades, les vents qui se développent dans l'estomac sont au premier rang; ils sont le produit ordinaire de l'état plus ou moins phlegmasique de cet organe que nous avons représenté dans la première gravure, et ils deviennent à leur tour la cause des mauvaises digestions. Ils sont si fatigants qu'on a toujours cherché à les combattre; pour cela on a employé avec plus ou moins de succès différentes poudres absorbantes, telles que la magnésie, le magistère de bismuth, l'ivoire, les yeux d'écrevisse, l'eau de chaux, le savon, les écailles d'huîtres, etc. La chimie a voulu blâmer cette multiplicité de moyens; mais la chimie ne tient jamais assez compte de la vie, et par conséquent des effets bien différents que produisent ces substances. Nous le disons, parce que nous l'avons vu, les effets qu'opère la magnésie ne sont point ceux qui résultent du sel d'absinthe. Notre estomac et surtout un estomac malade est doué d'une sensibilité bien différente que les creusets du chimiste. Comme Tardieu le remarque très-sagement, cet état de l'estomac et des intestins indique souvent de l'éréthisme; les calmants et surtout les opiacés seront les remèdes les plus efficaces, et il a obtenu de très-bons effets d'une mixture faite avec l'esprit éthéré de térébenthine et de laudanum. Un régime analeptique et même rendu tonique par un peu de bon vin sera le plus convenable. Le plus souvent le calme qu'on obtiendra ne sera que passager, les gaz se reproduiront. Pour les dissiper complétement, il faut guérir la maladie elle-même, il faut rétablir l'estomac dans son état normal, et pour cela, il faut se conformer au traitement que nous avons indiqué.

De tous les phénomènes, celui qui est peut-être le plus constant, le plus opiniâtre et le plus désagréable pour le malade, c'est la constipation. On ne saurait donc trop s'empresser de la combattre par tous les moyens les plus convenables, boissons et nourriture toniques, à cause de la faiblesse de l'intestin, enfin les lavements laxatifs et toniques. Il est inutile de répéter ici tout ce que nous avons dit à ce sujet, nous ne ferons qu'insister sur la nécessité de ne pas donner des lavements trop émollients et trop souvent renouvelés, dans la crainte d'ajouter une nouvelle faiblesse à la fibre contractile du gros intestin, et d'augmenter ainsi la disposition à la constipation. Ce point est de la plus grande importance, on ne saurait trop distinguer ces deux états de constipation par atonie et par éréthisme ou irritation causés par les taches de phlegmasie que nous avons représentés dans les intestins de la figure n° 1. Aussi, il vaut mieux des lavements d'eau froide et quelques gouttes d'huile, que ceux d'eau tiède, parce qu'ils n'irritent pas les intestins. Ordinairement après avoir pris 10 à 15 pilules anti-nerveuses dans l'espace de 15 à 20 jours, la constipation la plus opiniâtre sera combattue ; mais, pour que la guérison soit radicale, il faut se conformer à la règle du traitement que nous avons formulé.

De toutes les complications, celle qui vient le plus souvent s'associer aux maladies nerveuses est sans contredit la gastralgie ; que celle-ci ait été cause ou effet, elle se rencontre presque toujours; le dérangement de l'estomac dans les maladies nerveuses est un état gastralgique. C'est au docteur Barras qu'on doit le plus beau travail sur ce sujet, il démontre ce qu'on savait déjà, et il le prouve par de nombreux exemples, que le premier soin est de rétablir l'estomac. C'est à ce but que doivent tendre tous les efforts du médecin. Tant que la phlegmasie persistera, elle entretiendra la gastralgie et les maladies nerveuses, elle en est l'aiguillon incessant, il faudra faire marcher de front le traitement spécifique et le traitement hygiénique. Les bizarreries et les caprices de l'estomac phlegmasique exigent des modifications, non-seulement pour chaque individu, mais à chaque instant pour le même malade. C'est là un point bien important et qu'on ne saurait trop surveiller. Le médecin ne doit point craindre de descendre aux détails les plus minutieux : non-seulement c'est un moyen d'agir sur l'imagination d'un malade qui veut qu'on s'occupe de lui et de toutes ses douleurs nerveuses, mais c'est aussi le seul moyen de ramener à son état normal un estomac et les intestins viciés qui est tout à la fois complication et cause entretenante. En thèse générale, on donnera la préférence aux aliments qui sous un petit volume nourrissent et stimule; ils sont le premier et le meilleur secours; j'ai toujours observé qu'une légère alimentation était plus avantageuse, même dans le cas d'inappétence, qu'une diète absolue, excepté dans les cas rares de grande irritation. En conséquence on apportera le plus grand soin dans le choix des aliments qu'il faut choisir, le pain et les substances animales : les viandes, les soupes grasses ou maigres, le riz, le chocolat, les légumes, les fruits, mais surtout quelques verres de bons vins généreux de France les mieux choisis, seront d'une utilité manifeste, pourvu qu'on apporte la plus grande réserve et la plus grande prudence dans leur emploi, comme dans celui de tous les remèdes, surtout avec un régime tonique; l'eau de Selz, les eaux de Saint-Galmier, de Pougues, de Chateldon, les eaux ferrugineuses, mêlées avec le vin, soit en mangeant, soit dans l'intervalle des repas, ne seront pas moins utiles. Nous avons déjà dit que le vin était la meilleure boisson. Pris modérément, il nourrit, relève les forces, augmente l'énergie du principe vital, accélère le mouvement progressif du sang artériel, soit du sang veineux, et surtout de la lymphe, détermine l'action du centre à la circonférence, et provoque la transpiration ; en un mot, le vin possède toutes les qualités propres à maintenir la santé, et surtout le vin et le pain par leurs principes fermentatifs à entretenir l'acidité des sucs gastriques de l'estomac et des intestins étudiés pag. 11, et à nous aider à guérir la phlegmasie et les maladies nerveuses.

Dans quelques circonstances de maladies nerveuses se rencontre une sensation de froid, dans d'autres une sensation de chaleur à la tête, dans la paume des mains, sous la plante des pieds, dans la vessie, dans le rectum, et souvent au périné. J'ai vu quelquefois des sueurs abondantes venir compliquer les maladies nerveuses. Quoique les complications soient assez rares, elles n'en sont pas moins très-graves lorsqu'elles existent, parce que les évacuations abondantes épuisent le malade et l'énervent de plus en plus. Le plus souvent elles sont liées à une maladie organique ou à une fièvre nerveuse entretenue par la phlegmasie qu'il faut d'abord combattre; mais lorsqu'elles sont indépendantes de ces causes, on cherchera à les arrêter par l'emploi des toniques, par un régime fortifiant convenable, les eaux de Selz coupées avec le vin, le sucre de saturne, l'agaric blanc, la racine de colombo, soit ensemble, soit séparément. Mais, pour réussir, il ne faut point prescrire ces substances avec trop de timidité : par exemple, le sucre de saturne à la dose de cinq à dix centigrammes, comme il est ordinairement conseillé, échoue presque toujours ; je n'en donne jamais moins de 25 à 50 centigrammes par jour, et j'en ai retiré tous les bons effets que j'en attendais. Jamais je n'en ai vu résulter aucun inconvénient.

La phthisie pulmonaire, les anévrismes du cœur, les scrofules, le rachitisme, nous paraissent avoir des liaisons intimes avec les autres maladies nerveuses. Elles peuvent venir la compliquer sans doute, mais alors c'est au praticien habile à savoir faire marcher le traitement spécifique, et à ne jamais rien faire qui puisse nuire à une machine aussi frêle que celle d'un phlegmasique.

Je ne reviendrai pas non plus sur ce que nous avons dit du rhumatisme, de la goutte, de l'hypocondrie, de l'hystérie, de l'épilepsie, et d'une infinité d'autres névroses, car nous ne ferions que répéter ce que nous avons dit plus haut.

Pourrions-nous nous dispenser de parler du scorbut, lorsqu'on en a fait une cause si puissante des maladies nerveuses, et lorsqu'on voit Sydenham nous avertir de bien faire attention à la tendance des maladies nerveuses à dégénérer en scorbut ? Ce qui nous porterait à croire que cette dégénérescence se montre plus souvent dans certaines localités, par exemple en Angleterre, en Amérique, que dans d'autres, par exemple, en France. Lors donc que, chez certains sujets, et dans certaines conditions hygiéniques, cette complication se rencontrera, il faudra ne rien négliger pour la combattre. On n'oubliera pas que si le scorbut veut des toniques, l'état nerveux exige ordinairement des adoucissants. Dans le choix des moyens les plus convenables à ces deux états, on cherchera donc bien à ne rien faire qui puisse nuire d'un côté pendant qu'on veut être utile de l'autre. Il faut pour cela tenir compte de toutes les conditions pathologiques et physiologiques dans lesquelles se trouve le malade. Il faut surtout démêler le véritable état de sa constitution naturelle et acquise ; il importe encore de s'assurer si le scorbut a agi sur l'économie, de manière à déterminer la phlegmasie par de longues souffrances, ou s'il n'est venu que secondairement la compliquer. On sent combien le traitement devra présenter de modifications, suivant chacune de ces dispositions physiologiques, pathologiques et idiopathiques. C'est donc à combiner avec discernement les moyens les mieux adaptés à chaque état du sujet que le médecin devra s'appliquer. Il ne se bornera pas à savoir que, dans le scorbut on prescrit les bouillons, les tisanes antiscorbutiques, apéritives, adoucissantes, les bains salins, les eaux minérales, les vins généreux, un régime fortifiant. Administrés indistinctement et sans égard aux causes, ces secours n'opèrent point, ou opèrent mal, la maladie s'empire et les symptômes augmentent d'intensité. Si l'on ne traite plus que ceux-ci, comme cela n'arrive que trop souvent, les malades tombent dans la langueur, l'atrophie, le tremblement et un marasme qui se termine souvent par l'hydropisie.

Il faut se défier d'un état morbide, dans lequel tombent certains phlegmasiques, qui revêt quelque caractère du scorbut et qui ne l'est point. Les antiscorbutiques aggravent cet état, et il ne faut l'envisager et le traiter que comme une cacochymie. Cet état peut être originel et venir de parents qui transmettent ainsi à leurs enfants les germes de maladies nerveuses dont ils ont été affectés dans leur enfance. Il dépend aussi et le plus ordinairement, 1° de digestions viciées et d'un mauvais régime longtemps continué; 2° d'un dérangement dans la sécrétion de la bile : voilà sans doute pourquoi il se produit souvent après de longs chagrins; 3° de veilles prolongées; 4° de transpirations dérangées, comme on le voit souvent dans les airs malsains, après une vie trop sédentaire, ou après des veilles trop longues.

Ce n'est qu'en faisant attention à ces causes, et en cherchant à distinguer quelle est la véritable, qu'on peut se flatter de guérir cette disposition, qui, si on la laisse s'invétérer, altère les solides mêmes et ensuite ne se déracine presque jamais complétement. Par tout ce que j'ai dit, on doit comprendre que c'est en rétablissant les digestions, en faisant couler la bile, le suc pancréatique, étudié page 15, en observant un régime et en facilitant la transpiration qu'on peut se flatter de guérir.

On comprend pourquoi souvent le lait, les tisanes, les bouillons adoucissants et mucilagineux, souvent les bains tièdes font beaucoup de mal. Si l'on emploie les adoucissants pendant que la bile coule mal, si l'on ordonne des bains tièdes dans un temps où il y a des amas dans les premières voies, et où les solides ont déjà perdu leurs forces, ils nuisent. S'il n'y a point de faiblesse, les lotions froides, les lotions chaudes opèrent de très-bons effets, tandis que les grands bains, et surtout avec les eaux minérales, irritent quelquefois à un point étonnant.

TRAITEMENT DES CAUSES.

Le premier soin du médecin est de rechercher la cause de la maladie, afin de la combattre. C'est principalement dans son début qu'il faut s'attacher à cette étude, car bien souvent on a échoué, faute d'avoir tenu compte de ce précepte d'une aussi haute importance. Il faut bien se pénétrer de cet axiome : *Sublata causa tollitur effectus.* Si l'on pouvait, en effet, bien connaître toujours la cause de la phlegmasie, ce serait presque l'avoir guérie, puisque sa cure aurait pour conséquence celle de la maladie. Cependant, ne poussons pas trop loin cette influence de la cause sur le traitement, car, d'une part, mille autres circonstances de tempérament, de constitution, de sexe, de localité, etc., peuvent exiger l'emploi de moyens particuliers que n'indique point la cause; d'autre part cette cause, une fois connue, ne peut pas toujours être combattue; son action longue et incessante a été chronique comme la maladie. Ce n'est que lentement qu'elle a agi sur l'économie, et bien souvent elle a cessé d'agir, elle n'existe plus lorsque le malade a recours aux conseils de la médecine; il ne présente plus qu'une modification morbifique devenue idiopathique et indépendante, et sur laquelle la cause n'exerce plus d'action.

D'autre part encore, le malade s'abuse presque toujours sur l'origine et la cause de son mal. Presque toujours il en place la cause partout où elle n'est pas, et ses renseignements rendent ainsi bien plus difficile sa recherche et l'erreur très-facile. Quoi qu'il en soit de ces difficultés, on n'en persistera pas moins dans la perquisition de cette cause, afin de pouvoir la dissiper d'abord; et bien souvent ce traitement de la cause sera celui de la maladie. Et lors même qu'elle ne pourrait plus être attaquée, elle fournirait encore des indications pour la maladie elle-même; tous les grands observateurs sont d'accord sur l'importance et la nécessité de commencer le traitement de la maladie par celui de la cause. Brachet va même jusqu'à dire qu'elles sont si étroitement liées, qu'il est impossible de guérir l'une tant que l'autre subsiste. C'est aussi la pensée de Tissot, qui s'élève avec force contre les auteurs qui veulent que la maladie vienne toujours de la même cause et que cette cause soit de nature à céder au même remède.

Devons-nous indiquer un traitement particulier contre les causes constitutionnelles de la phlegmasie? Qu'elles soient le fruit de l'hérédité, de la nativité ou accidentelles, ne devons-nous pas le renvoyer, soit au chapitre du traitement général, soit à celui du traitement curatif? Car la thérapeutique ne peut plus rien contre les causes; elle ne peut et ne doit que chercher à les corriger ou à les modifier par tous les moyens hygiéniques et moraux que nous avons énumérés, et qui, seuls, peuvent apporter quelques adoucissements à la cruelle position de ces infortunés phlegmasiques, comme ils peuvent les guérir. C'est le temps, le régime et notre médication qu'il leur faut.

Les affections nerveuses produites par la phlegmasie réclament en général une médecine végétale et une application très-mesurée des agents pharmaceutiques les plus doux. Lorsque des chagrins, des malheurs ou toute autre passion auront causé la maladie, on s'empressera d'éloigner toutes les causes de peine et d'ennui, et de prodiguer toutes les consolations et les distractions qui composent le traitement moral. C'est d'après les mêmes principes qu'on se conduira, lorsqu'une vie sédentaire aura occasionné une maladie nerveuse : on remplacera une vie oisive par une vie active; l'exercice, la dissipation, les voyages et un bon régime aideront beaucoup à notre médication.

Si l'abus des nourritures alcalines, des excès de toute espèce et souvent les excès vénériens ont énervé le malade et amené consécutivement une maladie nerveuse, on commencera par les interdire, par le faire renoncer à ses funestes penchants, en même temps que, par un régime analeptique, l'exercice et les autres moyens, on s'efforcera de redonner de l'énergie au malheureux qui est ainsi victime de ses imprudences, et de rétablir l'harmonie et l'équilibre de ses fonctions. Quoiqu'il paraisse prudent de ne pas interrompre brusquement des habitudes contractées, il n'en est pas de même ici. Il faut brusquer la privation absolue des excès qui ruinent la santé, car il est plus facile d'y renoncer tout à fait que de se modérer; les passions ne connaissent point de frein.

On ne saurait apporter trop de soins et d'empressement à débarrasser le malade qui est en proie à des pollutions diurnes, d'incontinence d'urine ou pertes séminales involontaires. Son imagination s'afflige chaque jour davantage, et une fois cet horrible mal en progrès, il est bien difficile de l'arrêter et de le déraciner.

Il en sera de même de toutes les autres sécrétions et excrétions trop abondantes, telles que l'allaitement prolongé en fournissant une grande quantité de lait, le ptyalisme, des selles trop souvent réitérées, une diarrhée chronique, des sueurs excessives, des leucorrhées chroniques et les hémorragies chroniques. On combattra d'abord ces évacuations excessives par les moyens appropriés, mais de manière à ne pas produire trop brusquement la suppression de sécrétions devenues habituelles. Ces premiers moyens indispensables n'empêcheront pas le traitement rationnel convenable. Lorsque les hémorragies utérines causent une faiblesse trop grande, et que la femme est d'une faible constitution, à fibres molles qui indiquent qu'elle est atteinte de phlegmasie, il lui faut des aliments toniques, du bon bouillon, un peu de viande et quelques gouttes de vin vieux, et surtout notre médication qui est le meilleur hémostatique.

Les suppressions sont des causes assez fréquentes de la phlegmasie. On ne saurait trop en étudier le caractère et les différences, afin de mieux choisir les moyens qui conviennent pour rappeler les évacuations supprimées. Quoiqu'on ne doive par chercher à rappeler les menstrues qui ont cessé, il n'en faut pas moins surveiller la cessation de cette fonction, parce qu'elle entraîne souvent des accidents qu'il est essentiel de combattre. Le premier, c'est la phlegmasie. La tuméfaction de cet organe, la faiblesse des ligaments représentés dans la figure nº 1 sont cause du déplacement, et, comme le disent les femmes, elles ont un dérangement. On cherchera donc à les guérir. L'exercice convient beaucoup ; en agitant doucement la circulation, il favorise les sécrétions et les exhalations propres à suppléer, jusqu'à un certain point, à l'évacuation sanguine périodique. « Quand nos mains sont industriellement occupées, a dit une femme d'esprit, notre esprit suit leurs mouvements et ne peut errer sur des douleurs nerveuses pénibles. » Il est non moins essentiel de réduire la quantité de la nourriture et surtout d'en rendre les qualités convenables à la disposition dans laquelle se trouvent les personnes du sexe à cette époque, en choisissant les aliments les plus nourrissants, les plus riches en principes fermentatifs, et les plus doux. Les viandes blanches, les gibiers, les œufs, les fruits de bonne qualité, le bon vin pour boisson sont le régime le plus propre à remplir toutes les indications, à moins que des circonstances particulières n'exigent des exceptions, dans le détail desquelles on ne peut pas entrer quand on propose des règles générales. Il faut toujours se souvenir que les nerfs acquièrent à cette époque un degré de susceptibilité beaucoup plus considérable, et qu'il faut en conséquence éviter tout ce qui pourrait ajouter à cette disposition à l'irritabilité en introduisant un régime débilitant et surtout alcalin, et toutes les choses irritantes soit en boissons, soit en aliments, soit en médicaments. Car les tisanes, les sirops, le lait même, l'eau sont promptement absorbés dans l'estomac, et les vaisseaux se trouvent gorgés de ces fluides émollients alcalins qui affaiblissent la fibre nerveuse et la contextilité des vaisseaux soit artériels, soit veineux, et surtout lymphatiques que nous avons représentés dans la gravure nº 3. La circulation surtout, l'hématose, de aïma, sang, sanguification ou conversion du chyle en sang se trouve affaiblie et ralentie par le manque de principes fermentatifs, la créatine, principe alcoolique qui se trouve en abondance dans le pain, les vins, les viandes de bœuf, de mouton, de porc, les volailles, les gibiers, les poissons, le beurre, la graisse, riches en principe nutritis, qu'on pourra associer aux aliments d'origine végétale, surtout les huiles de noix. Quelques médecins et surtout quelques pharmaciens ont conseillé, pour guérir les maladies nerveuses, l'établissement d'un cautère, des emplâtres, des vésicatoires, comme remèdes à tous les maux! Ce conseil banal a été blâmé par Fothergill, Tissot et par Trousseau; ils ne l'admettent que dans les cas où quelque principe humoral, quelque tendance à une congestion, quelque engorgement organique existent ou sont imminents. A part ces circonstences, ils pensent comme nous que les cautères, les emplâtres et surtout les vésicatoires feraient plus de mal que de bien, en affaiblissant en pure perte et en devenant un centre de douleur, un foyer d'irritation qui, chez des personnes très-sensibles, menacent, à chaque pansement, la mobilité nerveuse, d'augmenter l'intensité des névralgies, du catarrhe de la vessie, mais surtout de faire éclater une attaque de fièvre nerveuse plus ou moins intense, comme je l'ai constatée bien des fois, même grave.

COMPLICATIONS NERVEUSES.

Nous avons étudié combien d'accidents nerveux variés peuvent venir compliquer la phlegmasie. Soit chez la gastro-entéralgie, l'asthme, l'hystérie, la migraine, la chlorose, le rhumatisme, la leucorrhée, la goutte et la spermatorrhée, le hoquet, les vomissements nerveux, la dyspepsie, le pyrosis, sensation brûlante dans l'estomac et la gorge, la soif intense chez quelques malades, de même que la boulimie ou de ces perversions bizarres du goût et de l'appétit, la constipation opiniâtre, la diarrhée, les coliques, les hémorroïdes. Chez la femme, la métrite, la métrorrhagie, la leucorrhée, sous la dépendance directe de la phlegmasie et de l'appauvrissement du sang, de même que les névralgies si nombreuses, perturbations sensoriales diverses : vertiges, affaiblissement de la vue, amblyopie, diplopie, myopie, éblouissements, amaurose. Complications paralytiques, inutile de répéter qu'il ne s'agit ici exclusivement que des paralysies liées à la phlegmasie et symptomatiques d'un sang pauvre. Le sang exerce une action manifeste et puissante sur le jeu régulier de tous les organes et notamment sur les centres nerveux. Cette action du sang a été formulée d'une manière nette et précise dans ce vieil aphorisme : *Sanguis moderator nervorum*. Mais, pour remplir le rôle de modérateur, il faut que le sang soit tout à fait normal dans sa constitution. L'équilibre est rompu lorsque le sang est diminué dans sa quantité ou altéré dans sa composition, de là toutes les perturbations nerveuses qui suivent les grandes déperditions sanguines, de là aussi la fréquence des troubles nerveux qu'on observe chez les phlegmasiques.

Beaucoup d'autres troubles, qu'on observe dans les fonctions digestives chez les phlegmasiques, se rattachent à des lésions de sécrétions des différents fluides qui concourent à l'élaboration des aliments. On comprend aisément qu'un sang appauvri ne fournisse que des éléments incomplets et insuffisants à la confection de la salive, du suc gastrique, du fluide pancréatique, de la bile et du suc intestinal que nous avons etudiée. Mais ce trouble des fonctions sécrétoires ne tient pas uniquement à l'influence directe du sang pauvre sur les appareils glandulaires du tube digestif, il résulte aussi des perturbations subies par le système nerveux. En effet, l'état phlegmasique amène les désordres les plus profonds et les plus variés dans l'innervation.

Ces phénomènes morbides sont très-variables dans leurs formes et dans leur mode de manifestation. Chez les uns ils se traduisent par une exagération de l'influx nerveux portant soit sur la sensibilité générale ou partielle, soit sur la motilité : spasmes musculaires, crampes, convulsions, fièvre nerveuse, attaque de goutte, d'asthme, d'hystérie, crises cataleptiques. Chez d'autres, au contraire, ils se caractérisent par une diminution de l'action nerveuse portant également soit sur la sensibilité, anesthésie; soit sur la motilité, affaiblissement musculaire, paralysies partielles ou générales. Dans d'autres cas, les troubles nerveux consistent dans des perversions des actes sensitifs ou locomoteurs, perversions tellement variées, tellement bizarres, qu'elles échappent à toutes déterminations précises, et que je ne puis les signaler ici que d'une manière vague en général.

Enfin, il n'est pas très-rare d'observer chez les phlegmasiques des troubles intellectuels et moraux, des aberrations des sens, se traduisant par des illusio s, des hallucinations, des perversions instinctives, et par les mille désordres caractéristiques de l'exaltation maniaque ou de la dépression mélancolique, hâ ons-nous d'ajouter toutefois que ces perturbations sont habituellement légères et de courte durée et qu'on ne les rencontre guère que dans les cas où la maladie nerveuse se complique de fièvre nerveuse et d'aliénation mentale.

Ces complications, quelle que soit leur liaison avec l'état de la phlegmasie, ne constituent pas généralement une contre-indication à l'emploi de notre médication. Que les phénomènes nerveux soient un effet direct de la phlegmasie, ou qu'ils ne se rattachent à elle qu'à titre de simple coïncidence, la médication anti-nerveuse triomphe toujours.

Nous devons borner à ce petit nombre l'examen soit des symptômes, soit des causes, soit des complications de la phlegmasie, soit de sa fièvre et des maladies nerveuses. Ce que nous avons dit soit dans l'étude de la maladie, soit dans les observations, soit ce que nous avons représenté dans les figures suffira pour guider les malades et les médecins dans les cas qui pourraient avoir été omis. Et il ne nous a pas paru convenable d'y faire entrer, à l'exemple de Boerhaave, de Broussais, de Galien, de Sydenham, etc., une foule d'autrès indispositions qui n'appartiennent point à la phlegmasie et aux maladies nerveuses.

TRAITEMENT DE LA CONVALESCENCE ET DES RECHUTES.

La phlegmasie suppose une constitution éminemment nerveuse, et une sensibilité nerveuse très-grande. Pendant sa durée elle n'a fait qu'augmenter l'irritation soit des membranes muqueuses, soit de l'encéphale et des nerfs; elle n'a fait que vicier davantage la constitution et les fonctions de nutrition. Aussi le malade, bien que guéri ou convalescent de son attaque de fièvre nerveuse, conserve bien longtemps une grande disposition à s'alarmer pour la plus petite cause pathologique de souffrance nerveuse. Il est facile alors de le faire revenir de ses frayeurs. Aussi doit-on ne rien négliger, pendant longtemps, pour éloigner du malade toute cause de souffrance physique ou morale; doit-on l'éloigner de toute émotion vive, de la société de personnes qui lui déplaisent ou qui lui rappellent de fâcheux souvenirs; doit-on continuer à lui procurer toutes les distractions possibles, et surtout à fortifier ses nerfs, par l'exercice, les voyages et surtout par un régime fortifiant convenable. On ne saurait apporter trop de précaution dans le choix de la nourriture et dans les dispositions des repas. Il faut toujours surveiller l'estomac des digestions laborieuses; un chyle mal élaboré réveillerait bien facilement tous les accidents de la fièvre nerveuse. La convalescence ne demande pas une surveillance moins active que la maladie; qu'on sache bien que les personnes qui ont été atteintes de phlegmasie, de l'une des mille maladies nerveuses et surtout d'une attaque de fièvre nerveuse intense, conservent pendant un certain temps, et même des années entières, une sensibilité morbide très-grande qui les expose à des rechutes pour les moindres infractions aux préceptes de l'hygiène. Il faut donc longtemps encore soumettre le malade à la diététique qui a fait disparaître la maladie. Dans ces derniers soins, dans ces derniers conseils, il faut apporter non moins de prudence et d'adresse que dans le traitement curatif.

Si, malgré les précautions qu'on aura prises avec plus ou moins de régularité, la fièvre intense se reproduit qui caractérise l'attaque de goutte, d'asthme, de migraine, d'hystérie, des crises nerveuses et des névralgies si nombreuses se reproduisent, il faudra recommencer le traitement. Dans cette seconde curation, on fera, comme la première fois, jouer tous les ressorts que l'hygiène, la morale et la thérapeutique mettent à notre disposition. On y mettra d'autant plus de sévérité et de patience, que la seconde maladie doit être plus opiniâtre, parce qu'elle a trouvé un système nerveux et des membranes muqueuses, des intestins encore irrités par la première, et par conséquent beaucoup plus mobiles, beaucoup plus impressionnables. La rechute peut être regardée comme une prolongation de la maladie, comme la maladie elle-même passant à l'état chronique. L'imagination devient plus difficile à manier parce que le malade s'appuie de la rechute pour fournir plus d'aliment à ses craintes et à ses combinaisons d'incurabilité. Le système nerveux est plus difficile à calmer, à modifier l'intensité de la fièvre nerveuse, parce que sa manière d'être pathologique s'identifie de plus en plus avec lui et donne moins de prise aux calmants et aux médicaments spécifiques. On voit par conséquent tout ce que le médecin et le malade rencontreront de difficultés nouvelles dans la direction de cette double indication. Une imagination plus malade et plus rebelle exige bien plus de pénétration pour trouver des moyens nouveaux qui la tranquillisent ou lui fassent diversion. Elle les a déjà tous éprouvés, ils ont tous échoué, elle se défie de tous et n'a plus de confiance en rien. Elle passe progressivement à un état de plus en plus voisin de la manie. Ce n'est donc qu'avec plus de peine qu'on parviendra à éloigner les causes d'inquiétudes qui viennent l'affliger. Il faut ne pas se décourager, il faut employer les ressources que les circonstances peuvent suggérer et opposer à l'opiniâtreté du malade une opiniâtreté plus grande encore, souvent d'autant plus difficile qu'il faut le ménager beaucoup et presque toujours avoir l'air d'abonder dans son sens. La prescription des remèdes jointe à notre médication ne devient pas moins importante et difficile; d'une part l'économie s'y accoutume et leur action devient chaque jour moins efficace; d'autre part leur usage prolongé ou trop souvent répété, leur abus, à force d'agir sur le système nerveux, le rendent plus susceptible, plus impressionnable et plus sujet aux attaques de fièvre nerveuse. Plus une personne aura abusé des tisanes, des narcotiques, des nourritures alcalines, des eaux minérales, des antispasmodiques pour calmer ses douleurs et ses attaques de fièvre nerveuse, plus elle aura augmenté son aptitude névropathique. Ainsi, le médecin a de tous les côtés des dangers à courir, des écueils à éviter. Sa tâche sera plus épineuse, mais il ne se rebutera point.

PROPHYLAXIE.

Tout le traitement préservatif de la phlegmasie peut se renfermer dans quelques mots : éviter les causes qui la produisent. Tous les auteurs sont d'accord là-dessus. Tous, en conséquence, ne reconnaissent, avec Lancisi, qu'un seul remède efficace dans tous les temps et dans toutes les circonstances, c'est l'observation rigoureuse des règles de l'hygiène, c'est un régime de vie sagement ordonné et un heureux calme de l'âme que ne troublent ni les succès ni les revers. On voit dès lors, qu'il faut de bonne heure s'armer de courage et ne pas craindre de s'imposer des privations et des charges; *principis absta.* Il ne faut pas trop s'endormir sur un avenir effrayant et prendre pour devise cette maxime si favorable à la paresse, et dont on ne connait les dangers que lorsqu'il n'est plus temps :

> Trop de précautions entraînent trop de soin,
> Je ne sais pas prévoir les dangers de si loin.

Là devrait se borner la prophylaxie de la phlegmasie : éviter les causes. Cependant cela ne suffit pas; car il n'est pas toujours au pouvoir de l'homme de les éviter. Jouet perpétuel des caprices de la fortune, il apporte en naissant une disposition originelle, contre laquelle il aura peut-être à lutter toute sa vie; il reçoit dans son enfance toutes les impressions d'hygiène et d'éducation qui, en agissant sur son économie, lui font une constitution acquise, qu'il est obligé de supporter; il est ensuite entraîné et dominé par le tourbillon social auquel il appartient, par la fougue de ses passions et par la nécessité de ses devoirs et de ses occupations; enfin, il ne peut éviter les conséquences des maladies nerveuses auxquelles est exposée notre chétive économie. Dès lors il devient indispensable de jeter un coup d'œil sur les moyens propres à combattre les effets de ces causes de phlegmasie.

C'est à l'hygiène que nous allons emprunter nos conseils et nos préceptes, pour en faire l'application spéciale au cas qui nous occupe. Le médecin ne saurait prévoir de trop loin, pour prévenir et combattre à propos; car, une fois que cet horrible mal est en progrès, il est bien difficile de l'arrêter.

Qu'un enfant apporte en naissant des prédispositions nerveuses qu'il doit à des parents atteints de l'une des mille maladies phlegmasiques nerveuses, il sera confié à une nourrice saine et vigoureuse dont on surveillera la conduite et le régime. On le fera jouir d'un air pur en le sortant souvent. On lui fera souvent des frictions par tout le corps avec un linge mouillé dans de l'eau tiède qu'on rendra peu à peu fraîche. Si sa constitution est faible, on fera durer l'allaitement de six à huit mois au plus. A mesure qu'il grandira, on l'habituera à des exercices de plus en plus pénibles, des jeux propres à fortifier et à faire développer le corps. Ce n'est que lentement et avec beaucoup de modération qu'on cherchera à développer son intelligence par les études scolastiques. Sans négliger entièrement son éducation morale et intellectuelle, on s'occupera davantage du développement physique du corps, parce que l'exercice et l'embonpoint émoussent les susceptibilités physiques et morales, et que les études et la vie sédentaire qu'elles exigent augmentent cette susceptibilité, et la prédisposent à toutes les maladies nerveuses. Par la même raison, il conviendra de tenir l'enfant à un régime toujours sain et fortifiant, de ne point l'accoutumer à des friandises, à des mets délicats alcalins qui font un mauvais estomac, qui disposent à la gastralgie, source fréquente de la phlegmasie et de l'une des mille maladies nerveuses.

Ces soins hygiéniques ne conviennent pas seulement

à l'enfant frêle, délicat, né de parents malades, ils doivent s'étendre à tous les enfants sans exception. Il faut, par des nourritures toniques et stimulantes, leur conserver la bonne constitution que la nature leur a donnée, il faut la développer, afin qu'ils apportent dans la société un corps robuste qui leur en fasse supporter toutes les charges.

Les nourritures et boissons alcalines, émolientes, purgatives, en diminuant l'acidité de la salive du suc gastrique, pancréatique, étudié page 11, par suite du manque des principes fermentatifs, la contractilité animale est grandement diminuée, c'est-à-dire qu'elle se raccourcit en se resserrant ou revenant sur soi-même. Cette contractilité se fait remarquer dans les muscles qui servent à la locomotion et souvent à l'exaltation de cette faculté qui produit les spasmes et les convulsions; son absence constitue la paralysie.

On observe la contracture organique sensible dans la tunique musculaire du cœur, de l'estomac et du canal intestinal, où elle est mise en jeu par leurs excitants respectifs, la salive acidulée, le sang, la substance alimentaire par ses principes fermentatifs, riche dans le pain, le vin et les viandes de bonne qualité, et surtout par la réaction chimique qui s'opère dans l'estomac par la digestion, etc. C'est à ce mode de contractilité principalement que répond l'irritabilité hallérienne.

La contractilité organique insensible (tonacité, contractilité fébrilaire, contractilité latente ou cachée) ne diffère que par l'obscurité des phénomènes auxquels elle préside; c'est en partie à elle qu'on doit attribuer la circulation du sang dans les capillaires, surtout lymphatique destiné à faire monter la lymphe dans le canal thoracique et va s'ouvrir dans la veine sous-clavière gauche, que nous avons représentée dans la veine porte, dans la veine de la rate.

C'est surtout à l'époque de la puberté qu'il faut redoubler de zèle et d'attention.

Le corps achève de se développer et les passions surgissent en foule. Que de précautions il faut pour éviter les coupables habitudes de cet âge, et les excès du libertinage! Pour remédier aux effets d'une croissance trop rapide, à un régime analeptique et fortifiant, il est essentiel de joindre tous les exercices du corps et des mains les plus propres à développer et fortifier la constitution.

Il faut toujours tenir en haleine le corps et l'esprit du jeune homme; le faire coucher tard et lever matin, lui donner quelques lectures agréables et instructives; mais il faut sévèrement interdire ces romans immoraux, ces livres obscènes qui pervertissent le cœur et l'imagination, exaltent les sens et le système nerveux, et conduisent souvent à cette énervation, prélude à mille maux, parmi lesquels la phlegmasie tient un des premiers rangs, et des autres maladies nerveuses les plus graves.

Mais, dira-t-on, la phlegmasie et sa fièvre nerveuse intense sont rares dans la jeunesse, il est donc inutile de s'en occuper pendant cette période délirante de la vie. Ce raisonnement n'est que spécieux. Oui, la phlegmasie et surtout la fièvre sont fréquentes; oui sans doute, aussi n'est-ce point de traiter la maladie que nous nous occupons, c'est de la prévenir; et rien n'y dispose davantage que les nourritures alcalines, qui engorgent les vaisseaux et les ganglions lymphatiques, lui préparent tous les maux de l'âge mûr. C'est donc un traitement préventif seulement que nous faisons.

C'est en effet pendant l'âge adulte, chez l'homme mûr, que la phlegmasie et surtout la fièvre nerveuse intense se remarquent le plus souvent. Alors la vie de l'homme a complétement changé d'objet. Ses passions ne sont plus les mêmes; à une vie toute sensuelle succède une vie plus intellectuelle, plus livrée aux passions ambitieuses de la fortune, de la gloire et des honneurs. Lorsqu'il apporte dans cette lutte intéressante, dans ces traverses perpétuelles, un corps déjà prédisposé par les nourritures alcalines de la jeunesse, on sent combien il est plus facile à la phlegmasie d'envelopper l'homme dans son réseau perfide. Quelle que soit la profession qu'ait embrassée l'homme, quelle que soit la carrière qu'il veuille courir, qu'il se rappelle qu'il y apporte un corps d'autant plus susceptible, d'autant plus impressionnable qu'il est animé par une imagination plus ardente. Qu'il sache donc modérer l'ardeur qui l'entraîne; qu'il écoute les leçons de la sagesse et les conseils de son médecin. L'un et l'autre, hélas ! n'auront qu'une voix trop faible pour se faire entendre. Le négociant voit des spéculations qui réclament toute son activité, tout son temps pour réussir; l'ambitieux voit le moment propice et l'occasion qui lui montrent le toupet chenu qu'il faut saisir pour parvenir; l'homme de lettres, l'artiste ont choisi un sujet qui doit les conduire aux honneurs du triomphe et à la postérité; ils sont possédés de leur démon, l'inspiration du génie les électrise; ils ne voient et n'entendent plus rien; le monde physique leur est devenu étranger; ils sont transportés dans une région brûlante qui les dévore et les consume. Tous répondront à vos conseils : Je me porte bien. Le succès, c'est là qu'est la vie, la santé et le bonheur; le repos, c'est la mort. Cependant que le médecin ne se rebute point. Que, dans l'intérêt qu'il porte à son client, il s'attache à lui comme son ombre, qu'il le poursuive de ses avis salutaires. Qu'aux uns et aux autres, il montre les caprices et les déceptions de la fortune, l'ingratitude et souvent la jalousie des hommes. Qu'il les prémunisse contre les coups du sort. Qu'il cherche à leur faire donner quelque trêve à leur imagination tendue, à leurs travaux intellectuels, par des récréations convenables, par un exercice suffisant, et surtout par un régime approprié.

Ce n'est pas d'aujourd'hui qu'on a remarqué la puissante influence des aliments sur la disposition des maladies nerveuses, sur la violence de la fièvre nerveuse.

Déjà Hippocrate en avait fait l'étude spéciale, et Juppet insiste encore davantage sur les effets surprenants de la nourriture sur les nerfs. « Que ceux, dit-il, qui nient que la différence des aliments rend les uns courageux, les autres poltrons, ceux-ci doux, ceux-là querelleurs, d'autres modestes, ces derniers fiévreux; que ceux, dis-je, qui nient cette vérité, viennent vers moi, qu'ils suivent mes conseils pour le manger et pour le boire, je leur promets qu'ils en retireront de grands secours pour éviter les maladies nerveuses. Ils sentiront augmenter les forces de leur âme, ils acquerront plus de mémoire, plus de génie, plus de prudence, plus de force, pour calmer la fièvre nerveuse. Il faut donc commencer par tracer le régime le plus tonique, le plus stimulant, et par proscrire sévèrement ce régime alcalin, débilitant, échauffant des boissons aromatiques spiritueuses, qui enflamment les membranes muqueuses, irritent les nerfs et portent dans le sang une fièvre nerveuse. Le régime tonique, le bon vin vieux, voilà ce qui conviendra le mieux.

Lorsqu'à cette agitation nerveuse, lorsqu'aux vicissitudes d'espérance, lorsqu'à toutes les traverses de la malveillance ou de la marche des choses, viennent se joindre les déceptions, les revers et les catastrophes, l'imagination, soutenue et tendue par la perspective d'un avenir et des succès, tombe des régions turbulentes où elle s'était placée, ne trouve plus d'aliments à son activité dévorante, se replie sur elle-même, contemple avec effroi tout ce qu'elle a perdu de peines, de soucis et d'espérance, ne voit plus qu'un vide affreux, et se livre à toute l'amertume des pensées déchirantes qui viennent l'accabler. Cet état du moral réagit sur l'économie et amènerait bientôt tous les désordres que nous avons vus en être la conséquence, si par des consolations amicales, par des distractions convenables, par des exercices propres à distraire, par des promesses d'un meilleur avenir, par la substitution d'affections capables de faire diversion, on ne parvenait à relever le courage abattu, à lui donner le change sur sa position, en la lui présentant moins grave qu'elle ne l'a paru d'abord, et surtout à lui imprimer une autre direction. Rien ne doit être négligé pour arriver à ce but. Le médecin doit mettre à contribution tout ce qui entoure son client déchu.

Ces conseils conviennent à toutes les professions, à toutes les classes de la société, mais ils regardent plus particulièrement ces hommes d'intelligence dont les facultés de l'âme sont mises en jeu avec une ardeur passionnée. Tels sont principalement les hommes politiques, les artistes et les littérateurs, ces derniers surtout. Il est pour eux des conseils particuliers que nous ne saurions nous dispenser de tracer ici, au moins d'une manière abrégée. Les hommes politiques sont agités par de grandes passions, l'ambition et l'amour de la gloire. Ils sont plus que personne ballottés par les flots changeants de la mer fertile en naufrages sur laquelle ils se sont embarqués. Plus que personne ils sont donc exposés à ces grandes commotions du sort. C'est donc au médecin à les prémunir contre les effets de ces vicissitudes, à trouver toutes les ressources qui peuvent atténuer la portée de ces désenchantements perfides. Les meilleures, les plus puissantes sont les exercices corporels, les voyages et quelques occupations de littérature, et surtout l'éloignement de l'atmosphère enflammée de la politique, dont les promesses mensongères savent toujours illusionner ceux qui l'ont une fois respirée.

Les artistes et les hommes de lettres ont de si grands rapports entre eux par la nature de leurs travaux et de leurs inspirations, qu'il est impossible de les séparer dans le plan de conduite qu'on doit leur tracer. Les uns et les autres réclament les mêmes soins, les mêmes conseils. Ainsi nous ne les séparerons pas. On a toujours remarqué que les hommes d'étude et de composition faisaient une classe à part, par l'influence qu'exerçait leur moral sur leur physique, par la disposition que leur genre de travaux donne aux maladies nerveuses et cérébrales. Brachet les appelle des espèces d'hommes attachés à leur ouvrage, comme le manœuvre à sa bêche, qui se séparent du genre humain, comme les fakirs des Indes. Tissot, qui les avait déjà si bien étudiés et qui leur a donné de si sages conseils, a bien reconnu que la première difficulté qu'on a à vaincre avec les gens de lettres, quand il s'agit de leur santé, c'est de convenir de leurs torts. C'est à peu près ce que pense aussi M. Reveillé-Parise, qui a trouvé dans ce sujet important les moyens de faire un ouvrage à la fois agréable, savant et utile. Le plus difficile, dit-il, est de leur faire sentir la nécessité de veiller à leur santé. Ils ne veulent pas, ils ne savent pas, ou ils ne peuvent pas les mettre en pratique; voilà leur position. Et cependant soit par goût, soit par nécessité, ils continuent des travaux, des efforts d'intelligence dont les résultats destructeurs sont à peu près inévitables. L'immortalité qu'ils rêvent leur fait oublier la faiblesse et les infirmités de leur corps. C'est pour éviter ces effets nuisibles qu'on s'est occupé de tout temps de leur donner les conseils les plus convenables. Sénèque, Valère Maxime, Rivinus, voulaient déjà qu'ils suspendissent souvent leurs travaux, afin de les entremêler d'exercices du corps. Conseil très-sage, mais qui n'est pourtant pas satisfaisant; il a besoin d'être mieux précisé.

Il est essentiel de ne se livrer aux travaux du cabinet que progressivement, parce que toute modification organique trop brusque et trop forte serait plus nuisible que si elle avait lieu graduellement. Tel homme qui supporte à peine une heure de méditation, arrive, en se conduisant ainsi, à passer des jours entiers à réfléchir et à méditer. Il convient en conséquence de les suspendre de temps en temps et de faire une diversion puissante à l'activité cérébrale ou intellectuelle, par des exercices corporels; il faut faire reposer l'intelligence et l'imagination pour faire faire aux muscles un exercice convenable, qui soutienne leurs forces, et, avec elles, celles de l'économie entière. C'est en équilibrant ces deux forces opposées qu'on peut conserver et développer, dans les mêmes individus, ces heureuses dispositions intellectuelles et physiques qui constituent ce qu'on a appelé les élus de la nature, comme ont été Platon, Aristote, Léonard de Vinci, Buffon, le maréchal de Saxe, Mirabeau, etc. Il faut en conséquence que le travail intellectuel ne soit jamais de trop longue durée. Il faut qu'il soit souvent interrompu par un exercice physique assez grand, par des promenades, des courses ou des voyages. Si les circonstances s'y opposent, que l'homme d'étude se crée chez lui une occupation corporelle quelconque, pendant laquelle l'intelligence soit en repos. Addison agitait de temps en temps sa cloche silencieuse. A défaut de cloche, qu'il saute, s'escrime tout seul et fasse des gambades dans son cabinet ou son laboratoire. Il dissipera ainsi l'irritabilité nerveuse surabondante, il rétablira l'équilibre entre les deux forces musculaire et nerveuse. C'est le seul moyen d'arriver à cette modération tant prônée. Vous la chercheriez en vain, si vous ne la prouvez pas par un exercice exigé.

Cependant, il ne faut rien négliger de ce qui peut convaincre l'homme studieux et de sa frêle constitution, et des effets nuisibles des travaux de cabinet excessifs, et des moyens de corriger leur fâcheuse influence, et de la vigueur que donne à l'esprit un corps robuste et sain, tandis qu'un corps maladif rend l'âme inerte et l'imagination souffrante. Les maladies, a dit Pascal, nous gâtent le jugement et les sens; et si les grandes l'altèrent sensiblement, je ne doute point que les petites n'y fassent impression à proportion. Il est donc pour cela bien utile que le médecin étudie toute l'économie de son malade, afin de lui en faire sentir le fort et le faible, afin de lui faire mieux diriger les actes relatifs à chaque fonction. On a cherché et on a souvent trouvé dans le changement d'occupation intellectuelle, un délassement à l'esprit. Tous les gens de lettres ont fait cette remarque ; beaucoup usent de ce moyen, et, par cette diversité d'objets, ils ravivent pour ainsi dire la pensée. Rien ne mérite plus d'attention que le régime. Sans cette scrupuleuse attention, l'estomac le plus robuste est bientôt affaibli et détérioré, tandis qu'en réglant bien et la qualité et la quantité des aliments, et les heures de repos, et le moment du travail après les repas, on a trouvé le moyen de faire durer longtemps la vie avec un mauvais estomac. Newton, Voltaire, Fontenelle, Kant, nous en offrent des exemples. Leur longévité prouve les bons effets du régime auquel ils s'assujettirent, des soins qu'ils ne cessèrent de se donner. Ils doivent donc engager à les imiter, afin d'avoir, comme eux, le temps de conduire à bonne fin les travaux qu'on a commencés ou qu'on médite. Qu'ils servent surtout à combattre ce préjugé assez généralement répandu parmi les savants qu'une vie hygiénique et trop régulière est une servitude qui flétrit l'existence, qui en rétrécit le cercle. Qu'on se garde cependant de troubler le moment d'inspiration et de verve ; il faut laisser jaillir le sentiment et les pensées ; mais aussitôt qu'il est passé, le repos est indispensable. La santé avant tout, voilà l'unique moyen d'accomplir sa destinée. Celui qui la méprise et qui commet des excès dans les travaux d'esprit, est un insensé, une victime que les maladies nerveuses attendent. Il faut aussi que l'homme de lettres évite bien soigneusement toutes les causes qui peuvent l'exciter au physique ou au moral. C'est pour cela qu'on a dit, avec raison, qu'il y avait bien du danger pour les gens de lettres à respirer la brûlante atmosphère des passions politiques, et que Juppet voit l'attaque de fièvre nerveuse intense qui caractérise l'attaque de goutte, d'asthme, de migraine, de névralgies et des mille maladies nerveuses, en embuscade sous chaque plat, soit des nourritures alcalines, soit des tisanes et même des purgatifs. Ce n'est pas tout. L'homme de lettres est en proie à bien d'autres tribulations. Les appréhensions que lui inspire le succès douteux de son œuvre, les cabales qui s'élèvent contre lui, les critiques amères et injustes qui le déchirent, la jalousie qui le persécute, sont autant de tyrans qui ne lui donnent de repos ni jour ni nuit, et contre lesquels le médecin doit s'armer de toute son éloquence. Mais lorsque sa santé commence à s'altérer, n'importe par quel organe, il faut redoubler de précaution et de soins, il faut combattre le désordre qui déjà envahit la tête, le voile du palais, l'estomac, les intestins, etc. Plus que jamais il doit se procurer du repos, du sommeil, et éviter les veilles prolongées : pendant le sommeil beaucoup de fonctions s'exercent mieux ; il y a détente et réparation nerveuse, perfection de la digestion, complément de nutrition, activité des absorptions, plus égale répartition du sang, abaissement de la température, calme de cette agitation de la journée qu'on appelle la fièvre du soir, etc. Quoi qu'en dise Zimmermann, une solitude trop profonde ne peut qu'être nuisible. Nous combattrons ici un préjugé adopté par quelques malades : ils s'imaginent que lorsqu'ils ont échappé à une attaque de fièvre neuveuse plus ou moins intense, qui caractérise l'une des mille maladies nerveuses, leur santé est désormais inébranlable, et leur corps purifié et refait à neuf, et ils sont enchantés de cette espérance. Préjugé dangereux, qui leur fait oublier beaucoup de soins hygiéniques importants et qui rend leur convalescence éternelle, lorsqu'elle ne s'aggrave pas. C'est ainsi que les goutteux, les asthmatiques, les hystériques, les chlorotiques, les rhumatisants, les névrosiques, les encéphalites, etc., marchant souvent d'imprudences en imprudences, justifient cet ancien oracle : « Les favoris de Dieu meurent jeunes. » Pour achever les conseils que le médecin doit aux malades atteints de l'une des mille maladies nerveuses, il veillera à ce que toutes les fonctions et excrétions s'exécutent convenablement, il portera surtout une attention toute particulière à la sécrétion spermatique, il éloignera des plaisirs de l'amour le plus qu'il pourra ; leurs effets sur l'innervation sont assez connus, pour comprendre combien alors ils deviennent plus nuisibles. C'est pour cela sans doute qu'on a voulu que les muses fussent chastes. Qu'on ne s'abuse point, l'homme de lettres, l'homme d'intelligence, le penseur est le plus difficile à diriger. Son corps n'est rien pour lui, il n'est qu'un instrument qui lui est alloué, sa vie c'est la célébrité ; il ne veut pas mourir tout entier. Aussi il fait souvent peu de cas des avertissements et des conseils qu'on lui donne.

Après la direction du régime hygiénique du phlegmasique, rien ne mérite autant de fixer l'attention du philosophe que l'étude des attaques de fièvre nerveuse, de leur influence sur l'économie et sur la production des maladies. Nous avons vu comment elles parvenaient à faire développer les nodus, les tumeurs blanches, la paralysie des membres, l'encéphalite, les névralgies et les ophthalmies, le catarrhe pulmonaire, de l'oreille, intestinal, vésical, de la matrice, du rectum, entérite, diarrhée, catarrhe nasal, pharyngien, laryngien, etc. Il nous reste à dire, par conséquent, qu'on doit tout faire pour combattre la phlegmasie et la déraciner, pour combattre surtout les désordres qu'elle apporte dans les fonctions des organes et en particulier du système nerveux. Le médecin emploiera pour cela toutes les ressources que la morale lui fournira, il le fera avec conviction et il mettra dans ses réflexions cette éloquence douce et persuasive qui sait si bien gagner la confiance et diriger les causes. Mais le premier soin consiste à guérir radicalement les taches de phlegmasie que nous avons représentées dans les gravures, à en soustraire l'éguillon cuisant, à en fuir l'occasion. Si les attaques de fièvre nerveuse avaient déjà produit quelques dérangements fonctionnels, on les attaquerait par les moyens convenables ; car, comme elles portent leur action première sur le système nerveux qu'elles rendent plus irritable, on se défiera des médicaments actifs chez les phlemasiques, surtout dans le moment où le corps est sous l'influence de la fièvre nerveuse. C'est là une des vérités sur lesquelles Boerhaave a le plus insisté dans son traité *De Medicina emetica et purgante post iram veneno.* Notre médication convient seule. Le bouillon de poulet et quelques cuillerées de sirop diacode et le bon vin m'ont paru efficaces.

PAIN.

Le pain, qui forme la base de la nourriture des peuples de l'Occident, est fabriqué avec la farine des céréales. Tantôt la farine du blé entre seule dans sa fabrication, tantôt on y ajoute de la farine de seigle, d'orge et même de la farine d'avoine et de sarrasin. On a proposé, dans les années de disette, d'y introduire de la fécule de pomme de terre; par ce procédé, on augmente la quantité du rendement; mais l'augmentation porte spécialement sur un des principes de la farine (fécule), et l'élément le plus essentiel (gluten) se trouve diminué dans ses proportions relatives.

Pour fabriquer le pain, on ajoute à la farine environ 50 0/0 de son poids d'eau, et on forme ainsi une pâte dans laquelle on introduit le levain ou la levûre des boulangers (1/4 de kilogramme pour 100 kilogrammes de pâte), afin de déterminer la fermentation. Celle-ci a pour effet de transformer une portion de la fécule de la farine en dextrine et en glucose; la glucose elle-même donne naissance, par une fermentation plus avancée, à une petite proportion d'alcool et d'acide carbonique. Ce gaz, emprisonné dans la pâte, la distend et la fait lever; quand ce travail est suffisamment avancé, on place les pâtons dans un four dont la température a été élevée à 250 degrés centigrades, au moins; la surface, saisie et solidifiée par caramélisation (formation de la croûte), empêche l'intérieur de se dessécher trop.

L'amidon ou la fécule est le principe alimentaire le plus important du règne végétal ; l'amidon forme la majeure partie du pain; il entre dans la composition de tous les aliments végétaux dont il constitue l'élément nutritif le plus abondant.

BOISSONS.

Quelle que soit la nourriture solide dont l'homme fasse usage, il est évident qu'il introduit avec cette nourriture une grande quantité d'eau dans son estomac. Le pain, la viande, les légumes frais ou accommodés, les fruits, contiennent une grande quantité d'eau variable; mais cette quantité d'eau n'est généralement pas suffisante pour réparer les pertes liquides de l'économie, et on y doit joindre l'usage des boissons.

Les boissons dont l'homme fait usage sont ou du vin, ou de l'eau, ou du cidre, ou diverses autres boissons fermentées, ou aromatiques, telles que la bière, du thé, du café.

Le cidre, boisson habituelle des habitants du nord de la France, est le produit de la fermentation du jus de la pomme ou de la poire. Les cidres varient suivant la nature des fruits, leur maturité, la durée de la fermentation, et suivant qu'on ajoute ou non de l'eau au jus de pomme obtenu par expression.

Le cidre contient une grande quantité d'eau, une proportion d'alcool, des matières azotées, de la dextrine, de la glucose, plusieurs huiles essentielles spéciales, des matières grasses, des sels. On peut fabriquer des cidres mousseux ou non mousseux.

Le café est l'infusion après torréfaction et pulvérisation de la graine du fruit du caféier; 100 grammes de poudre de café traités par un litre d'eau bouillante abandonnent à l'état de dissolution environ 20 ou 25 grammes de matière. Ces 20 ou 25 grammes contiennent environ 10 grammes de principes azotés (caféine, légumine, etc.). Le reste est constitué par des matières grasses, des produits dextrinés, des substances minérales, une huile essentielle aromatique.

Le thé, en usage en Chine et au Japon depuis un temps immémorial, a été introduit en Europe vers 1650 par la Compagnie des Indes. Le thé est un arbuste de la famille des aurantiacées dont les Chinois récoltent les feuilles et les font dessécher. En Angleterre seulement on consomme annuellement plus de 25 millions de kilogrammes de thé par an. En France, la consommation ne s'élève pas à 1/4 de million de kilogrammes. Pour l'infusion, on emploie environ 20 grammes de thé pour un litre d'eau. Ces 20 grammes abandonnent à l'eau bouillante, sous forme de produits solubles, environ 5 grammes de matière. Ces 5 grammes contiennent des principes azotés (théine, etc.), des matières dextrinées, du tannin, une matière colorante, une huile essentielle, des sels, etc.

Par leur arome agréable, le café et le thé, après le repas, agissent légèrement comme stimulant, ils occasionnent une consommation de sucre. Mais associés au lait, le café et le thé deviennent une boisson alcaline, très-nuisible aux phlegmasiques et aux maladies nerveuses.

Le chocolat a pour base l'amande torréfiée et pulvérisée du fruit du cacaotier, à laquelle on incorpore, pendant le broiement, une quantité de sucre; l'amande du cacaotier est très-riche en matières grasses (beurre de cacao); elle en contient près de 50 0/0 de son poids : le cacao contient, en outre, 20 0/0 de matières azotées, un principe aromatique, de la fécule, de la dextrine, de l'eau et des sels. Consommé à l'état solide, ou cuit, mélangé avec un peu d'eau, le chocolat constitue un aliment très-riche en principes nutritifs.

Le bouillon de viande est composé de toutes les parties que l'eau bouillante enlève à la viande. Le bouillon de bœuf mélangé avec du pain ou de pâtes diverses, c'est-à-dire des fécules, est, en France, l'un des aliments le plus répandu. 1 kilogramme de bouillon renferme moyennement 28 grammes de matières dissoutes, sans compter les matières grasses qui surnagent (à l'état liquide, quand le bouillon est chaud; à l'état solide, quand il est froid); sur ces 28 grammes de matières dissoutes, 10 proviennent du sel employé, 6 proviennent des légumes et 12 proviennent de la viande. Les principes azotés que la viande abandonne à l'eau par une cuisson prolongée sont : la gélatine, la créatine, la créatinine, l'acide inosique, la zoomidine; la fibrine insoluble se durcit par la cuisson, s'imprègne des matières gélatineuses et graisseuses, et constitue le bouillon. L'albumine, solidifiée par la chaleur, se rassemble sous forme d'écume à la partie supérieure du liquide. L'albumine, profondément contenue dans le morceau de bœuf, s'y coagule mollement et reste inhérente au bouilli.

En résumé, toutes les boissons, l'eau elle-même, dans ce cas, renferment, en dissolution ou en suspension, des matériaux solides. L'eau contient, en effet, un certain nombre de sels (chlorures, carbonates et sulfates), et les autres boissons renferment, indépendamment des sels, des substances azotées; de sorte que les boissons sont aussi de véritables aliments. La distinction entre les aliments solides et les aliments liquides n'a d'importance réelle qu'au point de vue des phénomènes mécaniques de la digestion, et en particulier des actes de la préhension et de la déglutition; sous tous les autres rapports elle est inutile, car il n'y a qu'une différence du plus au moins. Le bouillon de petites herbes, par exemple, ne constitue-t-il pas un aliment bien plus réparateur, au point de vue de la digestion, qu'une infusion de fleurs ou une tisane de racine ?

LE VIN.

Le vin, ou le jus fermenté du raisin, est de toutes les boissons alcooliques la plus importante pour les malades atteints de phlegmasie et de maladies nerveuses. En France, tout au moins, le vin contient un grand nombre de principes dont les proportions sont très-variables, suivant la provenance, la culture, l'exposition, la température de l'année de récolte, et aussi suivant le degré de fermentation, et par conséquent suivant le procédé de fabrication. Le sucre dans le raisin, ou la glucose, se transforme, par la fermentation, et reste dans le vin, et en acide carbonique, qui se dégage en tout ou en partie.

Les vins de Bordeaux, de Bourgogne et de Champagne contiennent de 8 à 15 0/0 d'alcool. Il y a, en outre, dans le vin, une grande quantité d'eau, plusieurs matières azotées, des huiles essentielles, des matières colorantes, des matières grasses et des sels. Les vins sont toniques et stimulants, et d'autant plus que l'alcool y abonde davantage. Ceux qui contiennent beaucoup de tartre et de matière colorante sont astringents. Les vins acidulés sont diurétiques. Les vins rouges diffèrent des blancs par la matière colorante, par une plus forte proportion de tannin, et par une proportion plus faible de substances azotées. Les vins mousseux diffèrent des autres, parce qu'on retient dans leur intérieur le gaz acide carbonique, en les mettant en bouteille avant la fin de la fermentation, ou bien, en ajoutant dans le vin, au moment de la mise en bouteille, un sirop de sucre, destiné à prolonger la fermentation.

DES LAVEMENTS.

La constipation, presque toujours opiniâtre, dont les phlegmasiques sont tourmentés, a fait recourir à tous les moyens propres à la combattre. Parmi eux, les lavements tiennent le premier rang. En général, on ne leur a fait jouer qu'un rôle subalterne, celui de combattre un épiphénomène. Cependant quelques partisans de l'école de Broussais en ont fait la base du traitement, en les associant aux sangsues, parce que, plaçant l'origine et le siége de la maladie dans la veine porte, représentée dans la 3me figure, ils ont voulu l'attaquer à sa source. Cette exagération n'a pas été partagée. Quoiqu'on ait donné beaucoup d'éloges à l'usage des lavements, et qu'on en ait constaté l'utilité dans la plupart des cas, ils ne sont pas toujours aussi avantageux qu'on pourrait se le promettre : il y a des personnes, et surtout des femmes, qui s'en trouvent très-mal; cette particularité est une des bizarreries qu'on rencontre assez souvent dans les maladies nerveuses : mais faut-il pour cela les proscrire, comme l'a fait M. Barras, parce qu'il s'en est trouvé mal? Une proscription aussi absolue, émanant de quelques faits, ne saurait être adoptée; elle priverait trop souvent les malades d'un puissant moyen de soulagement. Lorsqu'ils fatiguent, il faut savoir ne pas insister; ou bien, comme le recommande Hoffmann, il faut savoir y revenir quelquefois, et surtout en varier la composition. Ce qu'un lavement avec la décoction de mauve ne fera pas, il le fera avec l'huile, avec le bouillon de tripes ou avec l'eau simple, etc. Il faut étudier la sensibilité spéciale du rectum, comme on étudie celle de l'estomac.

Pour comprendre la cause des opinions un peu différentes qui ont été émises sur les bons ou mauvais effets des lavements, il suffit d'en étudier l'action. Les lavements émollients, à une température tiède, surtout lorsqu'ils sont pris sous un volume considérable, distendent l'intestin, relâchent sa fibre déjà trop faible pour expulser les matières qu'elle laisse amasser dans les gros intestins. La couche musculaire, ainsi relâchée, ramollie, perd de son ressort : la force contractile s'affaiblit davantage, et au bien-être d'une évacuation momentanée, succède une constipation de plus en plus opiniâtre. Voilà précisément la cause qui peut rendre les lavements nuisibles dans les maladies nerveuses, car il ne peut pas être question ici des précautions relatives aux heures de la journée ou des repas. Dès lors on conçoit la nécessité de ne point trop insister sur les lavements relâchants, surtout donnés à grande eau ; à l'avantage passager d'entraîner quelques scybales qui obstruent les gros intestins succéderait une plus grande disposition à l'atonie et à la constipation. Il faut, au contraire, leur donner quelques qualités toniques ou laxatives ; souvent la température froide les rendra plus efficaces que tous les autres moyens. Quant aux médicaments laxatifs, purgatifs, amers, toniques ou excitants, c'est à la matière médicale qu'il faut les demander ; c'est à la disposition dans laquelle se trouve le malade à fournir l'indication.

Nous n'avons pas songé qu'ont pût placer au nombre des médicaments antiphlegmasiques ou nerveux les boissons et tisanes, parce qu'elles ne sont qu'une forme de remède et non une classe douée de propriétés identiques ou analogues. Tous les médicaments adoucissants, calmants, antispasmodiques, toniques, excitants, etc., peuvent être administrés sous la forme de tisane, en les étendant dans une grande quantité d'eau, qui est ainsi le véhicule. Elles ne peuvent par conséquent pas former une médication ni un spécifique contre la phlegmasie et l'une des mille maladies nerveuses. La tisane acquiert la vertu de la substance avec laquelle elle est faite. Il y a donc autant de médications différentes opérées par les tisanes, qu'il y a de substances médicamenteuses propres à être administrées sous cette forme. Sans leur attacher beaucoup d'importance comme médication, nous ne pouvons cependant nous dispenser de faire observer que, chez les phlegmasiques atteints de l'une des mille maladies nerveuses, il y a souvent une telle paresse d'estomac, un tel dégoût pour les boissons, qu'il est impossible de les faire boire beaucoup; des doses très-modérées les fatiguent et rendent la digestion plus difficile et plus pénible. D'un autre côté la fibre sèche et irritable des tissus semble exiger de grandes quantités de liquide, pour s'humecter, se détremper, s'assouplir, pour ainsi dire; c'est au praticien à bien combiner ces sortes d'antagonisme, afin de choisir la voie la plus convenable. Il faut aussi qu'il se souvienne que l'estomac, dans ses caprices, refuse quelquefois un jour et reçoit un autre jour, et surtout que sa répugnance pour une boisson peut ne pas avoir lieu pour une autre, et qu'il faut ne pas se rebuter trop vite et en essayer plusieurs, jusqu'à ce qu'on ait rencontré celle qui est la mieux adaptée à la disposition de cet organe. Les boissons qui m'ont paru les plus convenables pour désaltérer mes malades sont la décoction de noisettes blanchies, quatre à huit pour un verre d'eau; on peut édulcorer avec du sucre, du miel, du sirop, mais surtout couper avec partie égale de vin, de même que les bouillons maigre ou gras; la quantité à prescrire par jour varie depuis un demi-litre jusqu'à deux ou plusieurs litres. Néanmoins, à part quelques cas spéciaux, on ne doit guère dépasser trois litres, car l'abus affaiblirait beaucoup.

TRAITEMENT DE LA PHLEGMASIE ET DES MALADIES NERVEUSES.

Quand la phlegmasie est simple, quand surtout elle ne s'accompagne d'aucune complication, la fièvre nerveuse intense, du côté des viscères digestifs, le pylore, de la phthisie pulmonaire, laryngée, mésentérique, alors la première indication à remplir c'est de guérir la phlegmasie et les troubles de la digestion et de la nutrition qui sont cause de l'appauvrissement du sang, c'est de relever la force de l'hématose et d'accroître la proportion des globules du sang.

Tous les moyens propres à tonifier l'économie, à activer les fonctions de circulation et de respiration, à aiguillonner les actes digestifs, à favoriser l'assimilation, à produire, en un mot, une stimulation physiologique constante dans les phénomènes organiques qui concourent à l'hématose; tous ces moyens, dis-je, sont employés dans le traitement de la phlegmasie.

Notre manière de voir la phlegmasie et les maladies nerveuses diffère essentiellement de ce qui est communément professé. Une longue expérience nous a prouvé que notre médication est un spécifique pour la phlegmasie et les maladies nerveuses, qu'elle est à ces maladies ce que le quinquina est à la fièvre intermittente, ce que le mercure est à la syphilis, c'est-à-dire à remédier avec une entière efficacité à la phlegmasie et aux maladies nerveuses, et de relever la force de l'hématose. Et comment pourrait-on concevoir qu'un médicament, quel qu'il fût, pût corriger pour ainsi dire la disposition organique vicieuse d'où dépend la fièvre nerveuse et l'abaissement de la force qui fait le sang? cet état défectueux de l'économie ne peut être modifié que par les ressources de notre médication.

Or, il n'y a en ceci de nouveau que les moyens curatifs que nous nous empressons d'offrir à la santé des malades et dont nous n'hésitons pas de proclamer les vertus conservatrices, parce que, parfaitement éclairé par une expérience plus raisonnée et établie sur des faits mieux coordonnés, nous en avons reconnu de plus en plus la haute importance et l'incontestable efficacité, et que les bénédictions du pauvre comme du riche sont venues encourager notre entreprise.

Nous disons donc que le principe de nos maladies nerveuses a essentiellement son siége dans le canal intestinal, et que c'est là que les moyens curatifs doivent l'attaquer.

On se demandera peut-être ce que c'est que ce principe et en quoi il consiste. Bien des médecins se sont adressé une pareille demande et, à force de mots, ils ont cru, ou ils ont feint de croire qu'ils avaient défini la chose. Cependant, en dépit de leurs doctes systèmes, il n'est pas moins vrai que ce principe a toujours échappé à l'analyse et que nos yeux ne sauraient l'atteindre dans les régions intérieures où il est placé; c'est un secret dont la nature n'a pas encore voulu se départir et dont elle s'est contentée de nous révéler l'existence et le siége. Elle nous a dit : qu'il vous suffise de pouvoir le dominer; il vous est défendu de le connaître; les lumières de la vérité ne sont pas toutes accessibles aux regards des mortels.

DU RÉGIME.

L'alimentation joue un rôle important dans le traitement de la phlegmasie et des mille maladies nerveuses qu'elle tient sous sa dépendance.

Ils doivent choisir de préférence des aliments réparateurs très-azotés, empruntés au règne animal; des viandes grillées, ou rôties, cuites à point. Quelques-uns cependant éprouvent pour ces sortes de substances un dégoût tellement insurmontable, ou s'en rassasient si promptement, qu'il est nécessaire de leur permettre une alimentation variée et plus conforme à leurs désirs pendant quelques jours jusqu'à ce que notre médication ait corrigé l'alcalinité du suc gastrique de l'estomac. Toutefois, il faut résister aux caprices de certains malades qui, par une étrange perversion du goût, refusent obstinément les aliments les plus appropriés à leur état morbide et recherchent, avec une grande prédilection, les nourritures les plus inertes et les plus indigestes, telles que les substances acides, les fruits verts.

Il faut, autant que possible, bannir du régime des phlegmasiques toutes les substances débilitantes, inertes, alcalines, peu ou point alibiles, difficiles à digérer et abandonnant à l'absorption une trop faible proportion de principes assimilables, les légumes secs, les légumes herbacés, le veau et surtout le laitage, la bière, le thé, infusions et tisanes.

DU LAIT.

Le lait est la première nourriture de l'enfant, il fait la base de son alimentation pendant la durée du premier âge, mais pour les malades atteints de phlegmasie et de l'une des mille maladies nerveuses il est pernicieux, il est même capable de faire naître la phlegmasie et d'augmenter son intensité; mais surtout il paralyse l'action de notre médication et nous empêche de guérir nos malades.

Le lait est un riche fruit qui doit être réservé dans un pot plus ou moins quelques jours pour qu'il fermente; il se sépare en trois parties principales : l'une vient à la surface former la crème; l'autre, d'abord en dissolution dans le lait, se concrète et forme le caséum ou fromage, la troisième portion du lait forme le petit-lait.

Le beurre frais est très-bon, nos malades peuvent en manger, mais il devient âcre et irritant à mesure qu'il rancit; il contient en outre, tant qu'il n'a pas été fondu, une certaine quantité d'acide lactique, butyrique et acétique.

DU MARIAGE.

Ceux qui considèrent les maladies nerveuses, chez les jeunes filles surtout, comme résultant d'une puberté laborieuse, d'une menstruation défectueuse ou difficile, chez le garçon, comme suite de la débilité ou de quelques maladies nerveuses légères, n'hésitent pas à conseiller le mariage dans cette circonstance, en vue d'éveiller les fonctions de nutrition et de faciliter l'établissement régulier de la menstruation. Je ne puis adopter les conséquences qu'on en a déduites relativement au point de vue thérapeutique qui nous occupe. La phlegmasie étant à mes yeux la cause et non l'effet de l'aménorrhée ou de la dysménorrhée et de la débilité, je ne saurais regarder toujours le mariage comme un remède à cet état morbide.

Conformément aux idées que j'ai développées sur la nature de la phlegmasie, sur sa pathogénie, son origine et sur ses rapports avec la menstruation, je crois, au contraire que, dans la très-grande majorité des cas, un état de phlegmasie avancé, accompagné d'aménorrhée ou de dysménorrhée, de débilité et de maladies nerveuses légères, doit être un motif d'ajournement plutôt qu'une raison déterminante pour le mariage.

En effet, une jeune fille franchement phlegmasique, mal ou irrégulièrement réglée, est-elle dans des conditions normales pour se marier et pour devenir mère? Aura-t-elle les forces nécessaires et, si je puis dire, les qualités requises pour remplir les fins et le but de l'union matrimoniale? Et si elle devient enceinte, comment supportera-t-elle l'espèce d'aggravation que la grossesse détermine toujours dans les maladies nerveuses? Il est donc plus rationnel et plus conforme assurément aux indications d'une saine médecine, de combattre d'abord la phlegmasie qui tient sous sa dépendance tous les désordres que nous avons étudiés dans les maladies nerveuses, et surtout de reconstituer le sang appauvri, de relever les forces organiques, de donner surtout aux fonctions de la matrice et des ovaires le stimulant physiologique et la régularité qui leur manquent; il importe enfin de placer la femme dans les conditions les plus favorables pour bien supporter les épreuves de la gestation dont un des effets, encore une fois, est d'augmenter l'appauvrissement du sang et d'aggraver les phénomènes de la phlegmasie et des maladies nerveuses.

Je crois, en conséquence, qu'il est prudent de ne pas conseiller prématurément le mariage aux phlegmasiques, surtout si la maladie nerveuse est portée à un certain degré. Il vaut mieux attendre que les progrès de l'âge et un traitement approprié aient apporté dans l'organisme des modifications avantageuses et remédié, autant que possible, aux troubles fonctionnels occasionnés par l'appauvrissement du sang et la débilité organique qui en est la suite. Mais surtout c'est d'éviter à l'enfant l'hérédité de l'une des mille maladies nerveuses.

L'expérience m'a démontré et m'apprend tous les jours que chez la femme atteinte de chlorose, de migraine, de surdité, suite de la phlegmasie du voile du palais par son inflammation de voisinage qui bouche la trompe d'Eustache destinée au passage de l'air chaud et humide pour entretenir l'oreille interne, ces névralgies si nombreuses sont à mes yeux la cause principale de la stérilité, ou bien ses enfants sont souvent pris de fièvre nerveuse, et plus tard de maladie nerveuse plus ou moins intense. Et si le père jouit d'une bonne santé et s'il ne fait pas suivre notre médication spécifique à sa femme, à ses enfants et même à ses petits-enfants, il verra perdre son nom.

Mais quand le père de l'enfant est atteint avec la mère de ces maladies nerveuses : la chlorose, l'asthme, l'hystérie, la goutte, le rhumatisme, si par suite des bons soins un enfant triomphe du mal, j'ai observé bon nombre d'enfants à tout âge, un jour, tout à coup, il est pris de crises nerveuses, il devient paralysé ou boiteux, scrofuleux, rachitique, rabougri, idiot, et souvent atteint d'aliénation mentale, maladies nerveuses qui ont fait le désespoir de la médecine et le long mourir des malades, a dit Sydenham il y a deux siècles. C'est sur son livre que j'ai trouvé l'histoire du poëte et de la mère des douleurs.

FIÈVRE NERVEUSE.

C'est bien rare que la fièvre nerveuse légère qui consume les malades atteints de phlegmasie et de maladies nerveuses, manque à une heure du jour ou de la nuit. Un état de malaise assez obscur, une céphalalgie, des lassitudes dans les membres, de sécheresse de la bouche, de soif plus ou moins vive, une diminution de l'appétit, la voix enrouée, quelquefois de délire surtout chez les enfants, une sueur plus ou moins abondante; la peau est sèche et très-chaude, les urines laissent déposer par le refroidissement une quantité d'urates formant une masse rouge briquetée. Après un temps quelquefois assez long, deux, quatre, huit jours, selon la chronicité de la maladie, la santé se rétablit. Mais dans les cas de phlegmasie et de maladie nerveuse intense, la fièvre débute en général le soir par un violent mal de tête, les forces nulles, des étourdissements, des douleurs dans le ventre, l'insomnie est presque continuelle et la nuit est souvent agitée par des rêvasseries. Le pouls est large, fréquent, la bouche pâteuse, la salive épaisse, la langue rouge, quelquefois il y a des nausées et des vomissements. Dans les cas où la fièvre doit être suivie d'une attaque de goutte ou de rhumatisme, de migraine, la fièvre est de plus en plus intense. La contractilité musculaire est profondément altérée. Il survient quelquefois dans les muscles du corps et des membres des douleurs, et dans les articulations des crampes extrêmement vives suivies de rougeur et de gonflement plus ou moins intense qui caractérisent l'attaque de goutte.

Les médecins anciens ont étudié la fièvre nerveuse en tant qu'essentielle, c'est-à-dire existant par elle-même; et alors, suivant les symptômes prédominants observés dans les différents cas, ils ont inventé une foule de noms et de classifications. Plus tard, Pinel, puis Broussais soutinrent que les fièvres, de quelque nature qu'elles soient, sont la conséquence d'une gastro-entérite. Pour nous, la fièvre est toujours produite par l'irritation de la phlegmasie sur les membranes muqueuses, et par réaction de voisinage sur le cerveau, sur la moelle épinière et surtout sur les nerfs pneumogastrique et grand sympathique que nous avons représentés dans la deuxième figure, et par l'effort que fait le système nerveux pour se dégager de l'irritation il entrave la circulation. C'est à cette cause que sont dues les attaques de fièvre nerveuse plus ou moins intenses.

Guidés par une fausse appréciation de la cause de leurs maladies, cédant aux préjugés du milieu qui les entoure, les personnes atteintes de la fièvre nerveuse cherchent, dans l'emploi du laudanum, des toniques et des fortifiants, un remède à leurs maux. Le laudanum apaise la douleur, mais engourdit la circulation; les toniques, quinquina, sulfate de quinine et tous les amers, surexcitent le système et lui donnent une force factice. Seules, les pilules antinerveuses guérissent sans retour de la fièvre, de la grippe, de la migraine, des névralgies, de la chlorose, de la goutte, etc., parce qu'elles attaquent la racine du mal, les taches de phlegmasie qu'elles expulsent.

TRAITEMENT CURATIF.

Potion calmante	Adulte	Enfant
Eau distillée de laurier-cerise,	30 grammes.	10 grammes
— de laitue,	80 —	40 —
Sirop diacode,	40 —	10 —
Teinture d'arnica,	15 gouttes.	5 gouttes.
Eau de fleur d'oranger,	15 —	5 —

Mêlez. — Une cuillerée à café à l'enfant.

Vous en donnerez deux cuillerées à bouche sur-le-champ et ensuite une cuillerée d'heure en heure, ou de demi-heure en demi-heure, selon la violence de la fièvre.

La médecine antinerveuse, formée de substances végétales, connues sous le nom d'herbes médicinales, se compose de trois préparations : savoir trois sortes de pilules, jouissant de qualités et de modes d'action divers; elles sont désignées, sous les noms de.....

La dose ordinaire est de prendre une pilule nº 1 dans la matinée de 2 grains, une pilule nº 2 dans le courant de la journée de trois grains.

Une pilule nº 3 le soir de trois à quatre grains, c'est-à-dire un peu plus grosse que le nº 2 et le double plus grosse que le nº 1.

Le nº 1 est apéritif, il purge doucement et détache

les humeurs bilieuses, glaireuses qu'il expulse en partie. Son action sur les intestins, pour être peu apparente, n'en est pas moins certaine, et surtout pour rétablir l'acidité de la salive et du suc gastrique de l'estomac, et de corriger l'alcalinité des sucs gastriques des intestins.

Le nº 2, toujours utile, est indispensable pour la guérison de la phlegmasie qui est la pâture de la fièvre nerveuse et des maladies nerveuses chroniques.

Le nº 3 est calmant, tonique, désobstruant, surtout il stimule les fonctions de digestion, d'absorption intestinale, de la circulation lymphatique, de la peau et les organes de la nutrition, on doit prendre de ces pilules.....

Ensuite un seul jour par mois.

On l'avale avec un verre de vin, soit avant ou après le repas.

On doit prendre de ces pilules : la première semaine trois jours, un jour prendre et le lendemain ne pas prendre ; la deuxième ou la troisième semaine, ordinairement le malade va mieux, il y a avantage de diminuer la dose, le malade n'en prendra que deux jours par semaine, les lundis et les jeudis. Ensuite ne prendre qu'un seul jour trois pilules par semaine, jusqu'à parfaite guérison qui ne se fera pas longtemps attendre dans les cas de phlegmasie et de maladie nerveuse légère accidentelle. Mais dans les cas de phlegmasie et de maladies nerveuses chroniques, héréditaires, intenses, pour triompher de ces maladies, il faut persévérer le traitement antinerveux plusieurs mois à la dose de trois jours par semaine, un jour prendre et un jour de repos, et toujours dans l'intervalle des attaques, car les attaques d'hystérie, de rhumatisme, de goutte, sont caractérisées par une fièvre nerveuse intense que notre médication ne peut dominer pendant l'attaque ; on aura recours à la potion formulée ci-dessus.

Ces pilules ont la vertu d'être calmantes, désobstruantes, diurétiques, dépuratives, toniques, de stimuler les fonctions de digestion et d'absorption intestinale, et de guérir la phlegmasie du voile du palais, de l'estomac, des intestins, de la matrice et la fièvre nerveuse légère qui survient tous les jours, qui consume les malades atteints de phlégmasie et de maladies nerveuses.

On doit se bien nourrir en faisant usage de ces pilules, le bon vin convient et bon nombre éprouvent des malaises indéfinissables, il suffit d'avoir pris 15 à 30 pilules dans l'espace de dix à vingt jours pour que le vin passe bien et les viandes. Mais si l'on vient à cesser pendant un temps assez long, six mois ou un an, l'usage de ces pilules, la phlegmasie qui n'est que diminuée reprend le dessus, et les phénomènes qui la caractérisent reparaissent quelquefois avec une surprenante intensité.

On peut administrer ces pilules aux enfants atteints de phlegmasie et de maladies nerveuses héréditaires dès l'âge de trois ans, à quart de dose de l'adulte, une seule pilule tous les deux jours, c'est-à-dire trois pilules par semaine. A mesure que l'enfant grandit on augmente la dose du médicament, et l'enfant ne sera plus tourmenté par les palpitations de cœur, l'inappétence, la diarrhée ou la constipation, les coliques et surtout la fièvre nerveuse qui fait mourir ces petits malades dans l'espace de quatre à huit jours, si on n'a pas promptement recours à notre médication et à la potion indiquée.

L'expérience m'a démontré et m'apprend tous les jours qu'une très-faible quantité de médicament est absorbée et passe dans le torrent circulatoire. Les fortes doses sont donc inutiles, mais elles peuvent aussi devenir nuisibles en agissant sur la muqueuse digestive comme un corps étranger dont le contact peut déterminer à la longue soit un simple sentiment de gêne ou de fatigue, soit que l'économie s'accoutume; elles cessent bientôt d'agir. Je crois qu'en général chez l'adulte on ne doit pas dépasser la dose de six à neuf pilules par semaine.

Chez les sujets doués de la susceptibilité gastro-intestinale dont l'intolérance pour les médicaments se traduit par des troubles circulatoires ou une perturbation des centres nerveux, dans ces cas de débilité extrême il faut toujours commencer par des doses très-faibles, dose d'enfant, et ne les augmenter que d'une manière progressive.

PEUT-ON FIXER UN TERME PRÉCIS A L'EMPLOI DES PILULES ?

Il est évident qu'une limite rigoureuse ne saurait être assignée; on ne pourrait bâtir que des hypothèses et de vagues conjectures.

Certaines phlegmasies et maladies nerveuses ont été très-heureusement radicalement guéries après deux ou trois mois, et seulement avec une boîte de trente, dix de chacune de mes pilules. D'autres ont exigé beaucoup plus de temps et plus de pilules ; tout cela dépend d'une foule de considérations qu'on ne peut connaître à l'avance : ancienneté, hérédité, caractère, degré de la phlegmasie et de la maladie nerveuse, constitution, idiosyncrasie du malade.

Tout ce que l'on était en droit d'exiger, c'était une amélioration assez prompte même pour les cas graves afin que l'on ne pût douter du résultat final ; or, comme nous l'avons déjà dit, après quelques jours ou quelques mois les progrès seront tels que le malade pourra ensuite juger par lui-même.

Il n'est pas condamné à prendre des pilules indéfiniment. Quand le mieux est consolidé, il peut s'abstenir ; il suit les diverses phases de la maladie. Le traitement peut être interrompu pendant quelques semaines, même deux ou trois mois sans inconvénient. Qu'on n'oublie pas cependant que celui qui veut la fin doit vouloir les moyens ; si l'on désire la guérison qu'on se soumette aux règles prescrites pour l'obtenir.

En un mot, il faut proportionner sa patience, son énergie à la durée, à l'opiniâtreté du mal, et toujours surveiller et poursuivre la phlegmasie du voile du palais, de l'estomac et des intestins qui est l'ennemi, jusqu'à une victoire complète.

De tous les désordres causés par la phlegmasie, le plus grave est sans contredit l'élimination incomplète des résidus vitaux; par résidus vitaux, nous entendons les parties usées de notre corps que le sang a remplacées par de la substance neuve, produit de la digestion de nos aliments. On comprend que si cette expulsion des parties usées se fait imparfaitement, les intestins restent chargés et la digestion s'altérera; si ces parties usées, principe essentiellement morbide, forment un engorgement dans les vaisseaux et les ganglions lymphatiques, représentés figure 3, le sang devient anémique ou pauvre de globules, et nous éprouvons des maladies, des indispositions générales qui constituent cet état si commun de nos jours, dit maladies nerveuses ou mauvaise santé. Si cette fluxion se sépare du tube intestinal par inflammation de voisinage, et se fixe dans un de nos organes, nous serons atteints d'une maladie locale déterminée. Ce rejet des résidus vitaux, comment se fera-t-il? Par la peau, la vessie et surtout les intestins où le sang vient les déposer; le fonctionnement régulier des intestins est donc, au point de vue de la santé, d'une importance capitale. Or, il arrive, soit par la tuméfaction et les taches de phlegmasie, soit par le suc antiglaireux qui tapisse la paroi interne des intestins et y adhère, que les conséquences de ce fait sont constantes et des plus graves.

Dans l'intestin, en effet, viennent aboutir les ouvertures ou orifices des canaux excréteurs et des vaisseaux chylifères. Ces orifices étant obstrués par le mucus glaireux, les liquides contenus dans les canaux excréteurs ne peuvent se déverser daus l'intestin, de même que le chyle n'étant plus absorbé par les vaisseaux chylifères cesse de se mêler au sang et de porter à toutes les parties du corps l'aliment nécessaire à la vie. De là naissent de nombreuses maladies nerveuses et une débilité générale. La conclusion à tirer de ces faits, c'est que le seul mode rationnel de préserver et de guérir l'homme de toutes les maladies est d'assurer le bon fonctionnement de la peau, de la vessie, des intestins et des organes de la nutrition.

N'est-ce pas ainsi, du reste, que la nature guérit une foule de maladies? la rougeole, la petite vérole, la scarlatine, la fièvre miliaire, etc., cèdent à l'éruption qui les accompagne, et ces maladies deviennent graves sinon mortelles, quand l'éruption, par un refroidissement causé par un courant d'air ou une cause indéterminée, s'arrête et disparaît. Ce n'est certes pas aux tisanes, infusions plus ou moins édulcorées, aux sirops plus ou moins anodins qu'il faut attribuer la guérison de ces maladies dites éruptives. C'est par la peau seule que la nature rejette, sous la forme de boutons, taches, etc., le virus morbide qui menaçait de compromettre l'existence des malades ; que de fois aussi, des maladies, même graves, ont cédé à des vomissements ou à des évacuations abondantes glaireuses noires comme de la poix de cordonnier et d'une extrême fétidité. Du reste, examinez les animaux, surtout les chiens lorsqu'ils sont malades, leur instinct, qui remplace chez eux notre intelligence, cette émanation de la nature, ne les guide-t-il pas pour leur faire choisir comme nourriture certaines herbes, variables pour chaque espèce, mais toutes, remarquez-le bien, agissant sur le tube intestinal et déterminant des vomissements et des évacuations abondantes? L'histoire en main, nous pouvons dire que la médication purgative, dépurative, tonique et calmante, remonte aux premiers âges du monde. Et cela ne doit pas nous surprendre puisqu'elle n'est en réalité que l'imitation du monde suivie par la nature.

Il fallait donc trouver un composé végétal inoffensif, d'une digestion facile pour les estomacs les plus débilités, apte à se mêler au sang et à lui imprimer plus d'énergie, pour chasser des intestins toutes les taches de phlogose que nous avons représentées dans les figures, et toutes les humeurs superflues, les mucus et les glaires qui s'accumulent sur les parois intestinales. La découverte d'un tel remède a été faite par le docteur Juppet de Morestel.

Nous avons vu, dans la première observation, dans quelles circonstances le docteur Juppet fut conduit à la découverte de sa médecine. Malade depuis de longues années, ayant fait un vain appel aux lumières et à l'expérience des meilleurs médecins et des livres les plus modernes de son époque, dégoûté de la vie, l'hygiéniste Juppet, après avoir essayé de toutes les médications et de tous les régimes, entrevit que dans les intestins et les humeurs du corps devait se trouver la cause de l'irritation des nerfs et des maladies nerveuses, quelque variées qu'elles soient, et que la viciation des humeurs était l'origine de toute affection morbide.

Partant de ce principe, il fut amené à chercher dans la médication calmante, désobstruante, diurétique, etc., le moyen de débarrasser, soit ses taches de phlegmasie, soit les humeurs hétérogènes de leurs parties. Bien avant le docteur Juppet, les purgatifs et les mille remèdes avaient été considérés comme des moyens héroïques pour éliminer, de notre organisme, par des déjections ou des sueurs fréquentes et copieuses, les matières viciées et corrompues. Le seul inconvénient qu'il y eût à employer les drastiques était de provoquer, avec la sortie des humeurs, l'irritation de la muqueuse intestinale. C'est en combinant diverses substances végétales douées de propriétés toniques, stimulantes, purgatives, calmantes, mais en même temps rafraîchissantes et adoucissantes, que le docteur Juppet évita le danger des purgatifs drastiques, tout en conservant à sa médecine l'action bienfaisante de ces agents thérapeutiques.

Faiblesse et débilité. — La faiblesse a deux causes qu'il ne faut pas confondre ; de cette confusion naissent des maux innombrables qui affligent une partie du genre humain. L'une de ces causes est produite par la privation ou l'insuffisance des aliments. Dans ce cas, l'intelligence de l'homme n'est pas souvent atteinte, et la faiblesse se dissipe par l'emploi d'une nourriture prise en temps convenable. L'autre a sa source dans la mauvaise condition des humeurs et des liquides de l'estomac; celle-ci est bien différente de la première, en ce qu'elle attaque à la fois l'intelligence et la vigueur de tous les organes, et c'est alors une fatale erreur de recourir aux remèdes ordinaires pour obtenir la santé. Dans ce dernier cas, une bonne nourriture, du vin et des toniques ne sauraient ramener l'homme à son état normal. Ce régime, pour être efficace, devra être précédé de l'emploi de la médecine antinerveuse dont le but est de guérir les taches causées par la phlegmasie, et d'entretenir la régularité et la fréquence de nos évacuations. De ces évacuations dérivent la santé et la force, et plus vous variez alors vos aliments, plus vous restez fidèles aux lois de la nature; les liquides de l'estomac, une fois dégagés des taches de phlogose et des sucs gastriques âcres qui les altèrent, digéreront les aliments sans difficulté et n'auront nul besoin d'autres stimulants.

Si l'on réfléchit maintenant aux déductions qu'on peut tirer de ce qui précède, on reconnaît que la nature n'a point créé l'homme et n'a point mis à sa disposition tant de produits divers sans donner à quelques-uns d'entre eux des propriétés convenables pour prévenir et guérir les malades. Cette idée de la sagesse de notre Créateur n'a rien qui doive surprendre. Quant à moi, éclairé par l'expérience, j'atteste que les purgatifs végétaux possèdent la propriété de guérir à un très-haut degré, et peuvent remettre le corps le plus souffrant et le plus débilité dans son état normal. Les purgatifs donnent au sang, source de la vie, un état parfait de pureté et lui permettent de distribuer l'énergie dans toutes les parties du corps. Plus grande sera la persévérance dans le traitement, plus grande sera l'efficacité de ces végétaux. Leur emploi ne sera suspendu que quand l'esprit et le corps jouiront de la plénitude des facultés que leur a données le Créateur.

Il est tout naturel que Dieu, en donnant à l'homme une si grande variété de produits pour sa nourriture, ait réparti dans quelques-uns les propriétés que nous indiquons. Depuis l'origine du monde, on voit que les remèdes de toute espèce essayés par l'homme ont été insuffisants et illusoires. Cette inefficacité n'est point un fait inventé à plaisir. Chaque jour l'expérience nous oblige à renoncer à des remèdes reconnus la veille comme très-efficaces. Souvent il arrive que deux médecins, consultés l'un après l'autre, ordonnent deux choses essentiellement contraires ; on dirait, à les entendre, qu'une maladie peut être guérie par l'emploi de deux remèdes diamétralement opposés, et pourtant le simple bon sens indique qu'il n'y a qu'un seul remède qui puisse guérir. S'il est un principe indiscutable, c'est que le corps est susceptible d'être purifié ; on peut par les médecines végétales le dégager de toutes les matières nuisibles à son état de santé. Ces médecines agissent d'une manière rationnelle et facile à comprendre. L'expectoration, la suppuration et les matières rendues nous prouvent les efforts que fait la nature pour se débarrasser des humeurs âcres et viciées. Essayer de donner la santé à l'homme en changeant ou en neutralisant ses humeurs, c'est suivre un principe faux et funeste. Voyez ce champ marécageux dans lequel gisent des eaux croupissantes, vous ne sauriez lui rendre la fertilité, quelle que soit la nature de l'engrais que vous y mettiez, tant que vous n'aurez pas pratiqué un conduit pour l'écoulement de ces eaux. Il en est de même pour toutes ces machines merveilleuses dont le génie de l'homme a doté l'industrie ; quelque compliquées qu'elles soient, il faut qu'elles aient une issue quelconque par laquelle elles puissent rejeter les impuretés que le frottement y accumule, autrement ces machines seraient imparfaites. Eh bien, ce que l'ouvrier fait pour sa machine, l'agriculteur pour son champ, Dieu l'a fait pour nous en nous donnant les intestins et les remèdes végétaux. Ceux qui n'ont qu'une idée imparfaite de la nature humaine demanderont sans doute comment un personne jeune et délicate, vieille ou faible, pourra supporter l'effet d'une médication; mais ne pourriez-vous pas, avec plus de raison, vous demander comment il se fait qu'une personne faible et malingre mange du bœuf, du mouton, du poisson, etc., et les digère? Qu'on se rassure! un enfant nouveau-né a les mêmes organes digestifs, son estomac contient les mêmes liquides que celui d'un homme d'un âge mûr; ces organes et ces liquides sont susceptibles de digérer la médecine antinerveuse et d'en recevoir l'action avec la plus grande facilité. Quant à ces personnes faibles et d'une santé délicate à qui l'idée d'une pilule inspire tant d'appréhension, trop débiles, dit-on pour résister à l'effet des pilules, je leur demanderai si la faiblesse dont elles se plaignent, si le manque de santé qui les préoccupe, ne provient pas d'une cause intérieure particulière à leur constitution, car on ne saurait attribuer le mal à la privation d'une nourriture excellente que ces malades ont en général à discrétion, il doit exister une autre cause; sinon la bonne nourriture, convenablement digérée, produirait sur la constitution de ces personnes le même effet que sur celle de toute autre. Vous essaieriez en vain de trouver la cause de cette faiblesse autre part que dans la mauvaise condition des intestins et des sucs gastriques; que l'on écarte cette cause du mal, et cet état de langueur cessera. On en voit la preuve par les personnes qui sont malades : lorsque commence l'accès de la fièvre ces personnes sont faibles et languissantes, à peine peuvent-elles remuer un membre; leur esprit est aussi abattu que leur corps; si vous leur offrez quelques aliments, vous augmentez leur langueur et leur malaise. Mais après avoir pris quelques pilules, ces malades éprouvent un bien-être instantané. Renoncer à l'emploi des pilules dans le traitement de la phlegmasie et de l'une des mille maladies nerveuses serait aussi peu raisonnable que de refuser des aliments à une personne bien portante.

Avant de traiter quelques questions d'hygiène qui intéressent tout homme soucieux de recouvrer ou de conserver sa santé, il nous semble utile de justifier le titre de médecine végétale donné par le docteur Juppet à ses pilules. *A priori,* ce titre peut et doit paraître étrange. Cette prétention de guérir par un seul et unique remède la phlegmasie et les maladies nerveuses si nombreuses, si variées, si contraires même de notre pauvre humanité, étonne dès l'abord et provoque parfois un sourire d'incrédulité. Cette vérité indiscutable à nos yeux nous semble toutefois facile à démontrer.

Toutes les maladies nerveuses, nous l'avons prouvé, naissent de l'irritation des membranes muqueuses des intestins causée par les désordres de la phlegmasie et des fluides gastriques nécessaires au bon fonctionnement de nos organes. Ces altérations, due le plus souvent à l'expulsion incomplète des parties usées de notre organisme, ont aussi pour causes les excès de tout genres, une nourriture insuffisante ou malsaine, alcaline, etc. Enlever aux intestins leur principe morbide est le seul mode rationnel de rétablir la santé. Cette élimination des principes morbides doit de toute nécessité se faire par la peau, la vessie et surtout les intestins, voies que la nature a disposées dans ce but. Seuls de tous les médicaments, les purgatifs, les calmants, les diurétiques, les toniques, ont une action directe et incontestable sur les intestins, la vessie et surtout sur les vaisseaux et les ganglions lymphatiques représentés dans la figure n° 3. Comme conséquence, on peut sans crainte affirmer que les pilules du Dr Juppet sont aptes à guérir la phlegmasie et les maladies nerveuses qu'elle occasionne, surtout quand leur action sera secondée par des frictions qui activent les sécrétions de la peau. Le Dr Juppet est donc fondé à appeler ses pilules antinerveuses végétales, puisque toutes les maladies nerveuses étant dues à une seule cause, doivent céder à l'emploi d'un seul mode de traitement.

INSTRUCTIONS RELATIVES AU MODE D'ADMINISTRATION DES PILULES DANS LA PLUPART DES MALADIES NERVEUSES.

Les pilules antinerveuses du Dr Juppet permettent à chacun de se traiter sans le secours de la faculté. Tout homme devient pour lui-même et pour sa famille le meilleur médecin. Nous allons donner quelques notions sur la manière de prendre ces pilules dans les différentes maladies nerveuses.

Ces pilules sont d'autant plus efficaces que leur emploi coïncide avec le début de la maladie ; cette vérité nous conduit à examiner quels sont les caractères d'une bonne santé.

L'homme en bonne santé a un sommeil réparateur et paisible de 6 à 8 heures, son appétit est régulier et modéré, son urine claire et sans dépôt rougeâtre, il va à la selle toutes les vingt-quatre heures, il n'a ni douleurs, ni oppressions, ni hoquets, ni renvois acides ou bilieux, ni éruptions ou taches jaunâtres, bleuâtres, rougeâtres, sur la peau. En dehors de ces caractères, la femme doit en outre avoir des époques régulières et n'être point sujette à ces écoulements si fréquents dits fleurs blanches.

Il sera bon d'avoir recours aux pilules dès que la santé se trouvera altérée même légèrement de l'une des mille maladies nerveuses.

Chaque malade devra se laisser guider par l'expérience ; dans les maladies nerveuses, le succès sera dû à la persévérance, et les malades, convaincus de l'innocuité des pilules, n'hésiteront pas, pour obtenir leur guérison, à se soumettre à un traitement suffisamment prolongé.

Si trois ou neuf pilules font du bien, douze ou quinze en feront davantage et amèneront un mieux prononcé; trente à cinquante ne manqueront pas de guérir radicalement la phlegmasie et l'une des milles maladies nerveuses que nous avons étudiées.

L'expérience acquise a fait poser comme règle qu'on ne pouvait commencer à prendre trop tôt le remède. Il est souvent difficile de faire avaler les pilules aux enfants et aux femmes atteints de phlegmasie et de maladies nerveuses à cause de la tuméfaction du voile du palais, et le voile du palais refuse d'avaler les pilules; pour cela mettez la pilule réduite en poudre ou en petits morceaux, mêlez avec un peu de miel, de gelée de pomme cuite, même une cuillerée de soupe. Il suffit d'avoir pris cinq à dix pilules dans l'espace de quinze à vingt jours pour que les pilules entières passent bien, car elles guériront infiniment plus promptement la phlegmasie et tous les désordres qu'elle cause, attendu que la phlegmasie a son gîte dans toutes les membranes muqueuses du corps, des yeux, de l'oreille par les trompes d'Eustache, des fosses nasales, du larynx, des bronches, des poumons, de la vessie, de la matrice, dans les organes de la nutrition, de la circulation, et par réaction de voisinage, par les aponévroses sur les nerfs et même la moelle épinière et le cerveau, mais surtout du voile du palais à l'anus. Et pour guérir radicalement l'irritation et les désordres de la phlegmasie et de ses taches dans toutes les parties du corps, il faut que les pilules antinerveuses bien préparées, dures, argentées, pour conserver leurs propriétés plus longtemps (cinq à six mois), restent vingt à trente heures avant d'être entièrement dissoutes dans les intestins, et par ce seul moyen elles iront effacer et attaquer l'ennemi à sa source, c'est-à-dire au milieu des intestins et du corps, à dix-huit, à vingt pieds de longueur du voile du palais, dans l'intestin grêle et surtout près de la valvule iléo-cœcale ou porte des apothicaires, que nous avons représentée dans la figure nº 1. Néanmoins il résulte immédiatement une réaction bienfaisante, soit dans les intestins pour les bonnes digestions et une bonne chylification, soit sur les glandes pour la sécrétion d'une bonne salive, soit sur les organes de la nutrition pour soulager les maladies organiques, soit sur l'encéphale pour l'encéphalite, la migraine, les névralgies, soit aux membres pour les paralysies, la goutte, le rhumatisme, la sciatique, les contractures spasmodiques, le catarrhe des poumons, de la vessie, de la matrice, du rectum, les hémorroïdes, etc. Mes lecteurs malades surtout trouveront, en compulsant les réflexions des observations, bon nombre de formules très-intéressantes pour la guérison de l'une des mille maladies nerveuses que nous avons étudiées.

Il y a quelques malades dont la fibre nerveuse des intestins est très-sensible ; les femmes débiles et les enfants surtout éprouvent une prompte réaction de mes pilules antinerveuses sur le mouvement péristaltique des intestins, soit sur la sécrétion des glandes intestinales, le pancréas, le foie et les glandes destinées à la confection de la salive, soit sur les reins pour produire une abondance d'urine sédimenteuse et une réaction sur la peau, pour amener une transpiration ou la détourner quand elle est trop intense, mais surtout pour produire une débâcle purgative, sous forme de diarrhée glaireuse noire et très-fétide qui n'est autre chose à mes yeux que le dégorgement des glandes des intestins et surtout des vaisseaux et des ganglions lymphatiques que nous avons représentés dans la fig. nº 3. Lorsque cette réaction salutaire se fait, soit le premier jour du traitement, soit le quinzième jour, le malade laissera agir la nature, il pourra dire : le remède a fait son effet; dans ce cas, il a avantage de ne pas reprendre de pilules de quinze à trente jours, il ne doit rien prendre que le régime prescrit.

En France seulement depuis quelques années e professeur d'hygiène; M. Bouchardat, conseillé sans doute par quelques médecins homœopathes, quelques jeunes pharmaciens ou quelques curés qui en grand nombre font de la médecine homœopathique, ordonnent de l'eau claire pour un médicament précieux et chantent une oraison et lisent des conjurations comme dans l'ancien temps, néanmoins M. Bouchardat a diminué sur son nouveau codex la dose de deux centigrammes par once d'extrait thébaïque qui est le principe actif du sirop diacode; dose suffisante pour l'enfant, mais insuffisante pour l'adulte. Mes lecteurs pourront en juger en compulsant les observations et surtout en méditant le rôle que joue le ressort de la vie par les fonctions des nerfs grand sympathique et pneumogastrique que nous avons étudiés cent fois dans notre travail et représentés dans la fig. nº 2, soit par suite des désordres causés par la maladie, soit par leur action si étendue comme moteurs au bon fonctionnement de tous les organes de la nutrition.

La dose du sirop diacode de l'ancien Codex parisiensis était de cinq centigrammes par once, dose sanctionnée par l'expérience d'un grand nombre de savants médecins depuis plusieurs siècles; car Sydenham le regardait comme un don du ciel, comme un agent sans lequel l'art de guérir perdrait une partie de sa puissance, et Sylvius eût renoncé à l'exercice de la médecine si on lui en eût défendu l'usage. C'est-il parce que l'extrait d'opium, suc du pavot, papaver somniferum (des Indes et de Smyrne), est devenu très-cher (de deux à trois francs l'once, il est aujourd'hui à huit francs), que les pharmaciens ne font plus en grande partie que du sirop albus, c'est-à-dire du sirop fait avec de l'eau et du sucre? C'est-il qu'ils veulent imiter les curés et les médecins homœopathes? Mais nous allons réclamer, comme Sydenham et Sylvius, de cet héroïque remède pour soulager nos malades. L'opium convient toutes les fois que les malades sont en proie à de vives douleurs, à l'insomnie et à une très-grande excitabilité générale; les névralgies, les diarrhées, les dyssenteries, la fièvre nerveuse intense, les douleurs de rhumatisme, de l'attaque de goutte, de la migraine, etc., cèdent souvent à son usage, il agit dans ces cas comme calmant, constipant et sudorifique, mais surtout pour faire céder l'éréthisme des nerfs.

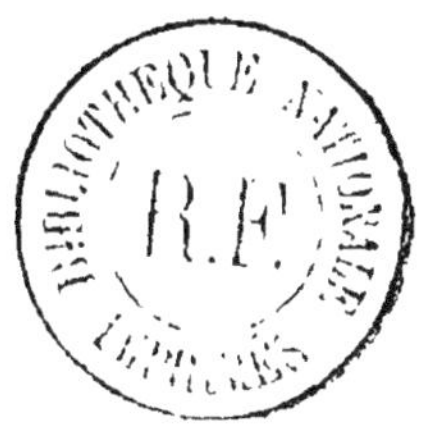

FIN.

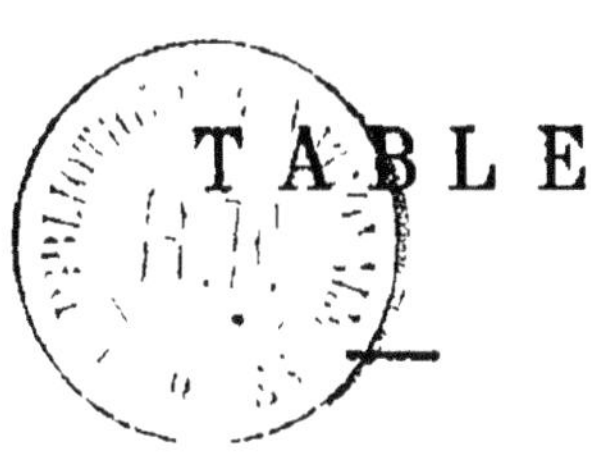

TABLE

Imprimerie D. BARDIN, à Saint-Germain.

www.ingramcontent.com/pod-product-compliance
Ingram Content Group UK Ltd.
Pitfield, Milton Keynes, MK11 3LW, UK
UKHW020311230726
13925UKWH00002B/342